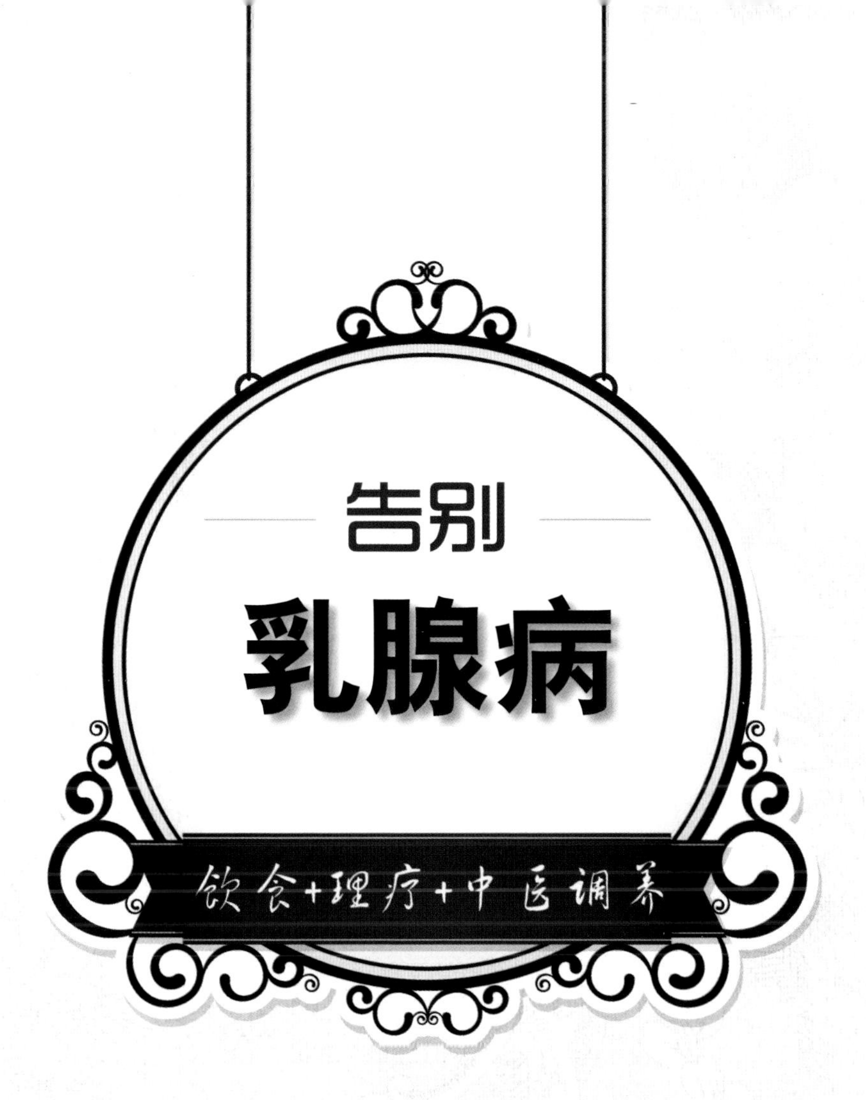

赵春杰　主编

责任编辑：郑建军
责任印制：李未圻

图书在版编目（CIP）数据

告别乳腺病 / 赵春杰主编 . -- 北京 : 华龄出版社 , 2020.12

ISBN 978-7-5169-1803-6

Ⅰ . ①告… Ⅱ . ①赵… Ⅲ . ①乳房疾病 - 防治 Ⅳ . ① R655.8

中国版本图书馆 CIP 数据核字 (2020) 第 256929 号

书　　名：告别乳腺病
主　　编：赵春杰

出版发行：华龄出版社
地　　址：北京市东城区安定门外大街甲 57 号　　邮　　编：100011
电　　话：010-58122246　　传　　真：010-84049572
网　　址：http://www.hualingpress.com

印　　刷：河北松源印刷有限公司
版　　次：2021 年 5 月第 1 版　　2021 年 5 月第 1 次印刷
开　　本：710mm×1000mm　1/16　　印　　张：14
字　　数：200 千字
定　　价：68.00 元

目录

第一章 乳腺健康常识

第二章 保护乳腺，从吃开始

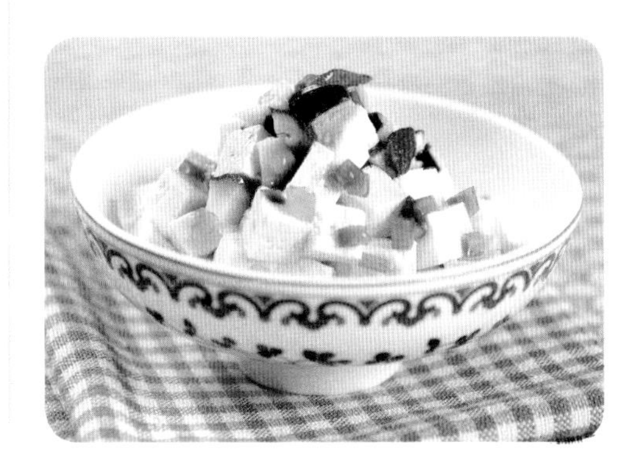

第二节　新鲜瓜果，保护乳腺效果好

第三节　水产肉蛋，保护乳腺效果棒

第四节　坚果杂粮，护乳保健康

第三章 妙药良方——熏药子食病自消

第一节 行气类中药材

第二节 补虚类中药材

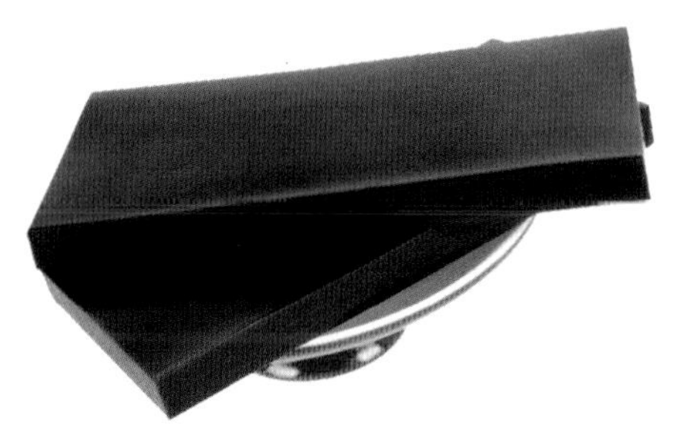

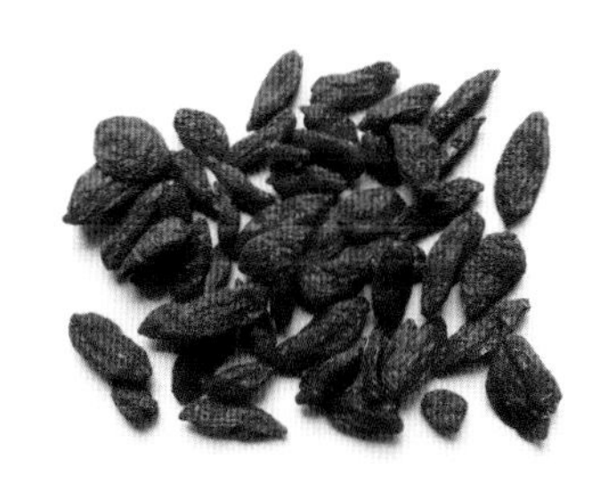

第三节 清热消炎类药材

第四节 活血化瘀类药材

第四章 小穴位大功效——乳腺病一扫光

第一节 找准穴位的方法技巧

第二节 胸腹部穴位

第三节 颈背腰部穴位

第四节 四肢穴位

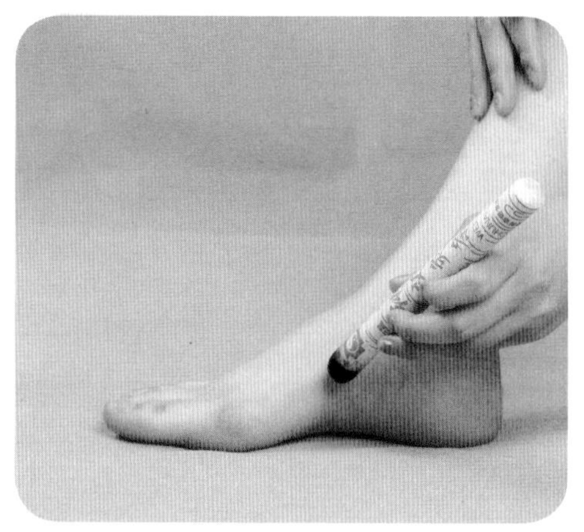

第五章 中医辨证论治——让你远离乳腺病

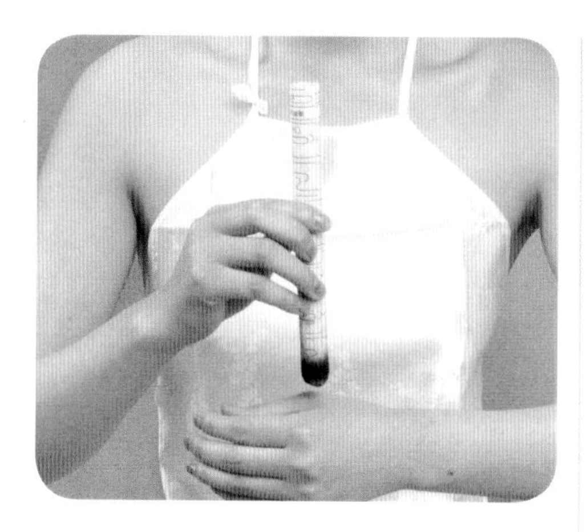

第七节　乳房蜂窝组织炎

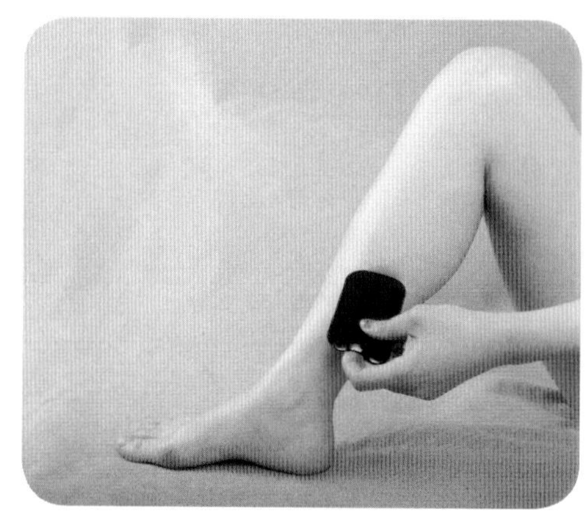

第八节　乳腺癌

第一章

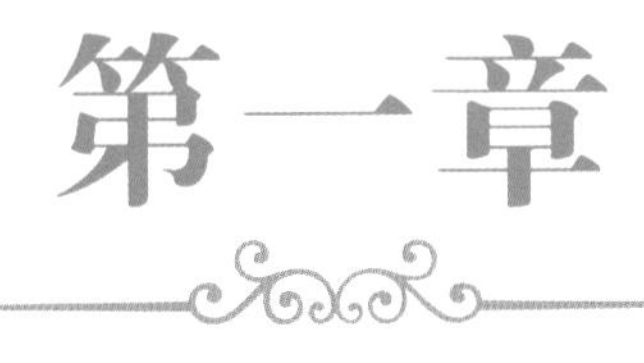

乳腺健康常识

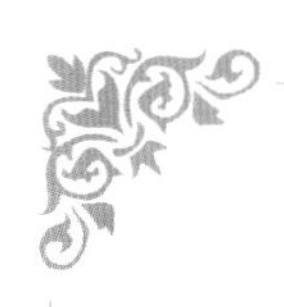

第一节　认识乳腺

一、乳腺的位置

乳腺位于皮下浅筋膜的浅层与深层之间。浅筋膜伸向乳腺组织内形成条索状的小叶间隔，一端连于胸肌筋膜，另一端连于皮肤，将乳腺腺体固定在胸部的皮下组织之中。

二、乳腺的结构

人类乳房的纵切面犹如一棵倒生的树。“根”就是乳头，而“树冠”则是分支众多的呈辐射状排列的乳腺叶。由脂肪组织发出的纤维隔将乳腺分为15 ~ 20个乳腺腺叶，每一个乳腺腺叶分成若干个乳腺小叶，每一个乳腺小叶又由10 ~ 100个小腺泡组成，这些小腺泡紧密地排列在小乳管周围，小腺泡的开口与小乳管相连。每个乳腺叶都有一个输乳管，输乳管会在近乳头处形成膨大的输乳管窦，末端变细并开口于乳头。

起支持作用和固定乳房位置的纤维结缔组织称为乳房悬韧带或Cooper韧带。浅筋膜深层位于乳腺的深面，与胸大肌筋膜浅层之间有疏松结缔组织相连，称为乳房后间隙。它可使乳房既相对固定，又能在胸壁上有一定的移动性。有时，部分乳腺腺体可穿过疏松结缔组织而深入到胸大肌筋膜浅层。纤维结缔组织伸入乳腺组织之间，形成许多间隔，对乳房起固定作用，使人站立时乳房不致下垂，所以称为乳房悬韧带。

三、乳腺的生理功能

乳腺受神经和激素的作用，有明显的年龄和功能变化。20岁前后乳腺已发育到最高程度，40岁左右开始萎缩，绝经后显著萎缩。在月经周期中，乳腺的大小略有变化。妊娠和授乳期中，乳腺的结构和功能有显著变化。成年不妊娠时乳腺无分泌活动，称静止期乳腺。妊娠期乳腺增生，授乳期时分泌旺盛，称活动期乳腺。

静止期乳腺

未孕女性的乳腺，腺体不发达，仅见少量导管和小的腺泡，脂肪组织和结缔组织丰富。在排卵后，腺泡和导管略有增生。

活动期乳腺

1. 妊娠期在雌激素和孕激素的作用下，乳腺腺体迅速增生，腺泡增大、上皮为单层柱状或立方细胞，结缔组织和脂肪组织相应减少。至妊娠后期，在垂体分泌的催乳素的影响下，腺泡开始分泌。乳腺为顶浆分泌腺，分泌物中含有脂滴、乳蛋白、乳糖和抗体等，称为初乳。初乳内还有吞噬脂肪的巨噬细胞，称为初乳小体。

2. 哺乳期乳腺结构与妊娠期乳腺相似，但腺体发育更好，腺泡腔增大。腺泡处于不同的分泌时期，有的腺泡处于分泌前期，腺泡细胞呈高柱状；有的腺泡处于分泌后期，腺泡细胞呈立方形或扁平形，腺腔充满乳汁。腺泡细胞内富含粗面内质网和线粒体等，呈分泌状态的腺泡细胞内有许多分泌颗粒和脂滴。

3. 断乳后，催乳激素水平下降，乳腺停止分泌，腺组织逐渐萎缩，结缔组织和脂肪组织增多，乳腺又转入静止期。绝经后，体内雌激素及孕激素水平下降，乳腺组织萎缩退化，脂肪也减少。

第二节　乳腺病的诊断与分类

一、乳房体格检查

主要是通过视诊及触诊来检查乳房的形态、乳房皮肤表面的情况、乳头乳晕的情况、乳房肿块、乳头溢液情况等，最后，勿忘记区域淋巴结检查及全身检查。

1. 乳房形态：需检查乳房外观、大小及位置是否对称。

2. 乳房皮肤表面的情况：需检查乳房皮肤的色泽及有无水肿、皮疹、溃破、浅静脉怒张、皮肤皱褶及橘皮样改变。

3. 乳头乳晕情况：需检查乳头有无畸形、抬高、回缩、凹陷、糜烂及脱屑，乳晕颜色是否异常，有无湿疹样改变等。

4. 乳房肿块：需检查乳房肿块的位置、形态、大小、数目、质地、表面光滑度、活动度及有无触痛等。主要通过触诊来检查。一般来讲，双侧多发并伴有周期性乳痛的肿块以良性病变可能性大；而单侧单发的无痛性肿块则有恶性病变的可能。

5. 乳头溢液情况：需检查乳头有无溢液，并详查其是自行溢出还是挤压后而出、单侧还是双侧、溢液的性状如何等。

6. 区域淋巴结情况及全身情况：由于乳腺癌常易发生腋下及锁骨上区

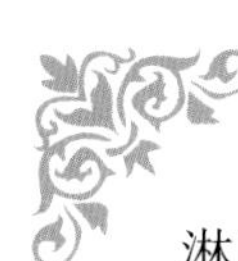

淋巴结转移，故乳房部位的体格检查应常规检查上述区域的淋巴结的大小、质地及活动度等。

二、乳房自我检查

1. 站立在镜子前，观察乳房，通常两侧乳房大小稍有不同，观察乳房大小的变化和两个乳头的改变，例如内陷、溢液以及皮肤皱褶或凹陷等。

2. 靠近镜子观察，双手紧抱在头后，双手压头部，这种姿势有助于观察双侧乳房的形状和外观有无改变。

3. 双手牢牢地放在下腰部，稍微向镜子前倾。压下双肩并使双肘向前。再次观察乳房形状和外观的变化。

下一步检查，可以在淋浴时进行，因为在潮湿易滑的皮肤上，手容易移动。

4. 抬高左臂。用右手 3 个或 4 个手指的掌面探查整个左乳房。手指围着乳房画圆圈移动，从边缘开始逐渐朝乳头移动，轻柔但要扪实在，注意有无异常肿块皮下增厚，保证整个乳房检查到，也要检查乳房和腋窝之间的区域。

5. 轻轻挤左乳头，观察有无溢液（任何时候出现溢液，不管是否在乳房自我检查时发现，都应去看医生）。

抬高右臂，用左手对右乳房重复第 4 步和第 5 步检查。

6. 平卧，左肩下放一枕头或折叠毛巾，左臂过头。这种姿势下左侧乳房平坦，容易检查。右乳房也与上述姿势相同，保证两个乳房都得到检查。

妇女应每月按上述方法检查一次。来月经的妇女最好在经期后 2 天或 3 天检查，因为此时乳房很少触痛或肿胀。绝经妇女可选择容易记住的任何一天，例如每月第一天。

三、乳房疾病的相关检查

1. 乳房钼靶片。

常用钼钯 X 线摄影术和干板静电摄影术。钼钯 X 线的穿透性较弱，故便于区别乳房内各种密度的组织，可发现较小的肿块，并能清晰地观察其形态和结构。这种方法是国外发达国家 40 岁以上女性的常规普查项目，对早期无肿块的导管瘤和小的钙化灶的诊断优于 B 超。因属放射检查，一般每年复查一次。

2. 乳房 B 超。

乳房 B 超被中华医学会推荐为首选检查方法。可以了解乳房肿物的有无、大小、囊实性、血液供应情况，有助于对肿瘤性质的判断。属于非创性检查，可以动态观察肿物大小变化。但超声检查有时会出现假阳性，对小于 1 厘米的肿块确诊困难。

3. 乳管镜检查。

如果患者有乳头溢液（流水），可

以采用乳管镜检查，大多数患者可以确诊。该方法确诊率高、痛苦小，但在检查前，应检查乙型肝炎表面抗原，必要时还应检测艾滋病病毒，以防止交叉感染发生。

4. 病理学检查。

乳房如有肿块，要警惕乳癌的可能，而组织学检查是目前确定肿块性质最可靠的方法。因此，当怀疑为恶性肿瘤时，应考虑做活体组织检查。新一代组织穿刺设备甚至可以吸（切）除早期癌灶而免于手术。

5. 乳腺红外线检查。

用于常规乳腺普查。乳腺红光检查治疗仪：这项检查因为速度快、无放射性而常在体检中作为乳腺病的初筛检查，尤其适合妊娠期和哺乳期女性。它利用正常组织和病变组织对红外线吸收率不同，而显示透光、暗亮等不同的灰度影像，由此诊断乳腺病。虽然不是乳腺癌的专业检查，但可以作为乳腺病变的筛检。

第三节　中医学对乳腺病的认识

发生于乳房部位的多种疾病，统归于乳房疾病范围，简称乳病。常见的乳房疾病有乳头皲裂（乳头碎）、急性乳腺炎（乳痈）、乳房结核（乳痨）、乳腺纤维腺瘤（乳核）、乳发（乳房坏疽）、乳腺增生病（乳癖）、乳房异常发育症（乳疬）、乳腺癌（乳岩）、乳漏、乳房畸形等。男女均可发病，由于女子的生理特点，其发病率远高于男子。《妇科玉尺》说："妇人之疾，关系最钜者，则莫如乳"。

一、乳房与脏腑、经络、气血的关系

中医学认为正常乳房的生长、发育和分泌乳汁的功能都和脏腑、经络、气血等的生理功能密切相关，它禀赋于先天之精气，受五脏六腑十二经气血津液之所养。女子乳房随精气的盛衰而出现盈亏变化，其生理功能又与月经、胎孕、产育相互联系。因此乳房虽属局部器官，但通过十二经脉和

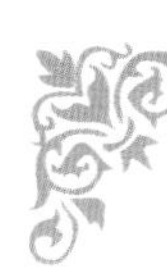

奇经八脉的纵横联系，与内在脏腑形成一个有机的整体，并通过精、气、血、津液的作用来完成其功能活动。这种整体观念和现代医学的认识是相符合的。

中医经典著作《黄帝内经》记载，“足阳明胃经，行贯乳中；足太阴脾经，络胃上膈，布于胸中；足厥阴肝经上膈，布胸胁绕乳头而行；足少阴肾经，上贯肝膈而与乳联；冲任二脉起于胸中，任脉循腹里，上关元至胸中；冲脉挟脐上行，至胸中而散。”后世医家认为，男子乳头属肝，乳房属肾；女子乳头属肝，乳房属胃。故乳房疾病与肝、胃二经及肾经、冲任二脉关系最为密切。

二、病因病机

乳房疾病的发生，主要是由于肝气郁结，或胃热壅滞，或肝肾不足，或痰瘀凝结，或乳汁蓄积，或外邪侵袭等，进而影响肝肾、脾胃的生理功能而发生病变。一般而言，感染性乳房疾病多由乳头破碎，感染毒邪，或嗜食肥甘厚味之品，导致脾胃积热，或情志内伤，肝气不舒，以致乳汁淤积，排泄障碍，久而化热，热腐而成脓肿。肿瘤性乳房疾病，多因忧思郁怒，肝脾受损，气滞痰凝而成“乳中结核”。现将辨证要点归纳于下表。

分型	辨证要点
肝郁胃热	由于肝气不舒，失于条达；胃经积热，经络阻塞，气血瘀滞，日久化热，致局部红肿热痛，成脓时则剧痛
肝气郁结	情志不畅，忧思抑郁，致肝气不舒失于条达，气机不舒则气滞血瘀；肝郁而致脾失健运，则痰浊内生，气滞痰瘀互结而成肿核
肝肾不足	由于先天不足或后天失于调养，以致肝肾亏损，冲任失调，精血不足，肾精不能涵养肝木，易致肝火上升，火灼津为痰，痰瘀相互结聚而成肿块。其生长与发展，常与发育、月经、妊娠等有关。胀痛常在经前加重
阴虚痰凝	由于肺肾阴虚，导致阴虚火旺，炼液为痰，痰火循经结于乳房，其肿块皮色不变，微微作痛，化脓迟缓，脓水清稀

第四节 “乳”此绽放：呵护乳房从生活点滴做起

一、加强胸部体育锻炼

1. 发育期加强运动。

少女在乳房发育期应特别加强运动，促使胸肌发达。否则，胸廓发育不好，就直接影响乳房健美，而少女胸廓发育良好，就能为塑造健美乳房奠定基础。同时体育锻炼还能促使胸部的正常发育。正常的发育胸脯胸骨较平，胸肌结实丰满，乳房挺拔而富于弹性，这是最美的丰满胸部。

2. 加强胸部肌肉的锻炼。

有了发达而厚实的胸大肌，才能使胸部高高隆起，为加强胸部肌肉的锻炼，可以坚持做俯卧撑，引体向上，双杠的双臂屈伸及各类球类运动以及健美操和跑步。

3. 保持正确的身体姿势。

平时走路和坐立，一定要养成挺胸收腹的正确姿势，每日早晨坚持做扩胸运动，两臂或两肘平展，尽力向后扩张，然后两臂上举，掌心向前，用力向后运动。

4. 经常做胸部和乳房的按摩。

按摩会加强胸部和乳房的血液循环，提高代谢能力，能使局部骨肉丰满，且富有弹性。同时，按摩乳房能使交感神经和副交感神经系统活跃，从而促使乳腺的发育，乳房就会丰隆挺拔，保持曲线优美。按摩是促进乳房健美的有效方法，每日早上起床前和晚上临睡前仰卧在床上时，不妨用双手按摩乳房。具体操作是：在乳房周围有节奏地自我旋转按摩，先顺时针方向，再逆时针方向，直到乳房皮肤微红微热为止，最后提拉乳头数次，这样能刺激整个乳房，包括乳腺管、脂肪组织、结缔组织等，使乳房变得更丰满，更富有弹性。

5. 参加游泳活动。

由于水对胸廓的压力不仅能使呼吸肌得到锻炼，胸肌也会格外发达。在日光的温和刺激下，乳房韧性和弹性增强，会使乳房结实、坚挺、饱满、秀美。

二、加强营养

1. 补充脂肪。

乳房组织中脂肪较多，是一个储藏脂肪的仓库。因此，为了乳房发育，适当食用一些含脂肪丰富的食品，如肉、禽、豆类等。有些女性为了减肥，特别限制脂肪的摄入量，结果造成营养不良，机体消瘦而限制了乳房发育。

2. 补充水分。

多饮水对乳房健美作用很大，如能每日坚持饮用 8 杯水，则对滋润丰满乳房起到直接作用。

3. 补充胶原蛋白。

乳房健美标志之一，是光洁度好、有弹性、不粗糙，为此应摄取足够的胶原蛋白以营养乳房。含胶原蛋白的食品主要有：肉皮、猪蹄、牛蹄筋、鸡翅等。同时，还应该多吃一些橘子、胡萝卜、蛋类、豆类等。

4. 补充锌、铬。

因为锌是促进人体生长的重要元素，特别是促进性征的产生、性功能的形成。铬元素也是一种活性很强的物质，它能促进葡萄糖的吸收并在乳房等部位化为脂肪，促使乳房的丰满、臀部的圆润。

三、养成良好的习惯

1. 保持乐观向上的心态。

不良消极的情绪对身体有着恶劣的影响，而快乐开朗的心情也好似一剂良药，积极地影响着身体健康。在工作中合理地释放压力，快乐地工作，快乐地生活。

2. 经常进行乳房自检。

女性最好经常进行乳房自检，注意乳房的大小是否对称，是否有小肿块，乳房的皮肤、位置有无变化，如发现异常，应及时去医院检查。

3. 定期进行乳腺检查。

不仅是乳腺癌的高危人群，广大女性都应该定期进行乳腺检查及全身体检，将乳腺病扼杀于萌芽状态，提高治愈率。

4. 合理的饮食结构和习惯。

保证每日规律地按时用餐，少吃油炸食品、动物脂肪、甜食及过多进补食品，要多吃蔬菜和水果类，多吃粗粮。避免滥用避孕药及含雌激素的美容用品或食品。

5. 规律充足的睡眠作息。

女性朋友应养成规律的生活习惯，尽量减少熬夜，对于因职业需要熬夜的女性应养成固定的睡眠习惯，尽量减少熬夜对身体的伤害。

6. 养成良好的生活方式。

除上述内容之外，女性应尽量避免抽烟、酗酒，多参加室外活动和体育锻炼，避免多次流产及晚婚、晚育对身体的损害，尽量坚持母乳喂养。

第二章

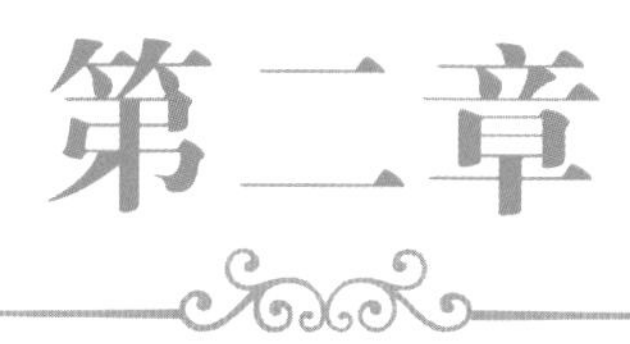

保护乳腺，从吃开始

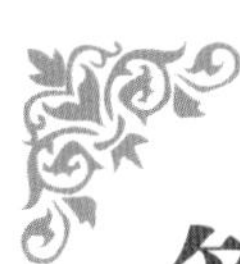

第一节　鲜蔬菌菇，美味营养护乳腺

茄子

散血消肿防瘀结

别　　名　落苏、茄瓜。

性味归经　味甘，性凉；归脾、胃、大肠经。

建议食用量　每次 100 ~ 200 克。

营养成分

蛋白质、碳水化合物、维生素、钙、磷、铁、龙葵碱、胡芦巴碱、水苏碱、胆碱、花青素等。

护乳原理

茄子紫色的外皮中含有维生素 E 和维生素 P，能辅助调节人体内血液循环，辅助防治乳腺因血液瘀滞而引起的肿块、刺痛等不适；茄子含有龙葵碱，能抑制消化系统肿瘤的增殖，对于防治乳腺癌有一定效果。

良方妙方

1. 乳腺炎：将茄子细末撒于凡士林纱布上，外敷患处。

2. 乳头皲裂：霜打的茄子花焙干，香油调敷患处。

3. 带下：白茄花 30 克，水煎服。

4. 血淋疼痛：茄叶熏干为末。每服 6 克，温酒或盐汤送下。来年者尤佳。

食用功效

茄子含丰富的植物化学物质，这种物质能增强人体细胞间的黏着力，增强毛细血管的弹性，降低毛细血管的脆性及渗透性，防止微血管破裂出血，使心血管保持正常的功能。此外，茄子含有维生素 E，有抗衰老功效，常吃茄子，可防止血液中胆固醇水平增高，对延缓人体衰老具有积极的意义。

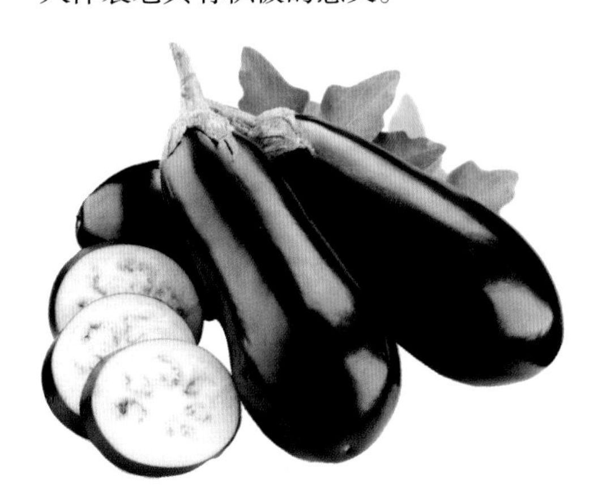

注意事项

茄子属于寒凉性质的蔬菜，有消化不良、容易腹泻、脾胃虚寒、便溏症状的孕妇不宜多吃。《食疗本草》：“不可多食，动气，亦发痼疾。熟者少食之，无畏。患冷人不可食，发痼疾。”

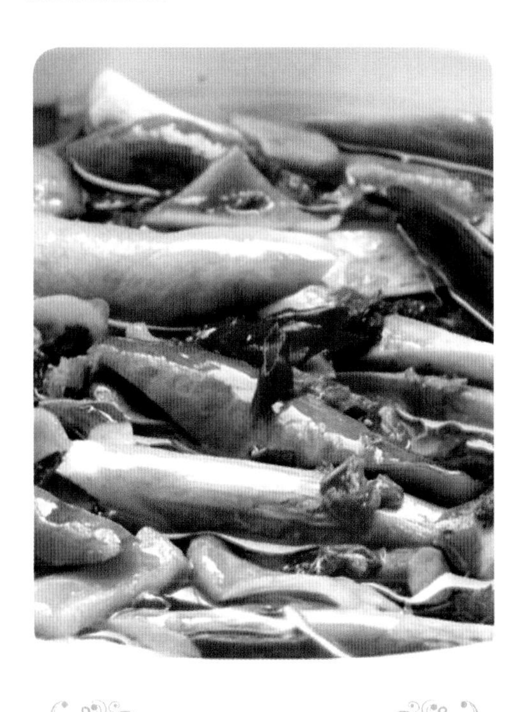

◆ 芸豆烧茄子

主　料：芸豆、茄子各200克。

调　料：植物油、姜、葱、蒜、盐、调味料各适量。

做　法：

1. 芸豆择好洗净备用，茄子洗净切成条备用。
2. 将芸豆过油，茄子条过油后沥干备用。
3. 锅底放少许植物油，葱、姜、蒜炒香后放入芸豆和茄子同炒，加入盐、少许调味料即可。

◆ 炒茄子

主　料：茄子400克。

调　料：料酒、葱末、姜末、蒜泥、盐、白糖、醋各适量，植物油30克。

做　法：

1. 茄子洗净切片，放入沸水中焯3～5分钟后，捞出备用。
2. 锅内注油烧热，放入葱、蒜、姜末，滴料酒同炒片刻，再放入茄子、盐、白糖、醋炒匀后即可出锅。

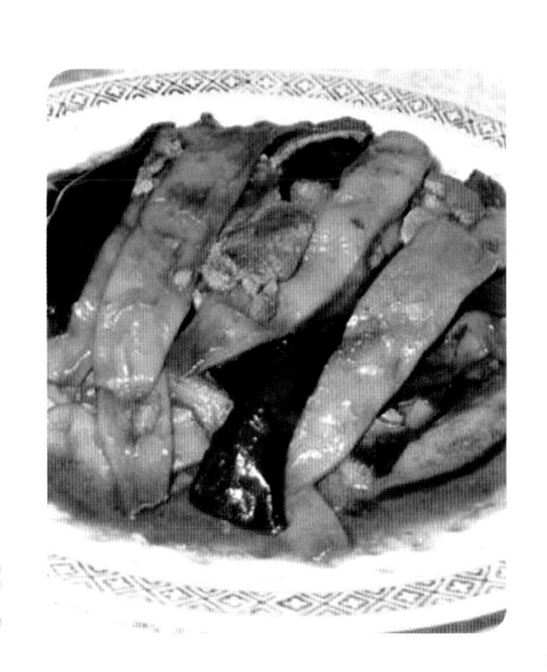

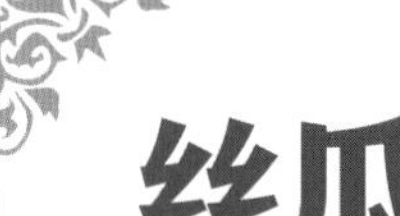

丝瓜

活血通络消块结

别　　名　天罗、绵瓜、天络瓜。

性味归经　味甘，性凉；归肝、胃、肺经。

建议食用量　每餐 100 ～ 300 克。

营养成分

蛋白质、碳水化合物、钙、磷、铁、维生素 B_1、维生素 C、皂苷、植物黏液、木糖胶、丝瓜苦味质、瓜氨酸等。

护乳原理

丝瓜含皂苷类物质，能起到清洁血液、通血脉的作用，还能辅助乳块消散。丝瓜络为丝瓜老熟果实的网状纤维，性味甘平，具通经活络、清热化痰作用，常用于治疗气血阻滞的胸胁疼痛、乳痈肿痛等症。

良方妙方

1. 急性乳腺炎：豆腐、丝瓜各 250 克，苦瓜 1 小条，做成汤，随意饮服。适用于各期乳痈。

2. 乳腺炎早期：丝瓜络（干品）20 克，白酒 40 毫升。将干丝瓜络放入碗中，用麻秆火烧成炭粉末，加入 40 毫升白酒，搅匀即可。每日 1 次，连用 3 次。本品具有通经活络、清热化痰、散郁行滞之功效。

食用功效

丝瓜中含防止皮肤老化的 B 族维生素等成分，能保护皮肤、消除斑块，使皮肤洁白、细嫩，是不可多得的美容佳品，故丝瓜汁有“美人水”之称；丝瓜藤茎的汁液具有保持皮肤弹性的特殊功效，能美容去皱；丝瓜提取物对乙型脑炎病毒有明显的预防作用，在丝瓜组织培养液中还提取到一种具抗过敏作用的物质。

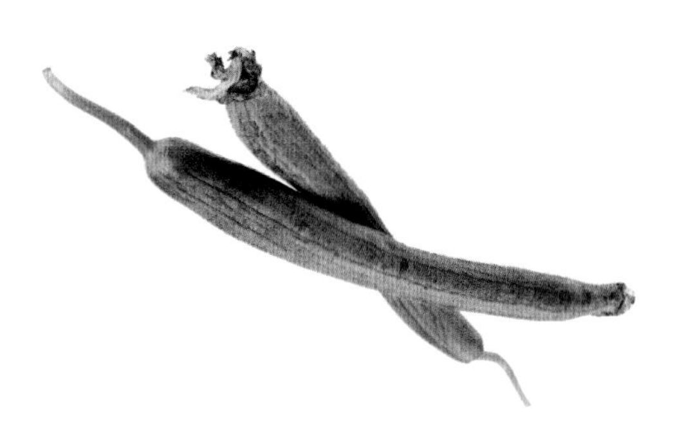

注意事项

脾胃虚寒或肾阳虚弱者不宜多服。

经典论述

1.《本草纲目》：“老者烧存性服，祛风化痰，凉血解毒杀虫，通经络，行血脉，下乳汁。”

2.《本草求真》：“丝瓜性属寒物，味甘体滑。凡人风痰湿热，蛊毒血积，留滞经络，发为痈疽疮疡，崩漏肠风，水肿等症者，服之有效，以其通经达络，无处不至。”

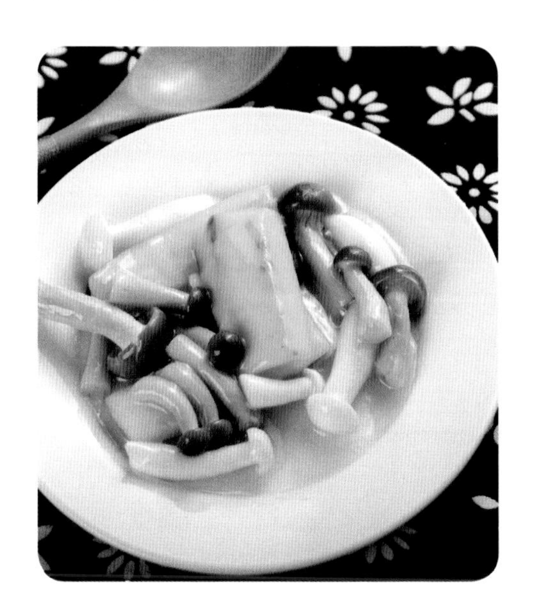

◆ 丝瓜炒双菇

主　料： 蟹味菇 50 克，干香菇 20 克，丝瓜 60 克。

调　料： 酱油、白糖、盐、淀粉、植物油各适量。

做　法：

1. 丝瓜洗净切片，用水焯一下，捞出过凉，再用少量油炒熟，加盐调味后盛出。
2. 干香菇泡软、去蒂。用少量油炒过。加酱油、白糖烧 3 分钟。
3. 蟹味菇洗净，放入香菇中同烧，汤汁稍收干时，勾芡，盛出放丝瓜中间即可。

◆ 丝瓜杏仁排骨粥

主　料： 新鲜嫩丝瓜 40 克，排骨 100 克，大米 50 克，杏仁 10 克左右。

调　料： 生姜少许，盐适量。

做　法：

1. 丝瓜洗净后去皮切片。杏仁热水去皮。排骨洗净热水焯一遍。大米洗净浸泡半小时。
2. 向锅内依次放入适量清水、排骨、姜片。大火煮沸后转小火慢炖约 1 小时。
3. 向锅内加入大米、杏仁，中火煮沸依然转小火慢炖，再放入丝瓜及盐少许，10 分钟后关火出锅即可。

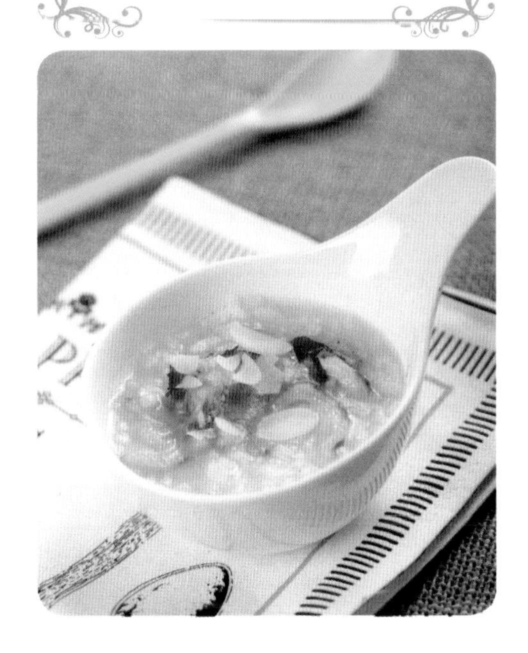

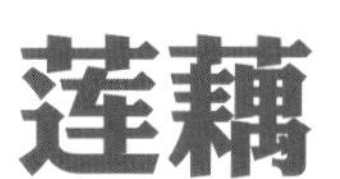

莲藕

清热凉血补气血

别　　名　莲菜、藕。

性味归经　味甘、涩，性寒；归心、脾、胃经。

建议食用量　每餐 100 ~ 200 克。

营养成分

蛋白质、脂肪、碳水化合物、粗纤维、胡萝卜素、硫胺素、核黄素、单宁酸、烟酸、抗坏血酸、钙、磷、铁等。

护乳原理

莲藕含有大量的单宁酸，有收缩血管的作用，可用来止血、散淤，能很好地调节女性体内的气血运行、维持内环境的平衡，从而防治乳腺疾病。

良方妙方

1. 口腔溃疡：鲜藕 500 克，生萝卜数个，两者洗净捣烂绞汁含漱。每日数次，连用 3 ~ 4 天。

2. 倒经：鲜藕节 60 克，黄花菜 30 克，水煎服。每日 1 剂，服至血止。

3. 痔疮：藕 500 克洗净切厚片，与僵蚕 7 个、红糖 120 克放锅中加水煎煮，吃藕喝汤。每日 1 次，连服 7 天。

食用功效

具有清热生津、凉血、活血散瘀、健脾益胃、润五脏、提高超氧化物歧化酶（SOD）活性、净化血液、降低血压、降低血脂、防止血栓形成及防癌、抗癌、解酒毒功能，对防治暑热烦渴，脾虚久泻，大便带血及胃、十二指肠溃疡，高血压，高血脂，动脉硬化，血栓形成，癌肿，酒精中毒等症，有较好的食疗功效。

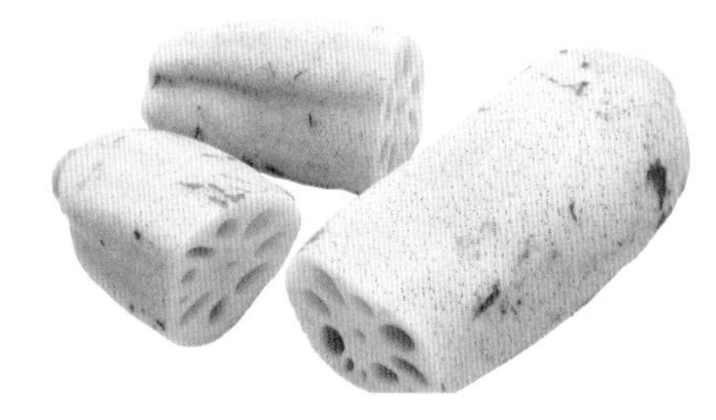

注意事项

莲藕性寒，生吃清脆爽口，但碍脾胃。脾胃消化功能低下、大便溏泄者不宜生吃。

经典论述

1.《日用本草》：“清热除烦。凡呕血、吐血、瘀血、败血，一切血证宜食之。”

2.《饮膳正要》：“主补中，益神益气，除疾，消热渴，散血。”

3.《本草纲目》：“藕节止血；莲心清热，安神；莲须固精止血；莲房止血，祛瘀；荷梗通气宽胸，通乳；荷叶清暑，解热；荷蒂安胎，止血；荷花清暑止血。”

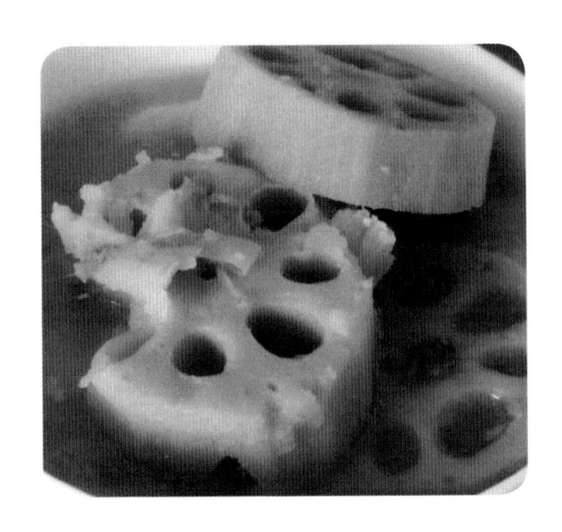

◆ 茯苓莲藕粥

主　料：茯苓15克，莲藕100克，大枣50克，粳米80克。

调　料：白糖15克。

做　法：

1. 粳米洗净，莲藕去皮洗净切片，茯苓磨粉，大枣洗净待用。
2. 将粳米加水适量煮粥，待粥将熟时放入茯苓粉、大枣、藕片，煮熟后加白糖搅匀即可。

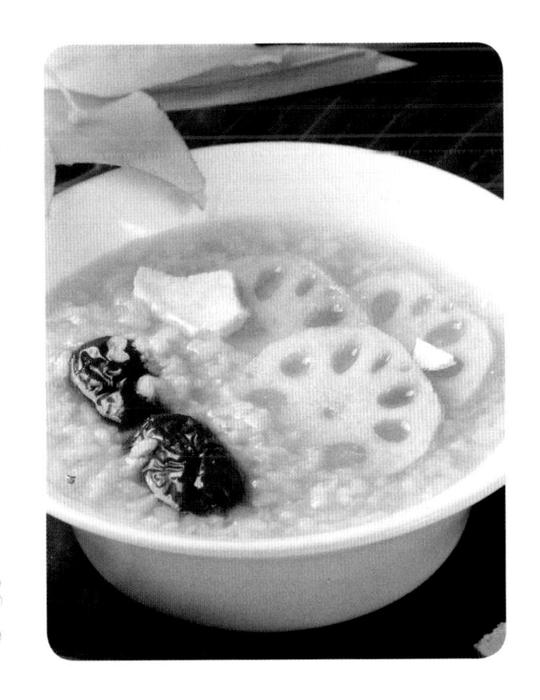

◆ 赤芍莲藕汤

主　料：赤芍10克，莲藕300克。

调　料：白糖15克。

做　法：赤芍洗净，莲藕洗净，切块，一同放入锅内，加水适量，用大火烧沸后，改小火炖30分钟，放入白糖调味即可。

莴笋

活血通乳防病变

别　　名　莴苣、春菜、生笋。

性味归经　味甘、苦，性凉；归肠、胃经。

建议食用量　每餐 100 ~ 200 克。

营养成分

蛋白质、脂肪、糖类、胡萝卜素、维生素 B_1、维生素 B_2、维生素 C、甘露醇、乳酸、苹果酸、琥珀酸、类脂、钙、铁、磷、钾、碘等。

护乳原理

莴笋含有丰富的 B 族维生素，具有调养气血、促进乳房部位营养供应的作用，多吃以莴笋为主要食材烹制的菜品，能美容养颜、活血通乳，还能改善月经不调，预防乳腺癌。莴苣含有多种维生素和矿物质，具有调节神经系统功能的作用，有助于稳定体内激素调节，预防乳腺因激素调节不稳定而出现病变。

良方妙方

1. 乳腺炎初期：莴笋适量，可凉拌、炒菜，食之有效。

2. 预防乳腺癌：绿豆芽 100 克，莴笋 125 克，沙丁鱼片 96 克，生姜丝 4.5 克。将四者在锅内用适量花生油、食盐炒熟上碟，当菜佐餐。每日 1 剂，可连用 3 ~ 5 天，或与其他防癌抗癌菜交替食用。

食用功效

莴笋味道清新且略带苦味，可刺激消化酶分泌，增进食欲，其皮和肉之间的乳状浆液，可促进胃酸、胆汁等消化液的分泌，从而增强各消化器官的功能，对消化功能减弱、消化道中酸性降低和便秘的患者尤其有利。莴笋中的钾含量大大高于钠含量，有利于体内的水电解质平衡，促进排尿，对高血压、水肿、心脏病患者有一定的食疗作用。莴笋中含有少量的碘元素，它对人体的基础代谢、心智和情绪都有重大影响。

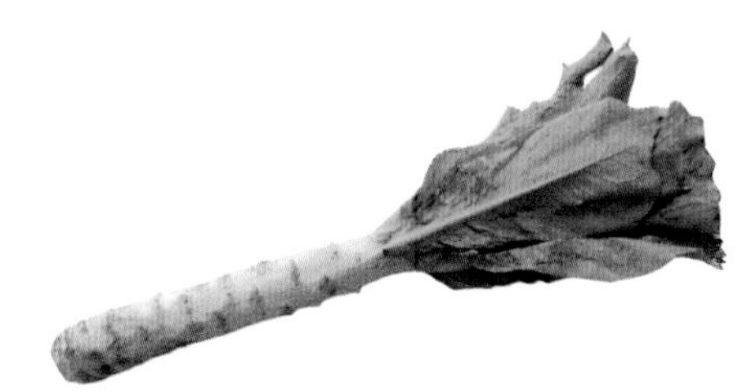

注意事项

多食使人目糊，停食自复。

经典论述

1.《日用本草》：“味苦，寒平。利五脏，补筋骨，开膈热，通经脉，祛口气，白牙齿，明眼目。”

2.《本草纲目》：“通乳汁，利小便，杀虫蛇毒。”

3.《滇南本草》：“治冷积虫积，痰火凝结，气滞不通。”

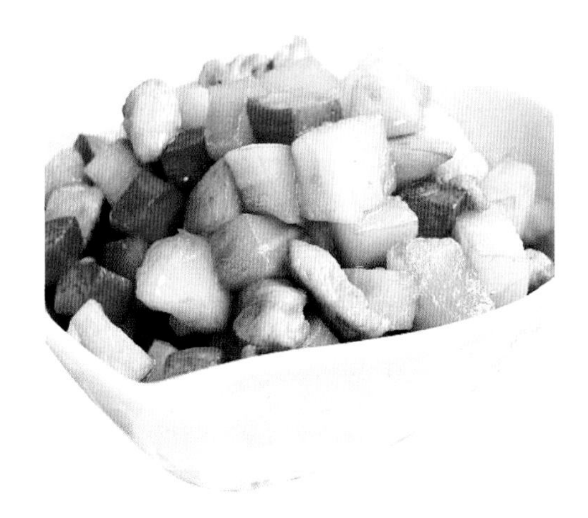

◆ 莴笋炒鸡蛋

主　料：莴笋100克，鸡蛋4个，火腿片适量。

调　料：盐、植物油适量。

做　法：

1. 先把莴笋去皮洗净，切成菱形片。鸡蛋磕入碗中打散，搅拌均匀。

2. 鸡蛋过油滑炒一下，盛出来备用。

3. 锅中留底油，放入莴笋片、火腿片、盐翻炒1分钟，再加入滑好的鸡蛋翻搅匀，出锅装盘即可。

◆ 胡萝卜拌莴笋

主　料：胡萝卜200克，莴笋100克。

调　料：盐、香油各适量。

做　法：

1. 胡萝卜去皮，洗净，切丁；莴笋洗净，切丁。

2. 锅置火上，放入适量水煮沸后，下入胡萝卜丁和莴笋丁焯熟，捞出沥干水分。

3. 将胡萝卜丁和莴笋丁放入碗内加盐、香油拌匀即可。

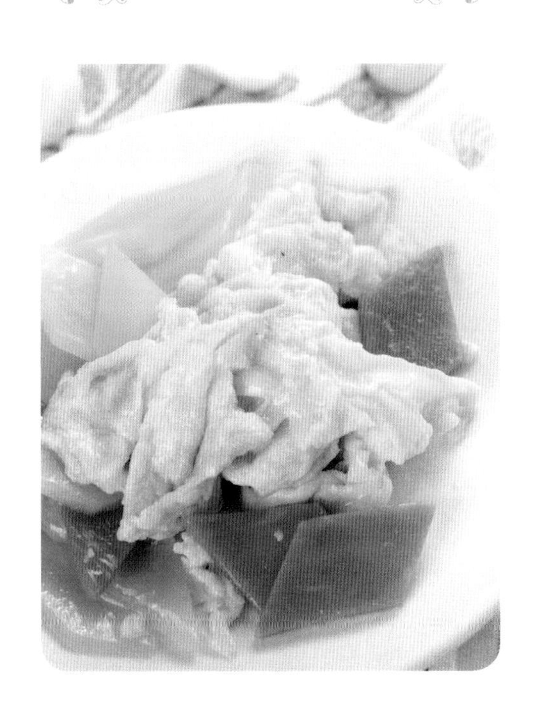

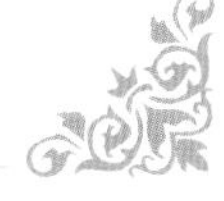

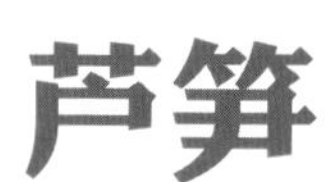

芦笋

清热消肿抑肿瘤

别　　名　露笋、石刁柏、芦尖。
性味归经　味甘、苦，性凉；归肺、胃经。
建议食用量　每餐100克。

营养成分

蛋白质、脂肪、碳水化合物、粗纤维、硒、钙、磷、钠、镁、钾、铁、铜、维生素A、维生素C、维生素B_1、维生素B_2、烟酸、芦丁、天冬酰胺、天冬氨酸、叶酸、生物素等。

护乳原理

芦笋中含有丰富的硒，硒能加速人体内的氧化物分解，抑制恶性肿瘤，有效预防乳腺癌变的发生。膳食纤维柔软可口，能增进食欲，帮助消化，促进排毒，很好地调节女性胃肠道功能，预防病程中容易出现的肠胃不适。

良方妙方

1. 膀胱炎：取芦笋根5克，每日2次，水煎服。

2. 各种癌症：用罐制加工芦笋食品，每日早晨空腹或晚上临睡前各取固形物质25克，生拌或熟吃，3个月为1疗程，直至痊愈，中途不可间断。

3. 高血压、冠心病：鲜芦笋25克，水煎服或做菜吃，每日2次。

食用功效

芦笋味道鲜美，吃起来清爽可口，能增进食欲，帮助消化，是一种高档而名贵的绿色食品。经常食用芦笋对高血压、疲劳症、水肿、肥胖等病症有一定的疗效。芦笋内含有芦丁、维生素C等成分，能降低血压，软化血管，减少胆固醇吸收，因此可作为冠心病、高血压患者的辅助治疗食品。芦笋中还含有较多的天冬酰胺、天冬氨酸及其他多种甾体皂苷物质。门冬酰胺酶是治疗白血病的药物。

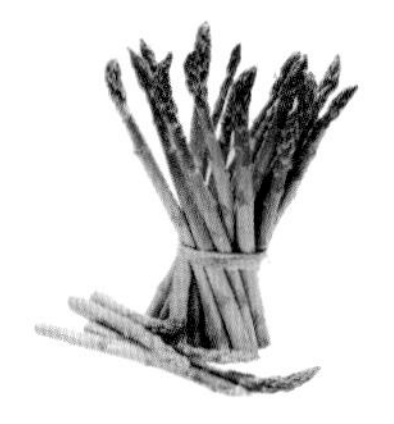

注意事项

患有痛风者不宜多食。

经典论述

1.《日用本草》："治膈寒客热，止渴，利小便，解诸鱼之毒。"

2.《玉楸药解》："清肺止渴，利水通淋。"

3.《饮片新参》："渗湿热，利尿通淋。"

4.《安徽药材》："利湿热，散风火，止血。治痛风、鼻出血、血崩、小便频数短赤、咽痛、耳痛、梦遗。"

5.《药材资料汇编》："治口腔炎症及齿痛。"

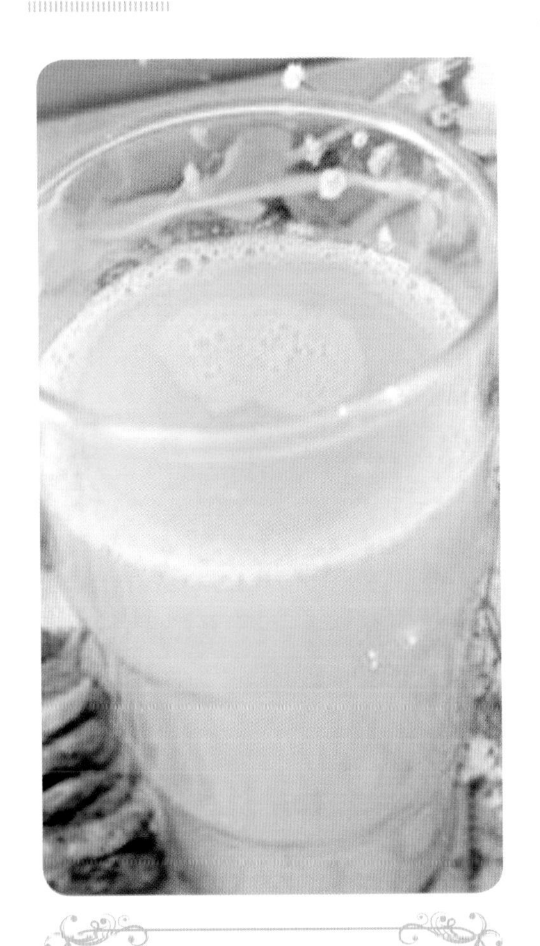

◆ 芦笋鸭掌汤

主　料：鸭掌400克，芦笋100克。

辅　料：枸杞子少许。

调　料：葱段、姜片、盐各5克，料酒10毫升，味精、胡椒粉各少许。

做　法：

1. 鸭掌洗净，剁掉爪尖，切成三段；芦笋洗净，去根，切段；枸杞子洗净。
2. 锅置火上，倒油烧热，炒香葱段、姜片，加入料酒及适量水烧开，下入鸭掌、芦笋同煮至鸭掌熟，加入盐、味精、胡椒粉调味即可（可加入枸杞子作装饰）。

◆ 芹菜芦笋汁

主　料：芹菜1棵，芦笋5根。

辅　料：柠檬汁、蜂蜜各适量。

做　法：芹菜、芦笋分别洗净，切段，放入榨汁机中，加入适量凉开水搅打，调入适量柠檬汁和蜂蜜即可。

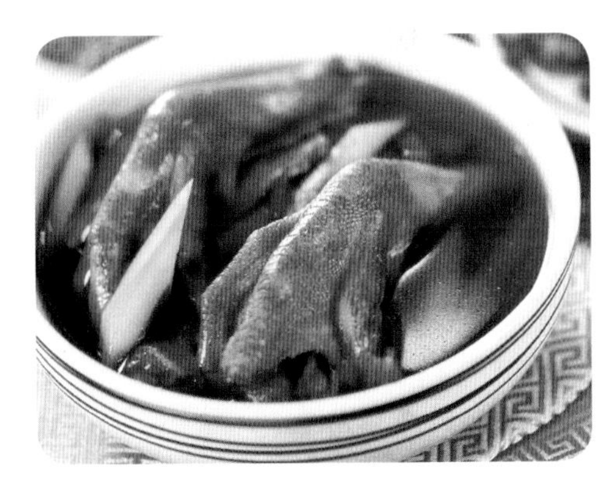

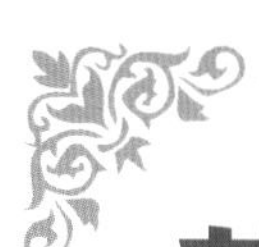

黄花菜

利水通乳消散结

别　　名　金针菜、忘忧草、萱草花。

性味归经　味甘，性温；归肝、膀胱经。

建议食用量　每餐 30 ~ 50 克。

营养成分

蛋白质、脂肪、碳水化合物、钙、磷、胡萝卜素及多种维生素。

护乳原理

黄花菜具有解毒消肿、利水通乳等功效，能预防乳汁瘀滞而引起的乳腺病，也能辅助消散乳腺肿块和改善乳腺炎症引起的不适。

良方妙方

1. 急性乳腺炎：黄花菜适量，捣烂，用醋调成膏状，敷于患处，每日 2 次。或黄花菜鲜根 60 克（或干品 25 克），猪蹄 1 个，共放砂锅中加水适量，煮至猪蹄烂熟，饮汤食肉，不加佐料。

2. 倒经：黄花菜 30 克，鲜藕节 60 克，水煎服。每日 1 剂，服至血止。

食用功效

我国《营养学报》曾评价黄花菜具有显著的降低动物血清胆固醇的作用。人们知道，胆固醇的增高是导致中老年疾病和机体衰退的重要因素之一，能够抗衰老而味道鲜美、营养丰富的蔬菜并不多，而黄花菜恰恰具备了这些特点。常吃黄花菜还能滋润皮肤，增强皮肤的韧性和弹力，可使皮肤细嫩饱满、润滑柔软，皱褶减少、色斑消退。

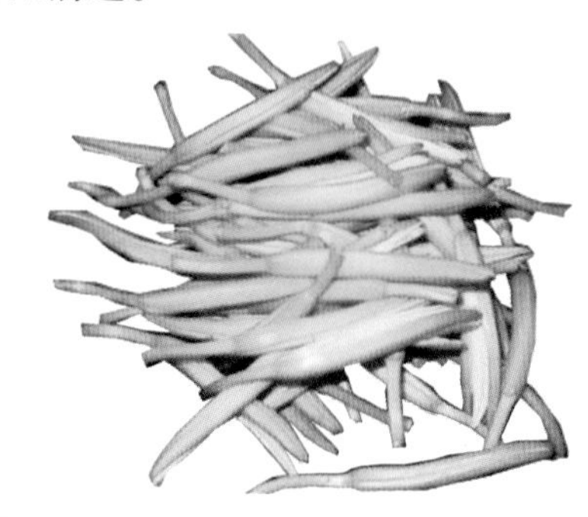

注意事项

鲜黄花菜中含有一种叫“秋水仙碱”的物质，该有毒成分在高温 60℃时可减弱或消失，因此食用时应先将鲜黄花菜用开水焯过，再用清水浸泡 2 小时以上，捞出用水洗净后再进行炒食，这样秋水仙碱就能被破坏掉，食用鲜黄花菜就安全了。

经典论述

1.《昆明民间常用草药》：“补虚下奶，平肝利尿，消肿止血。”

2.《云南中草药选》：“镇静，利尿，消肿。治头昏，心悸，小便不利，水肿，尿路感染，乳汁分泌不足，关节肿痛。”

3.《云南中草药》：“养血补虚，清热。”

养生食谱

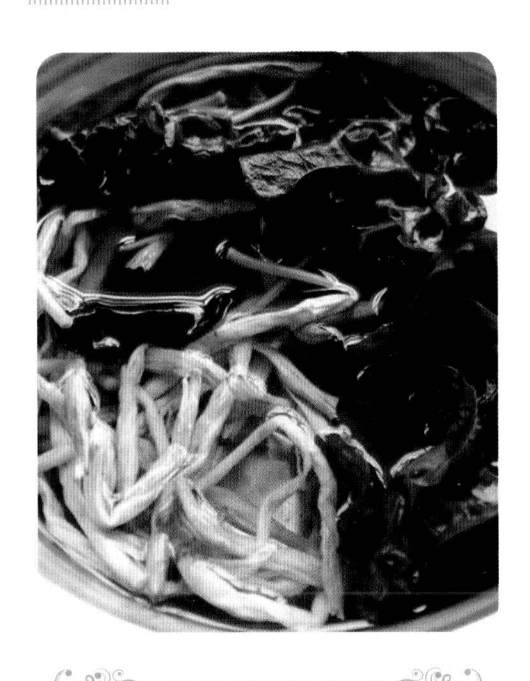

◆ 黄花木耳汤

主　料：干黄花菜30克，黑木耳20克。

调　料：盐、鸡精各5克，葱花、食用油各适量，胡椒粉少许。

做　法：

1. 黄花菜泡发，洗净去根；木耳用温水泡发好，撕成小朵。
2. 锅置火上，倒油烧热，炒香葱花，放入黄花菜、木耳翻炒片刻，倒入适量清水煮开至熟，加盐、胡椒粉、鸡精调味即可。

◆ 鲜黄花菜炒百合

主　料：百合150克，鲜黄花菜300克。

辅　料：胡萝卜50克。

调　料：盐、味精各4克，白糖2克，淀粉5克，植物油适量。

做　法：

1. 百合、鲜黄花菜洗净，胡萝卜切丝备用。
2. 锅坐火上，锅内放入油，下入鲜黄花菜、百合、胡萝卜煸炒，放入盐、味精、白糖炒熟，淀粉勾芡出锅即可。

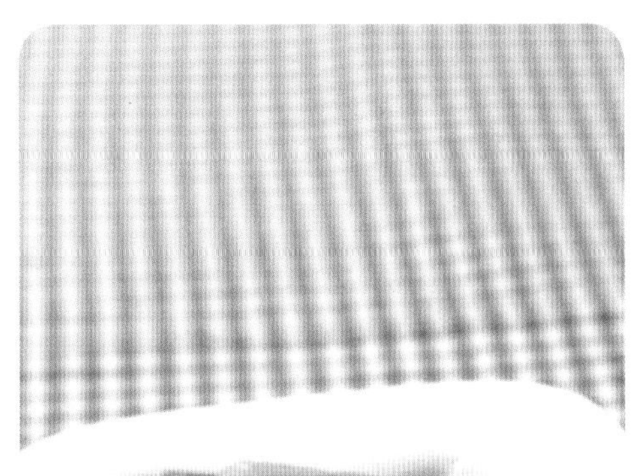

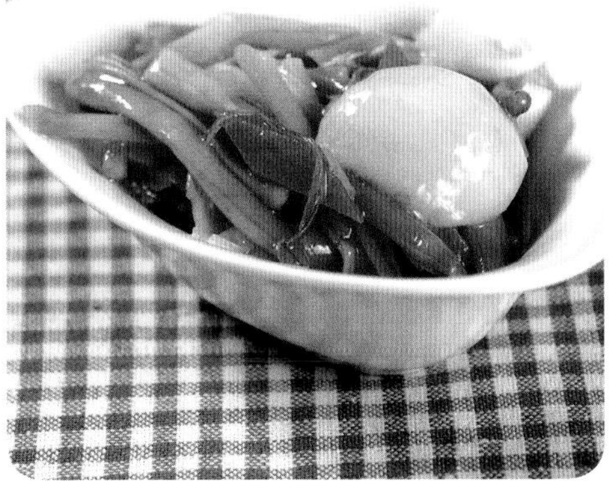

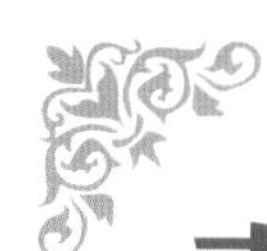

南瓜

补益消炎兼防癌

别　　名　倭瓜、饭瓜、北瓜。

性味归经　味甘，性温；归脾、胃经。

建议食用量　每次 200 ~ 500 克。

营养成分

蛋白质、膳食纤维、碳水化合物、烟酸、维生素 C、果胶、氨基酸、活性蛋白、胡萝卜素、维生素 A、钴、钙、钾、磷、镁、铁、铜、锰、铬、硼等。

护乳原理

南瓜中含有多种营养成分，能有效促进机体细胞的修复和发育，增强人体免疫功能。其中丰富的钴，能促进人体新陈代谢的调节，进而调节体内激素水平，防治乳腺病。南瓜还能起到消除致癌物质亚硝胺的突变作用，有防癌功效。

良方妙方

1. 乳腺癌：将南瓜蒂烧炭存性，研为末。每次 2 个量，用黄酒冲服。早晚各服 1 次。

2. 乳头破裂或糜烂：南瓜蒂 1 个，焙焦研粉服。

3. 产后乳少：生南瓜 15 ~ 18 克取仁，捣泥，开水送服。每日 1 次，连服 3 ~ 5 天。

食用功效

老熟南瓜，果实含淀粉、钙、铁、胡萝卜素。嫩南瓜维生素 C 及葡萄糖较丰富。南瓜含有丰富的维生素和果胶，尤其是胡萝卜素的含量很高。果胶有很好的吸附性，能黏结与消除体内细菌毒素和其他有害物质，如重金属铅、汞和放射性元素，能起到解毒作用。果胶还可以保护胃肠道黏膜，使其免受粗糙食品的刺激，促进溃疡愈合，所以适合胃病患者。

南瓜含有微量元素钴，能活跃人体的新陈代谢，促进造血功能，并参与人体内维生素 B_{12} 的合成，是人体胰岛细胞所必需的微量元素，对防治糖尿病、降低血糖有特殊的疗效。

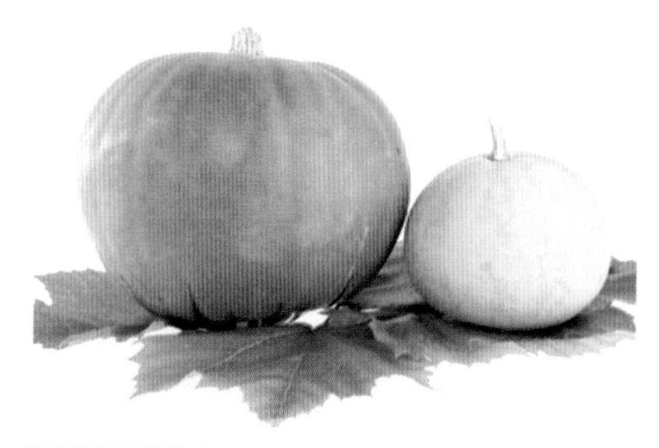

注意事项

凡患气滞湿阻之病，忌服。

经典论述

1.《本草纲目》："甘，温，无毒。补中益气。"

2.《滇南本草》："横行经络，利小便。"

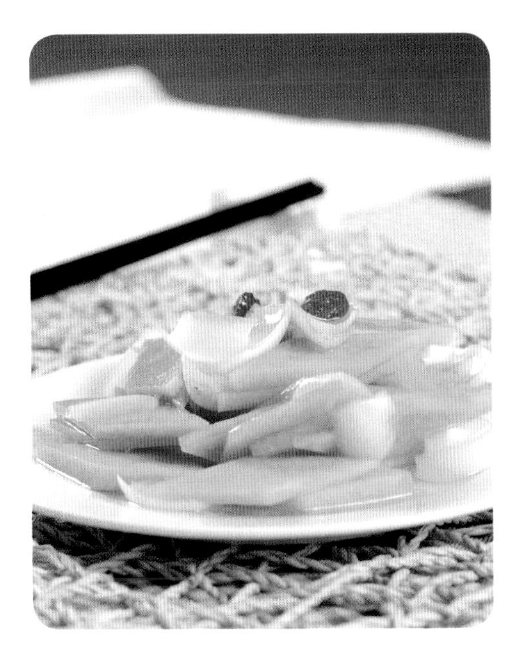

◆ 黄豆蒸南瓜

主　料：黄豆100克，南瓜100克。

调　料：香油、葱、蒜各适量。

做　法：

1. 黄豆泡发好，洗净备用。
2. 南瓜洗净，掏净籽，做成盅。将南瓜和黄豆摆盘，撒上葱、蒜，放入蒸锅内蒸20分钟左右。
3. 出锅前淋上香油即可食用。

◆ 百合炒南瓜

主　料：南瓜300克，百合50克。

调　料：植物油、盐、鸡粉、水淀粉各适量。

做　法：

1. 将南瓜去皮改刀成象眼片，百合去根洗净备用。
2. 将南瓜和百合分别焯水。
3. 锅内放入少许的油，放南瓜、百合加盐、鸡粉炒熟勾少许芡即可。

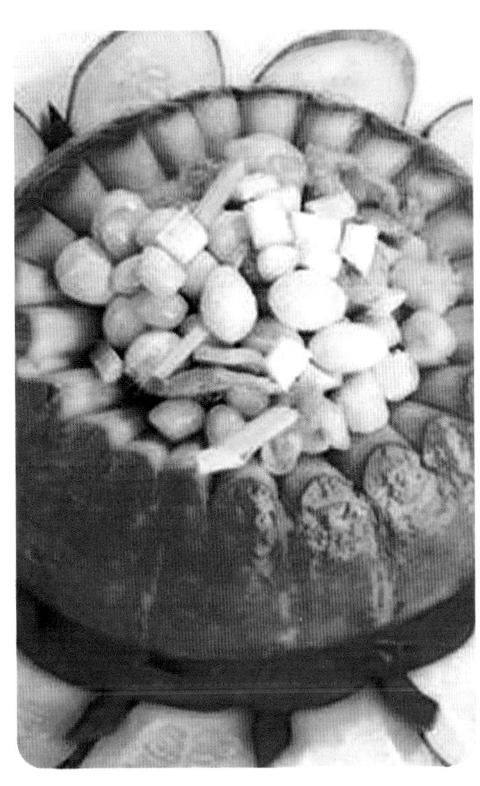

黄瓜

清热消炎兼防癌

别　　名　胡瓜、刺瓜、青瓜。

性味归经　味甘，性凉；归脾、胃、大肠经。

建议食用量　每日 100 ~ 500 克。

营养成分

蛋白质、糖类、维生素 B_2、维生素 C、维生素 E、丙氨酸、精氨酸、谷氨酰胺、胡萝卜素、葫芦素、黄瓜酶、烟酸、钙、磷、铁等。

护乳原理

黄瓜中含有的葫芦素具有增强人体免疫功能的作用，可达到抗肿瘤的目的。其利水解毒的传统功效，也有助于缓解乳腺炎等病症引起的不适。

良方妙方

1. 乳腺炎：黄瓜根捣烂敷患处。

2. 烫伤：鲜黄瓜洗净，捣烂以汁涂患处。

3. 慢性结膜炎：老黄瓜 1 条，上开小孔，去瓤，入芒硝令满，悬挂阴处，待硝透出刮下粉末少许点眼。

4. 耳疔：黄瓜子加冰片适量，共研为末，吹入耳内。

5. 暑热症：黄瓜 1500 克洗净去瓤切成条，放锅内加水少许，煮沸后去掉多余的水，趁热加入 100 克蜂蜜调匀，随意食用，每日数次。

食用功效

黄瓜是低热量的美容减肥食品。黄瓜中的黄瓜酶，有很强的生物活性，能有效地促进人体的新陈代谢，用黄瓜捣汁涂擦皮肤，有润肤、舒展皱纹的功效；黄瓜中所含的丙氨酸、精氨酸和谷氨酰胺对肝脏患者，特别是对酒精性肝硬化患者有一定辅助治疗作用，可预防酒精中毒；黄瓜中所含的葡萄糖苷、果糖等不参与通常的糖代谢，故糖尿病患者以黄瓜代替淀粉类食物充饥，血糖非但不会升高，反而会降低。

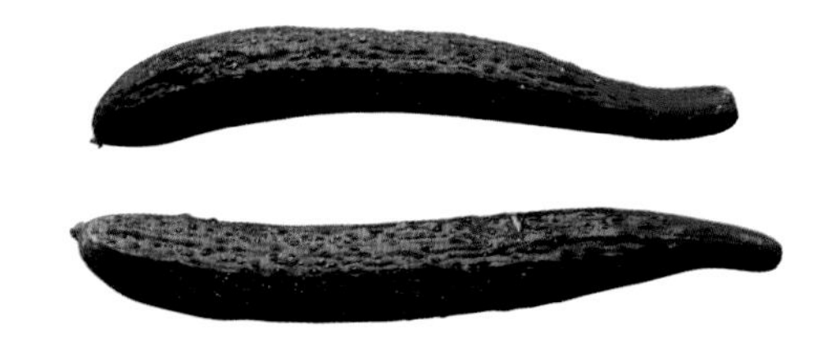

注意事项

黄瓜性寒凉，胃寒者多食易腹痛；老年慢性支气管炎患者发作期忌食。

经典论述

1.《食物与治病》：“黄瓜水分多且有清甜味，生吃能解渴清热，但多食则易于积热生湿。若患疮疹、脚气和有虚肿者食之易加重病情。小儿多食易生疳虫。”

2.《日用本草》：“除胸中热，解烦渴，利水道。”

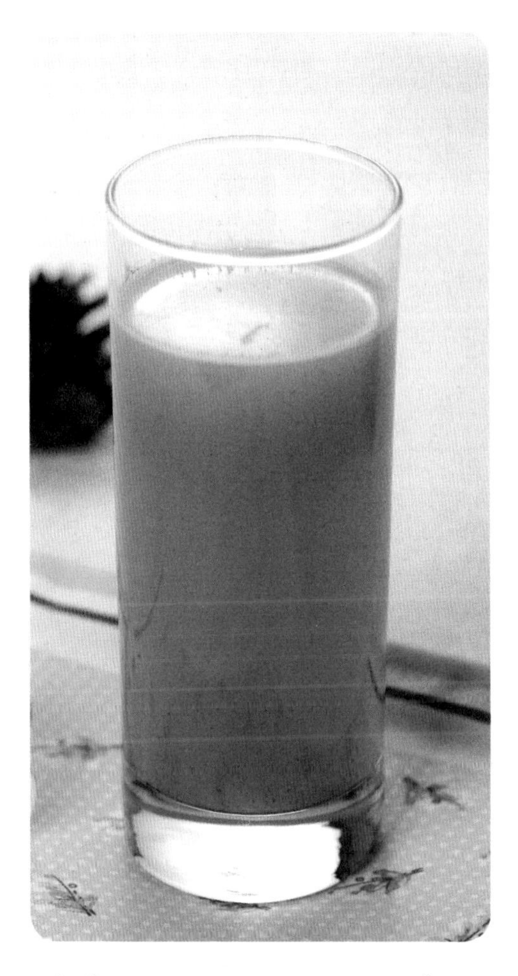

◆ 黄瓜汁

主　料：黄瓜2根。

做　法：

1. 黄瓜洗净后削掉外皮，切段。
2. 将黄瓜段放进榨汁机打成汁，或者用手动式榨汁器碾压挤出汁，煮沸，晾温即可。

◆ 鸡丝炒黄瓜花

主　料：黄瓜花200克，鸡胸肉150克。

辅　料：红椒丝25克。

调　料：葱姜10克，盐5克，鸡粉3克，水淀粉15毫升，香油2毫升，植物油适量。

做　法：

1. 将鸡胸肉改刀成鸡丝，上浆过油至熟。
2. 红椒改刀成丝过油。
3. 锅内留底油，煸香葱姜，放入鸡丝、黄瓜花、红椒丝、盐、鸡粉、胡椒粉翻炒均匀，淋香油即可。

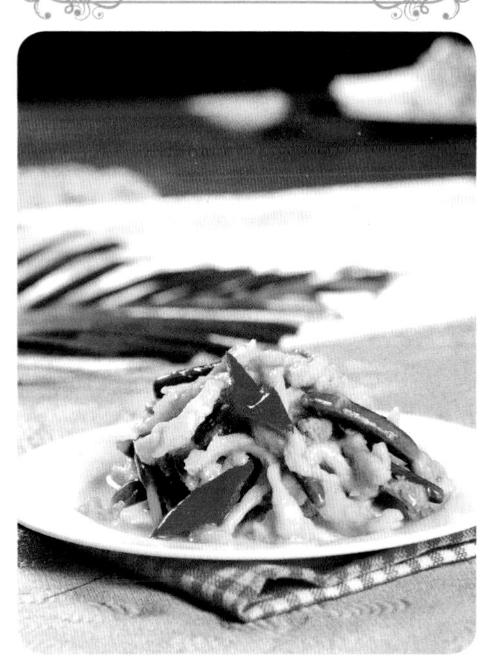

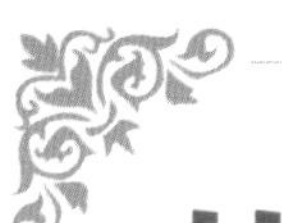

苦瓜

清热消炎又散结

别　　名　凉瓜、锦荔枝、癞瓜。
性味归经　味苦，性寒；归心、肝、脾、胃经。
建议食用量　鲜品每次100～500克，干品每次50～100克。

营养成分

蛋白质、脂肪、碳水化合物、粗纤维、胡萝卜素、苦瓜苷、苦味素、奎宁、维生素C、维生素E等多类维生素，其中维生素C的含量每100克可达56毫克。

护乳原理

苦瓜含有蛋白质和大量维生素C，能增强机体的免疫功能，使免疫细胞具有杀灭癌细胞的作用。其利尿活血的传统功效，有助于乳腺炎症和肿块的缓解。

良方妙方

1. 中暑：鲜苦瓜1个，绿茶3克。将苦瓜去瓤切碎，与绿茶加水煎服。

2. 痢疾：鲜苦瓜捣烂绞汁1杯，开水冲服。

3. 糖尿病：鲜苦瓜50～100克，做菜吃，每日2～3次；或将苦瓜制成干粉冲服，每次7～12克，每日3次，连服10～15天。

食用功效

苦瓜中的苦瓜苷和苦味素能增进食欲，健脾开胃；所含的生物碱类物质奎宁，有利尿活血、消炎退热、清心明目的功效；苦瓜中的蛋白质及大量维生素C能提高人体的免疫功能；从苦瓜籽中提炼出的胰蛋白酶抑制剂，可以抑制癌细胞所分泌出来的蛋白酶，阻止恶性肿瘤生长；苦瓜的新鲜汁液，含有苦瓜苷和类似胰岛素的物质，具有良好的降血糖作用，是糖尿病患者的理想食品。

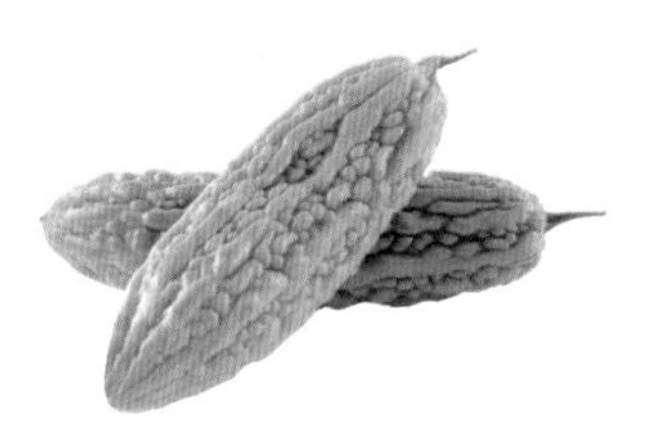

注意事项

《滇南本草》："脾胃虚寒者，食之令人吐泻腹痛，故应慎用。做菜时，以色青白、质脆嫩者为宜，并须先切片，略煮，减弱苦味用。"

经典论述

1.《本草纲目》载："苦瓜……结瓜长者四五寸，短者二三寸，青色，皮上痱瘤如癞及荔枝壳状。……南人以青皮煮肉及盐酱充蔬。……除邪热，解劳乏，清心明目。"

2.《随息居饮食谱》："苦瓜，青则苦寒，涤热、明目、清心。皆指未熟之瓜。"

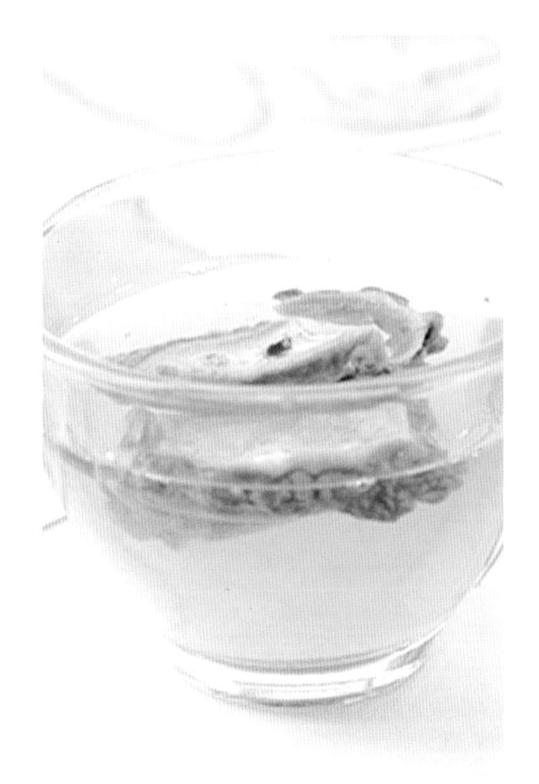

◆ 杏仁拌苦瓜

主　料：苦瓜 200 克。

辅　料：杏仁 20 克。

调　料：盐 2 克，味精 1 克，香油适量。

做　法：

1. 将苦瓜洗净改刀切成片，焯水备用。
2. 杏仁泡淡盐水 20 分钟，与苦瓜一起放容器中加盐、味精、香油拌匀即可。

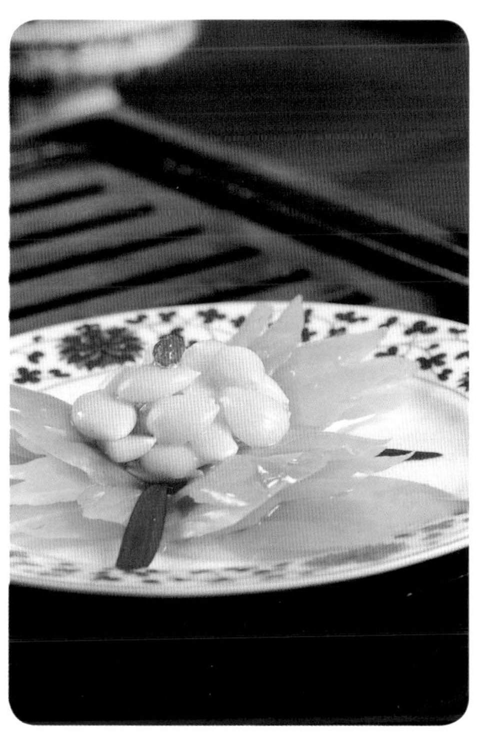

◆ 柠檬苦瓜茶

主　料：苦瓜 30 克，柠檬草、荷叶各 6 克。

调　料：蜂蜜适量。

做　法：

1. 将苦瓜切片，加入热水中煮沸。
2. 放入荷叶、柠檬草冲泡 10 分钟后，加入蜂蜜，即可饮用。
3. 每日 1 剂，分 2 次温服。

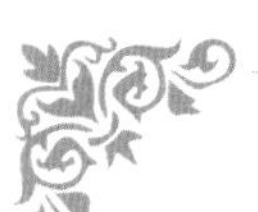

白萝卜

行气清热助散结

别　　名　莱菔。
性味归经　味甘、辛，性凉；归脾、胃、肺、大肠经。
建议食用量　每餐100～200克。

营养成分

蛋白质、糖类、碳水化合物、维生素A、维生素C、芥子油、香豆酸、淀粉酶、粗纤维、木质素、锌、钾、钙、铁等。

护乳原理

白萝卜含丰富的维生素C和微量元素锌，有助于增强机体的免疫功能，增强抗病能力。白萝卜含有木质素，能增强巨噬细胞的活力，可吞噬癌变细胞。

良方妙方

1. 咳嗽：白萝卜汁、梨汁、生姜汁各1盅混匀，加冰糖适量分两次温开水送服。

2. 哮喘：白萝卜100克去皮，加水适量煮熟，用适量蜂蜜调味，连汤服食。每日1剂；或白萝卜挤汁1碗，徐徐饮下。

3. 高血压：鲜白萝卜汁，每日2次，每次1小杯。

4. 小儿积食：葱白、白萝卜共榨取汁，多量饮服。

食用功效

白萝卜中的芥子油能促进胃肠蠕动，增进食欲，帮助消化；白萝卜中的淀粉酶能分解食物中的淀粉，使之得到充分的吸收；白萝卜含有丰富的钾元素，能有效预防高血压；白萝卜还富含香豆酸等活性成分，能够降低血糖、胆固醇，促进脂肪代谢，很适合预防冠心病、动脉硬化、胆石症等疾病。此外，白萝卜所含的多种酶，能分解致癌的亚硝胺。

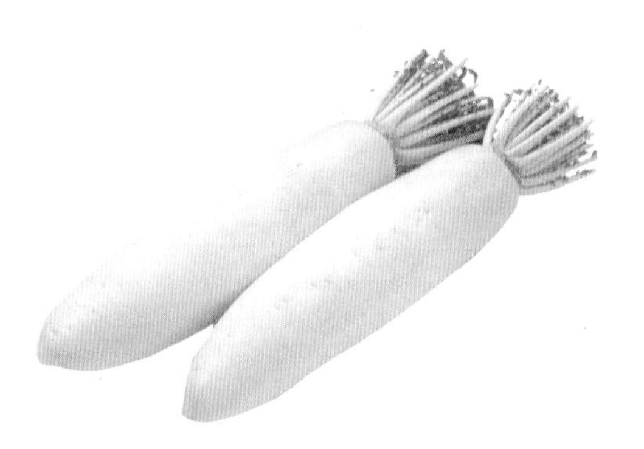

注意事项

脾胃虚弱，大便溏薄者不宜多食、生食。

经典论述

1.《本草纲目》：“主吞酸，化积滞，解酒毒，散瘀血，甚效。”

2.《随息居饮食谱》：“治咳嗽失音、咽喉诸病，解煤毒、茄毒。熟者下气和中，补脾运食，生津液，御风寒，止带浊，泽胎养血。”

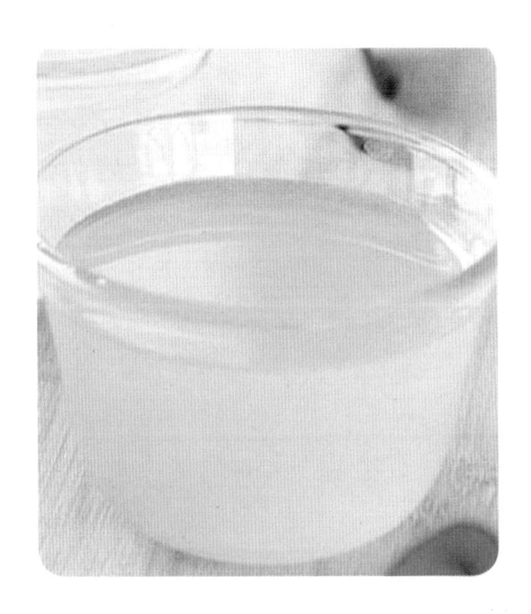

◆ 白萝卜圆白菜汁

主　料：圆白菜叶 4 片，白萝卜半根，柠檬汁适量。

做　法：将白萝卜、圆白菜叶洗净，切碎，放入榨汁机中加适量凉开水榨汁，最后加柠檬汁调味即可。

◆ 百合萝卜汤

主　料：白萝卜 150 克，鲜百合 20 克，虾皮 10 克，马蹄 20 克。

辅　料：葱 5 克，姜 3 克。

调　料：盐 3 克，牛肉粉 2 克，鱼露 3 克，香油 3 毫升。

做　法：

1. 白萝卜洗净去皮切粗丝，百合洗净掰成片。
2. 锅中放入清水、姜、葱粒烧开。
3. 放入萝卜丝、虾皮、马蹄、百合，加盐、牛肉粉、鱼露调味，再次煮开后淋入香油即可。

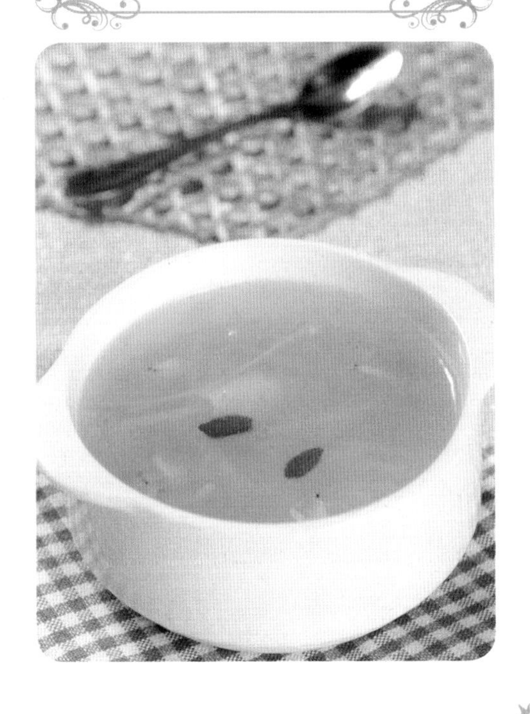

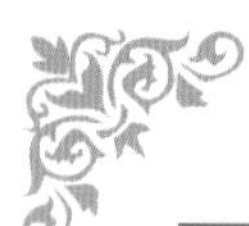

西红柿

健胃生津减不适

别　　名　番茄、洋柿子。

性味归经　味甘、酸，性微寒；归心、肺、胃经。

建议食用量　每日吃 2 ～ 3 个。

营养成分

蛋白质、脂肪、碳水化合物、有机酸、葡萄糖、蔗糖、维生素 A、维生素 B_1、维生素 B_2、维生素 C、纤维素、胡萝卜素、番茄碱、番茄红素、谷胱甘肽、红浆果素、胡芦巴碱、磷、钙、铁、锌等。

护乳原理

西红柿中的丰富的维生素和番茄红素均有抗氧化等功效，具有防癌、抗癌作用，能辅助预防乳腺癌变的发生。

良方妙方

1. 高血压：每日清晨空腹吃西红柿 1 ～ 2 个。

2. 口干咽燥、食欲减退、烦热口渴：西红柿 200 克洗净，开水浇烫去皮，捣烂后加冰糖适量，置冰箱冷藏室内放凉备用，饭后可不拘时间频频食用。

3. 口腔溃疡、牙龈肿痛、黏膜出血：鲜藕 100 克切片，水发黑木耳 50 克，用砂锅清水煮开约半小时，西红柿 200 克切片放入，酌加盐、味精等调料再煮 10 分钟，鸡蛋一个打蛋花成汤。

食用功效

西红柿含有丰富的维生素、碳水化合物、有机酸及少量的蛋白质，有促进消化、利尿、抑制多种细菌的作用。西红柿中含有的维生素可以保护血管，治疗高血压，还有推迟细胞衰老、增加人体抗癌能力的作用。西红柿中的胡萝卜素可维持皮肤弹性，促进骨骼钙化，防治儿童佝偻病、夜盲症和眼睛干燥症。西红柿中富含番茄碱、谷胱甘肽、红浆果素、胡芦巴碱等成分，能有效降低血糖，而且西红柿所含的脂肪、糖分热量都很低，适合糖尿病患者及肥胖者食用。

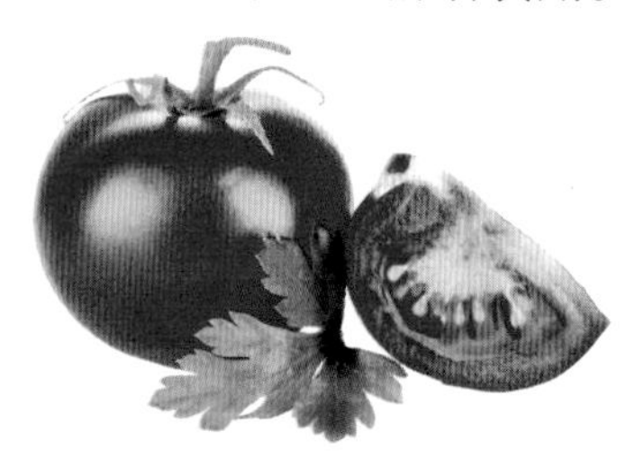

注意事项

不成熟的青西红柿含龙葵碱，多吃会中毒，不应食用。西红柿偏凉，脾胃虚寒者不宜。生食西红柿最好在饭后，以免空腹刺激胃肠，避免与胃酸结合成不易消化的物质引起胃脘不适。

经典论述

《陆川本草》：“生津止渴，健胃消食。治口渴，食欲不振。”

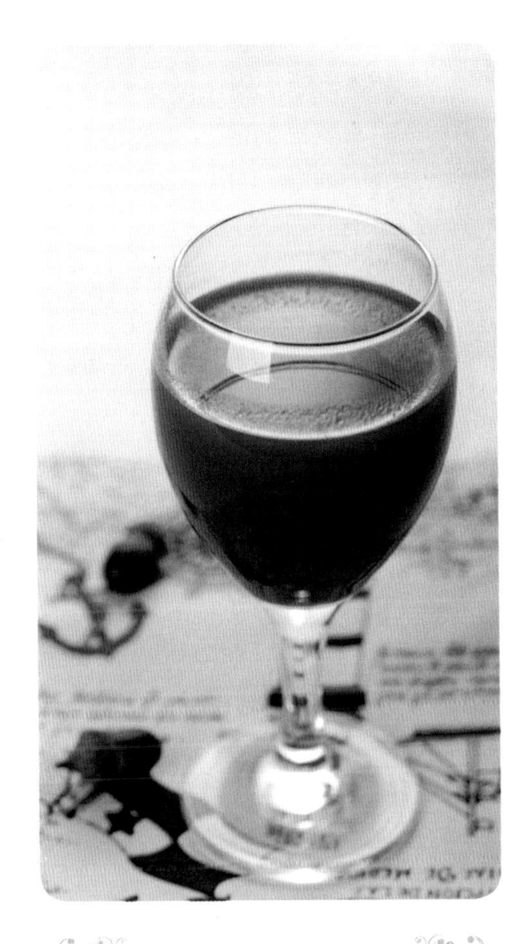

◆ 西红柿洋葱鸡蛋汤

主　料：西红柿、洋葱各 50 克，鸡蛋 1 个。

调　料：海带清汤、盐、白糖、酱油各适量。

做　法：

1. 将西红柿洗净，焯烫后去皮，切块；洋葱洗净，切碎；鸡蛋打散，搅拌均匀。
2. 锅置火上，放入海带清汤，大火煮沸后加入洋葱、酱油，转中火。再次煮沸后加入西红柿，转小火煮 2 分钟。
3. 待锅里的西红柿和洋葱汤煮沸后，加入蛋液，搅拌均匀，加盐、白糖调味即可。

◆ 西红柿汁

主　料：西红柿 500 克。

做　法：

1. 把西红柿洗干净，用热水烫后去皮。
2. 再用纱布包好用手挤压出汁倒入杯中，再加入少许的温开水调匀，即可饮用。

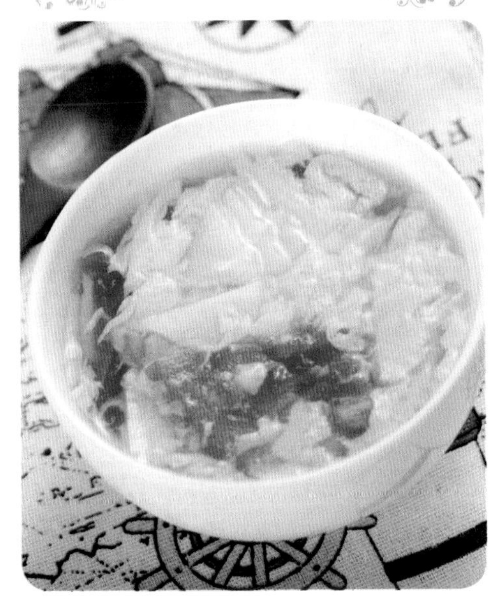

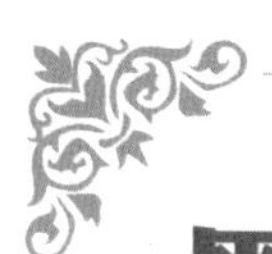

黑木耳

清血降脂助散结

别　　名　木耳、云耳、桑耳、松耳。

性味归经　味甘，性平；归胃、大肠经。

建议食用量　泡发木耳每餐约50克。

营养成分

蛋白质、脂肪、碳水化合物、植物胶原、粗纤维、维生素 B_1、维生素 B_2、木耳多糖、烟酸、钾、钙、磷、铁等。

护乳原理

黑木耳具有滋补、活血的功效，能辅助消散乳块，同时有助病后修复。所含木耳多糖具有良好的增强免疫力作用，增强抗病修复的能力。黑木耳还含有抗肿瘤活性物质，能增强人体免疫力，经常食用可预防恶性肿瘤。

良方妙方

1. 贫血、崩漏、月经过多：黑木耳 20 克，红枣 30 枚，红糖 20 克，煮熟服食，每日 1 次。

2. 月经过多、淋漓不止、带下、痛经：黑木耳焙干研细末，每次 3 克，一日两次。用红糖水送服。

3. 骨质增生：黑木耳洗净略煮，沥干后浸入食醋中放 1 ～ 2 天服食，每次服 5 ～ 7 片。连吃 1 个月见效。

食用功效

黑木耳中所含的多糖成分具有调节血糖、降低血糖的功效。黑木耳含有丰富的钾，是优质的高钾食物，对糖尿病合并高血压患者有很好的食疗作用。黑木耳中含有丰富的纤维素和一种特殊的植物胶原，这两种物质能够促进胃肠蠕动，防治便秘，有利于体内大便中有毒物质的及时清除和排出，并且对于胆结石、肾结石等内源性异物有一定的化解功能。

常吃黑木耳能养血驻颜，令人肌肤红润，并可防治缺铁性贫血；黑木耳中的胶质可把残留在人体消化道内的杂质吸附集中起来排出体外，从而起到清胃涤肠的作用。

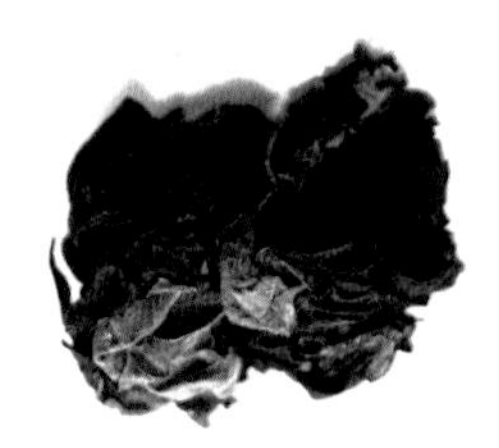

注意事项

鲜黑木耳含有一种叫卟啉的光感物质，人食用未经处理的鲜黑木耳后，如果经太阳照射易引起皮肤瘙痒、水肿，严重的可致皮肤坏死。

经典论述

《随息居饮食谱》：“补气耐饥，活血，治跌打仆伤，凡崩淋血痢，痔患肠风，常食可疗。”

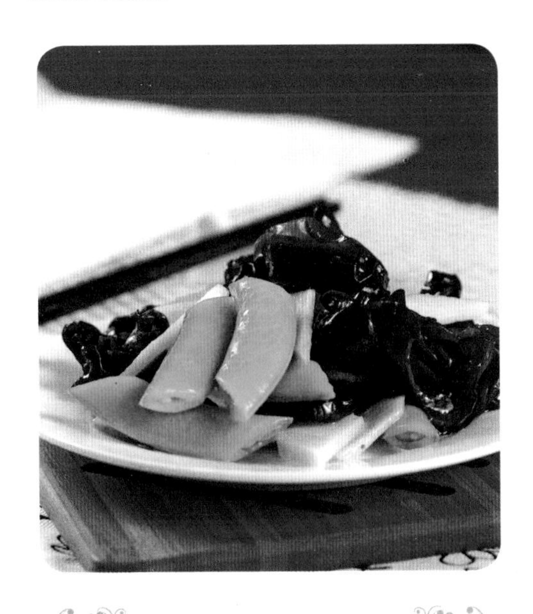

◆ 山药黑木耳蜜豆

主　料：山药、黑木耳各150克。

辅　料：甜蜜豆100克。

调　料：盐5克，鸡粉2克，水淀粉5毫升，香油2毫升，葱、姜各5克，植物油适量。

做　法：

1. 将山药去皮改刀成象眼片。
2. 木耳泡软洗净，与甜蜜豆一起焯水。
3. 锅内放入少量油，煸香葱姜，放入山药、甜蜜豆、黑木耳，加盐、鸡粉调好味，中火翻炒熟即可。

◆ 木耳茭白

主　料：茭白250克，水发木耳100克。

辅　料：泡辣椒碎5克，蒜、姜、葱、盐、胡椒粉、味精、淀粉、植物油、鲜汤各适量。

做　法：

1. 茭白切成长4厘米的薄片，木耳洗净，葱切碎，姜、蒜切片；将盐、胡椒粉、味精、鲜汤加淀粉调成咸鲜芡汁。
2. 锅里放油烧热，把泡辣椒碎、姜片、蒜片炒香，再倒入茭白片、木耳翻炒至断生，淋入芡汁，撒上葱花即可。

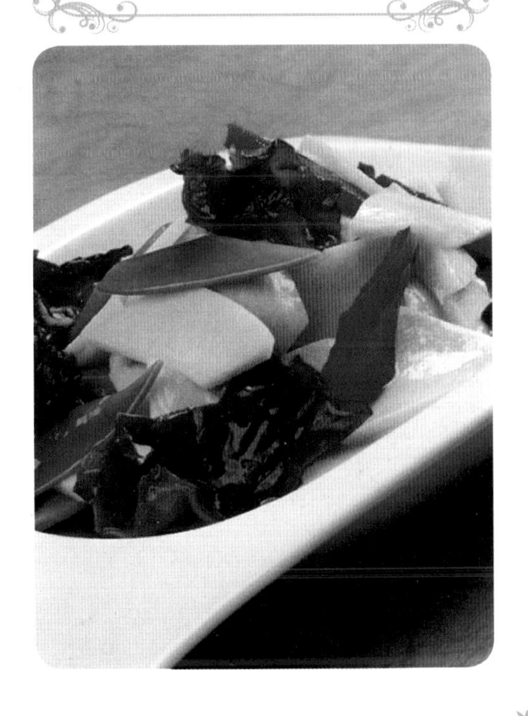

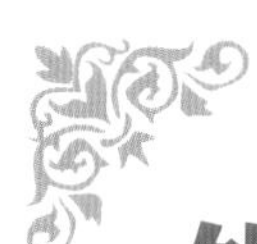

银耳

滋阴益气兼护乳

别　　名　白木耳、雪耳、白耳子、银耳子。

性味归经　味甘，性平；归肺、胃、肾经。

建议食用量　干银耳每次约 15 克。

营养成分

蛋白质、碳水化合物、脂肪、粗纤维、无机盐、银耳多糖、维生素 D 及少量 B 族维生素、酸性多糖、硒等。

护乳原理

银耳中的酸性多糖类物质，能调动淋巴细胞、加强白细胞的吞噬能力，从而增强人体的免疫力。银耳多糖具有抗肿瘤的作用。银耳富有天然植物性胶质，加上它的滋阴作用，日常食用对女性美肤护乳也有很好的效果。

良方妙方

1. 高血压、血管硬化：银耳 3 克，浸水浸泡 1 夜，于饭锅上蒸 1 ~ 2 小时，加适量冰糖，于睡前服。

2. 肺阴虚，咳嗽：银耳、竹笋各 6 克，淫羊藿 3 克。先将银耳及竹笋用冷水发胀，取出，加水一小碗及冰糖、猪油适量调和，最后取淫羊藿稍加碎截，置碗中共蒸，服时去淫羊藿、竹笋，银耳连汤内服。

食用功效

银耳是一种食用菌，被誉为菌中之冠，既是名贵的营养滋补佳品，又是一味扶正强壮的良药。银耳含有维生素 D，能防止钙的流失，对生长发育十分有益，并富含酸性多糖和硒等微量元素，可以增强人体抗肿瘤的能力；银耳中的天然植物性胶质，有滋阴作用，长期服用可以润肤，并有祛除脸部黄褐斑、雀斑的功效；银耳中的膳食纤维可助胃肠蠕动，减少脂肪吸收，从而达到减肥的效果；银耳能提高肝脏解毒能力，起到保肝作用，对老年慢性支气管炎、肺源性心脏病也有一定疗效，还能增强肿瘤患者对放疗、化疗的耐受力。

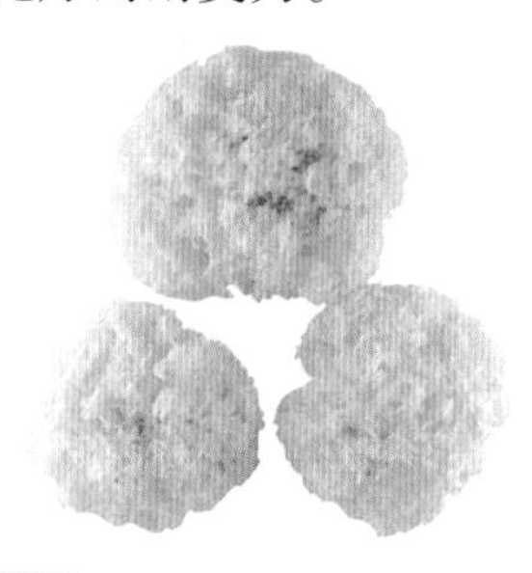

注意事项

风寒咳嗽，湿热生痰和外感口干者忌用。

经典论述

1.《本草问答》：“治口干肺萎，痰郁咳逆。”

2.《增订伪药条辨》：“治肺热肺燥，干咳痰嗽，衄血，咯血，痰中带血。”

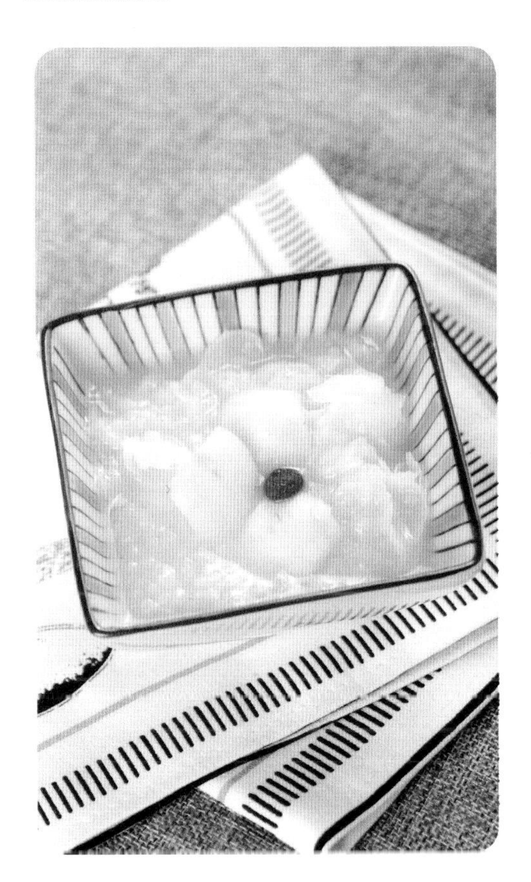

◆ 双米银耳粥

主　料： 大米、小米各30克，水发银耳20克。

做　法：

1. 大米和小米分别淘洗干净备用。
2. 水发银耳去蒂，择洗干净，撕成小朵。
3. 锅内放水，加入大米、小米，大火煮沸后，放入银耳，转中火慢慢煮约15分钟，至银耳将溶之时关火即可。

◆ 百合银耳粥

主　料： 百合30克，银耳10克，大米50克。

调　料： 冰糖适量。

做　法： 将银耳发开洗净，同大米、百合放入锅中，加清水适量，文火煮至粥熟后，冰糖调服即可。

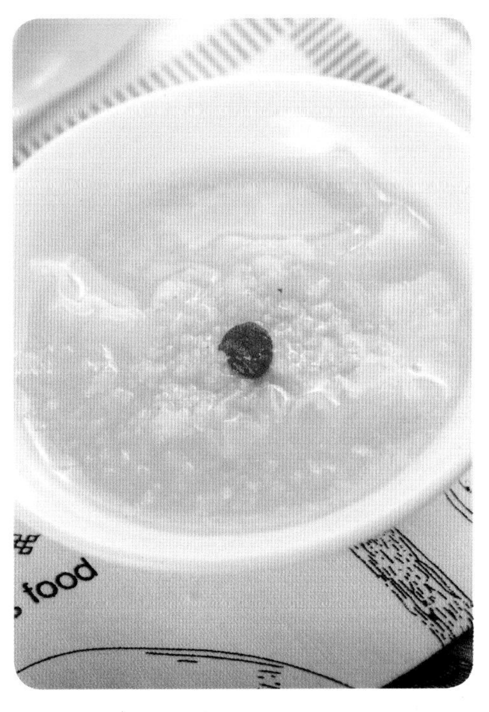

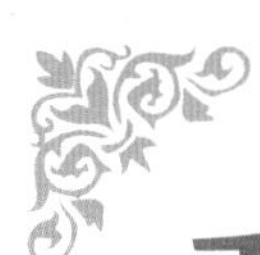

香菇

健胃益气防乳癌

别　　名　香蕈、香信、花菇、冬菰。

性味归经　味甘，性平；归脾、胃经。

建议食用量　每餐约50克。

营养成分

蛋白质、脂肪、碳水化合物、叶酸、膳食纤维、核黄素、烟酸、维生素C、钙、磷、钾、钠、镁、铁等。

护乳原理

香菇中提取的香菇多糖可提高免疫功能，促进白细胞介素和肿瘤坏死因子的生成，提高体内超氧化物歧化酶活性，有助于乳腺病的防治。香菇中含有“β－葡萄糖苷酶”，具有抗病毒、抗肿瘤、增强人体免疫力等多种功能，已被广泛用于乳腺癌、胃癌、结肠癌等癌症的辅助治疗。

良方妙方

1. 冠心病：香菇50克，大枣7～8枚，共煮汤食。

2. 痔疮出血：香菇焙干研末，每次3克，温开水送下，每日2次。

3. 胃痉，反胃呕吐：皂荚树蕈，焙干为末，饭前糖水送下。

4. 功能性子宫出血：杨树蕈焙干研末，每服3克，温水下，日服2次。

食用功效

香菇营养丰富，具备多种养生功效。香菇里面含有一种十分特别的酸性成分，能够有效地降低血脂和胆固醇，香菇中还含有丰富的膳食纤维，可以促进肠胃的蠕动，帮助身体清除垃圾，预防排便不畅等症状。香菇菌盖部分含有双链结构的核糖核酸，进入人体后，会产生具有抗癌作用的干扰素；香菇还对糖尿病、肺结核、传染性肝炎、神经炎等疾病起治疗作用，又可用于消化不良、便秘等病症。

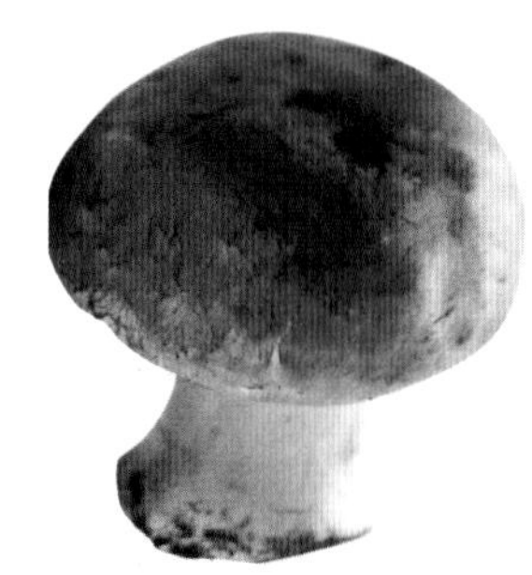

注意事项

香菇为动风食物，脾胃寒湿气滞或皮肤瘙痒病患者忌食；痧痘后、产后、病后忌用野生香菇，其与毒蕈易混淆，误食后易中毒，严重者可致死亡。

经典论述

1.《本草求真》：“香蕈味甘性平，大能益胃助食，及理小便不禁。”

2.《医林纂要》：“可托痘毒。”

3.《现代实用中药》：“为补偿维生素D的要剂，预防佝偻病，并治贫血。”

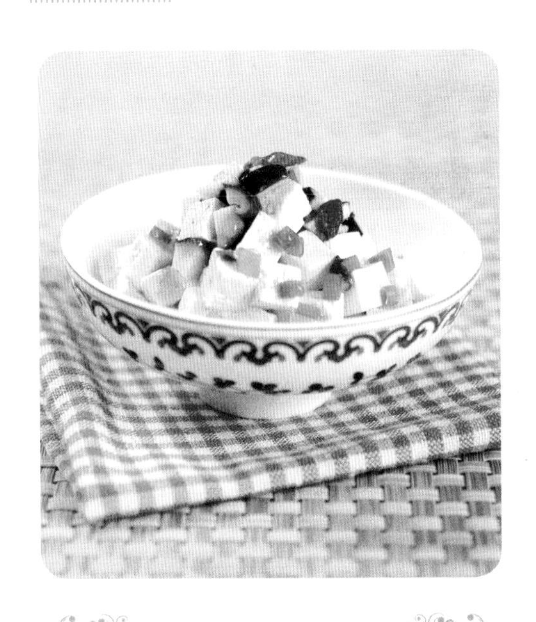

◆ 鲜嫩笋尖粥

主　料：大米100克，鲜笋尖60克，香菇30克。

调　料：香葱末3克，盐5克。

做　法：

1. 大米淘洗干净，备用；笋尖洗净，切斜段，焯水备用；香菇泡发，去蒂，切丝。

2. 锅中倒入适量水，放入大米煮开，转小火煮20分钟，加笋尖、香菇丝、香葱末、盐再煮约10分钟即可。

◆ 香菇豆腐

主　料：香菇、豆腐各150克。

辅　料：清汤100克，葱、姜各5克。

调　料：盐2克，香油3毫升，鸡粉2克，胡椒粉适量。

做　法：

1. 将鲜香菇洗净去根，加葱、姜、清汤煮熟捞出切成粒备用。

2. 豆腐切成方块加盐、鸡粉、清汤煨入味。

3. 香菇粒加盐、鸡粉、胡椒粉、香油调好味撒在豆腐上即可。

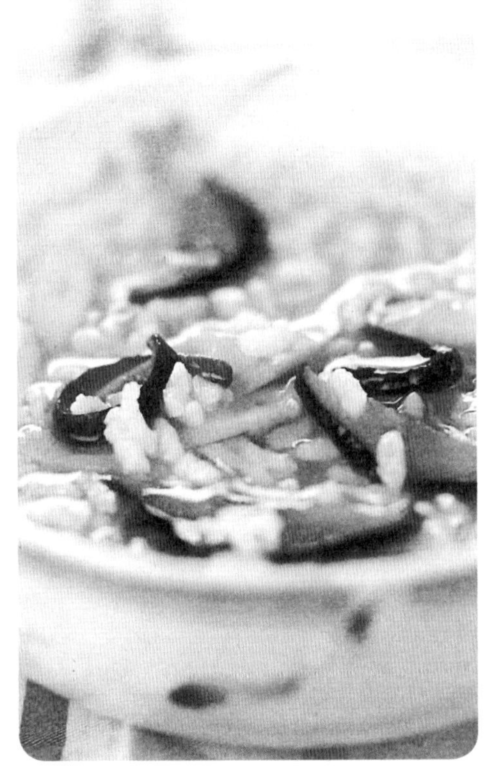

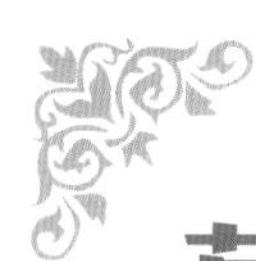

草菇

补脾益气强免疫

别　　名　稻草菇、麻菇、苞脚菇。

性味归经　味甘、咸，性寒；归脾、胃经。

建议食用量　每餐约50克。

营养成分

维生素C、膳食纤维、糖分、氨基酸、粗蛋白、脂肪、灰分、磷、钾、钙等。

护乳原理

草菇的维生素C含量高，能促进人体新陈代谢，提高机体免疫力，增强抗病能力。草菇还含有一种异种蛋白物质，有消灭人体癌细胞的作用，能辅助预防乳腺病的癌变发生。

良方妙方

1. 体弱气虚，易患感冒，或创伤、疮疡患处久不愈合：鲜草菇切片，用油、盐炒后，加水适量煮熟食。本方取草菇补脾益气之功，常食可增强机体的抗病能力，并能加速伤口愈合。

2. 慢性肾炎：鲜草菇120克，猪瘦肉、嫩丝瓜各100克，清汤、熟植物油、姜、盐、淀粉各适量。将草菇入沸水汆一下，切丝；猪瘦肉切丝，用淀粉拌匀；嫩丝瓜切细丝；姜切细丝。汤锅武火加热，倒入清汤烧沸，加草菇丝、丝瓜丝、姜丝、盐烧沸，放入猪瘦肉丝，再沸后淋入熟植物油即可。

食用功效

草菇的蛋白质含量高，含有人体必需的8种氨基酸，是国际公认的“十分好的蛋白质来源”，并有“素中之荤”的美名。草菇的维生素含量丰富，能促进人体新陈代谢，提高人体免疫力，并具有解毒作用，如铅、砷、苯进入人体时，可与其结合，随小便排出。草菇能够减慢人体对碳水化合物的吸收，是糖尿病患者的良好食品。草菇还能消食祛热、滋阴壮阳、增加乳汁、防止维生素C缺乏病、促进创伤愈合、护肝健胃，是优良的食药兼用型营养保健食品。

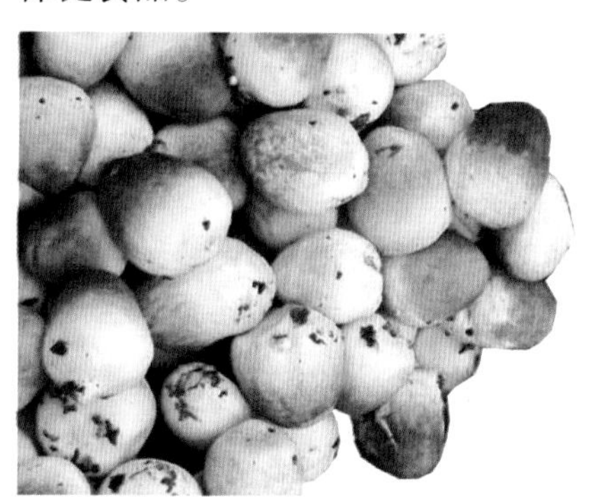

注意事项

脾胃虚寒的人不宜多吃草菇。

经典论述

《新华本草纲要》：“全草：味甘，性寒。有清暑益气、抗癌等功能。”

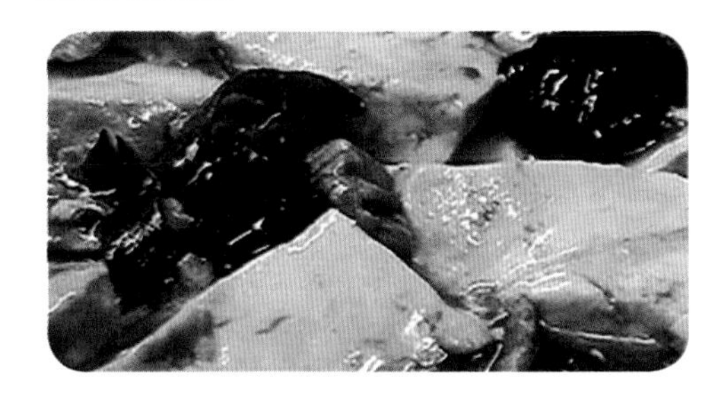

◆ 草菇炖豆腐

主　料：豆腐500克，草菇20克。

辅　料：干黑木耳15克，油菜心25克。

调　料：盐3克，酱油20毫升，味精2克，黄酒10毫升，淀粉10克，香油5毫升、清汤100毫升。

做　法：

1. 黑木耳泡发洗净焯水；油菜心择洗干净；淀粉加适量水调匀。
2. 将豆腐切块，放在锅内，加清水、少许精盐，用小火炖10分钟后，捞出沥净水。
3. 锅置火上，放入香油，烧热后倒入少量黄酒和清汤100毫升，并加水发草菇、木耳、油菜心、少许精盐、酱油、味精、豆腐块，烧沸后用水淀粉勾芡出锅即可。

◆ 草菇蛋花汤

主　料：草菇100克，鸡蛋2个，鸡脯肉适量。

调　料：鲜奶、盐、水淀粉、料酒、植物油、葱末各适量。

做　法：

1. 鸡脯肉洗净，切丝，用料酒、盐拌匀；草菇洗净，切片；鸡蛋放入碗中打散。
2. 将植物油入锅烧热，爆香葱末，倒入鸡丝、草菇片炒3分钟至熟。
3. 倒入鲜奶和适量清水，加盖焖煮5分钟，再加入蛋液略煮片刻，用水淀粉勾芡，加盐调味即可。

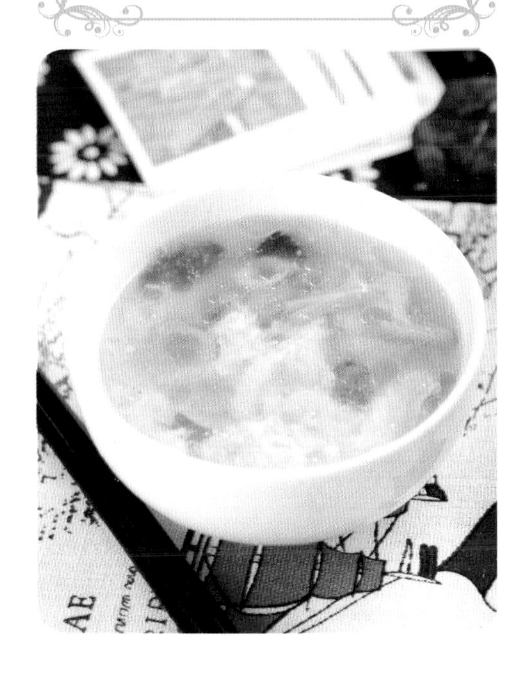

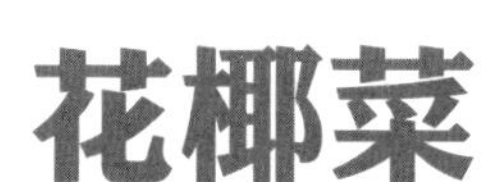

花椰菜

凉血排毒的“天赐良药”

别　　名　菜花、花菜、洋花菜。

性味归经　味甘，性平；归肾、脾、胃经。

建议食用量　每餐 100 ~ 200 克。

营养成分

蛋白质、脂肪、碳水化合物、食物纤维、类黄酮、维生素、钙、磷、铁等矿物质。

护乳原理

花菜含有抗氧化防癌症的微量元素，长期食用可以减少乳腺癌、直肠癌及胃癌等癌症的发病概率。花菜的维生素 C 含量极高，能增强人体免疫功能，也有助于防治胃癌、乳腺癌。

黄金搭配

花椰菜 + 西红柿

西红柿和花椰菜都能清理血液中的杂质，此搭配能有效地净化血液、增强抗病毒能力。

花椰菜 + 鸡肉

鸡肉有填精补髓、活血调经的功效，和花椰菜同食，可益气健骨，提高免疫力。

食用功效

花椰菜有白、绿两种，绿色的也叫西蓝花，两者的营养价值基本相同。花椰菜热量低，食物纤维含量很高，还含有丰富的维生素和矿物质，因此它又被称为“天赐的良药”。花椰菜含类黄酮较多，而类黄酮是一种良好的血管清理剂，对体虚易感冒、肥胖等有良好的食疗作用。此外，中医认为，花椰菜有补肾填精、健脾和胃的功效，对消化系统疾病，如消化不良、便秘等也有一定功效。

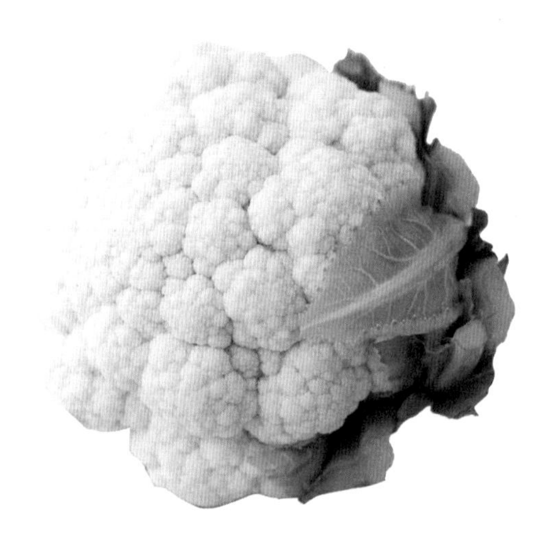

饮食宝典

花椰菜吃的时候要多嚼几次，这样才更有利于营养的吸收。花椰菜焯水后，应放入凉开水内过一下，捞出沥净水后再用。烹调时烧煮和加盐时间不宜过长，以免丧失和破坏营养成分。

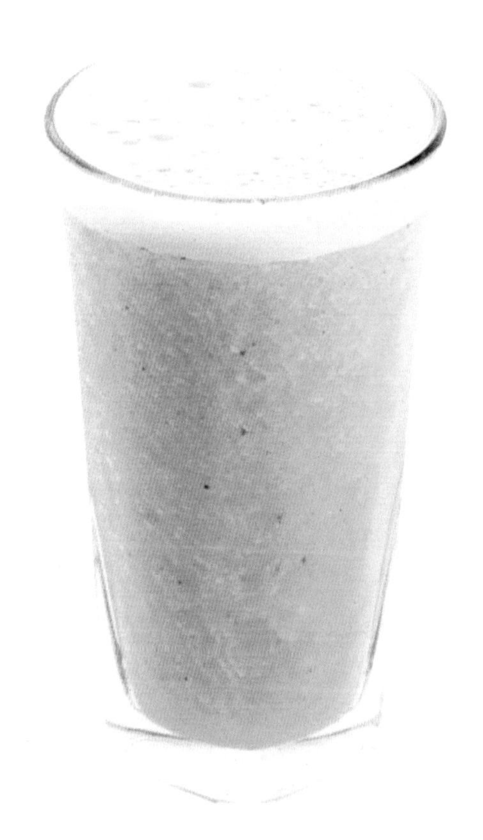

◆ **花椰菜汁**

主　料：花椰菜半棵，凉开水适量。

做　法：

1. 花椰菜洗净，切成小块，放入开水中焯一下。
2. 将焯熟的花椰菜放入榨汁机中，加适量凉开水，搅打即可。

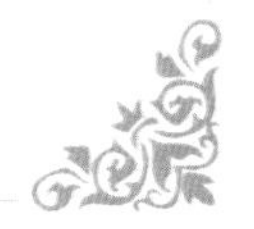

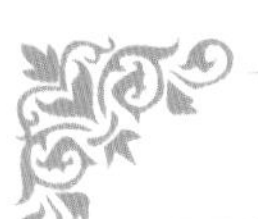

马齿苋

凉血通经的“天然抗生素”

别　　名　马齿菜、长寿菜。
性味归经　味酸，性寒；归大肠、肝、脾经。
建议食用量　煎汤，10 ~ 15 克，鲜品 30 ~ 60 克；或绞汁。

营养成分

蛋白质、脂肪、碳水化合物、维生素、磷、钾、钙、铁、硒、蔗糖、葡萄糖、果糖、树脂、黄酮、氨基酸、有机酸等。

护乳原理

马齿苋对痢疾杆菌、伤寒杆菌、大肠杆菌及金黄色葡萄球菌有抑制作用，内外用能防治这些致病菌对乳腺的感染，也有助于缓解炎症症状。

良方妙方

1. 急性乳腺炎：鲜蒲公英、鲜野菊花、马齿苋（各药单用亦可）各等量，捣烂，外敷患处，每日换药 1 ~ 2 次。

2. 痢疾：鲜马齿苋 120 克，水煎加红糖服。或黄花菜、马齿苋各 50 克，红糖 100 克，煎水服。

3. 湿疹：鲜马齿苋 250 克，洗净切碎，煎汤服食。每日 1 剂，连服 5 ~ 7 剂。

4. 带状疱疹：马齿苋 30 克，薏米 30 克共煮熟，加红糖适量调味服食。每日 1 剂。

食用功效

马齿苋是一种野生蔬菜，又名“长命菜”“长寿菜”。它含有维生素 A 原、蛋白质、脂肪、碳水化合物及磷、钙、铁等矿物质，还含有草酸、树脂、黄酮类和大量钾盐。经常食用马齿苋，既可补充身体营养所需，又无增高胆固醇之忧，实为一举两得。

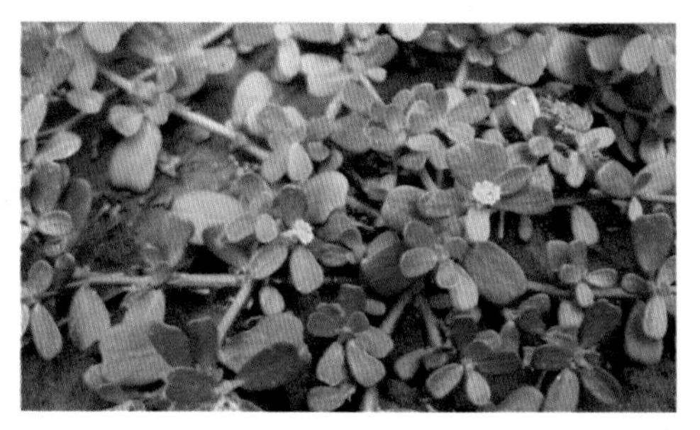

注意事项

脾虚便秘者及孕妇禁食，忌与鳖同食。

经典论述

1.《本草纲目》：“散血消肿，利肠滑胎，解毒通淋，治产后虚汗。”

2.《开宝本草》：“主目盲白翳，利大小便，祛寒热，杀诸虫，止渴，破癥结痈疮。又烧为灰，和多年醋滓，先灸疔肿。以封之，即根出。生捣绞汁服，当利下恶物，去白虫。”

3.《本草经疏》：“马齿苋辛寒，能凉血散热，故主散结，治痈疮疔肿。”

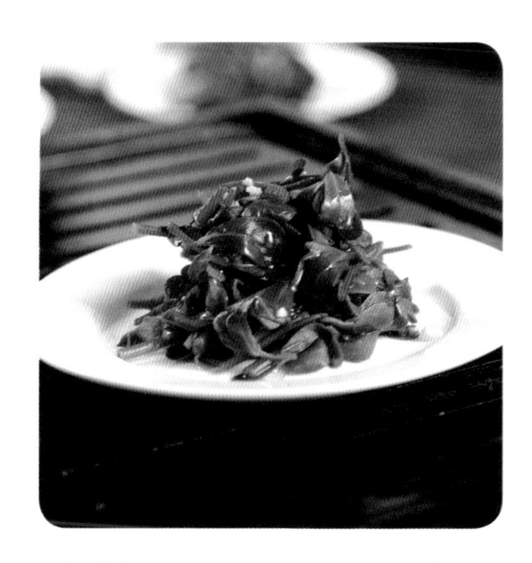

◆ 枸杞马齿苋

主　料：马齿苋300克，枸杞子5粒。

调　料：食用油、蒜瓣、生抽、盐、醋、香油各适量。

做　法：

1. 将马齿苋择成段，洗干净；枸杞子洗净微泡。
2. 锅内加水，加少许盐和油，水开后放入马齿苋焯水，色呈碧绿即可捞出。
3. 用清水洗净黏液，淋干水分，放入大碗中。
4. 将蒜瓣捣成蒜泥，浇在马齿苋上，放入生抽、盐、醋、香油和枸杞子，拌匀装盘即成。

◆ 马齿苋水饺

主　料：马齿苋、牛肉馅各150克，胡萝卜丁50克。

调　料：盐、味精、葱末、姜末、香油各适量。面粉：高筋面粉（或饺子粉）、小米面、荞麦面（高筋粉和杂粮粉的比例为5 ： 1）。

做　法：

1. 将面粉混合好，倒入清水，揉成软硬适中的面团，表面盖上潮湿的布，放置一刻钟以上。
2. 马齿苋飞水后切细末，加入牛肉馅、胡萝卜丁，用盐、味精、葱末、姜末、香油拌匀。
3. 用面团擀皮包饺子，煮熟食用。

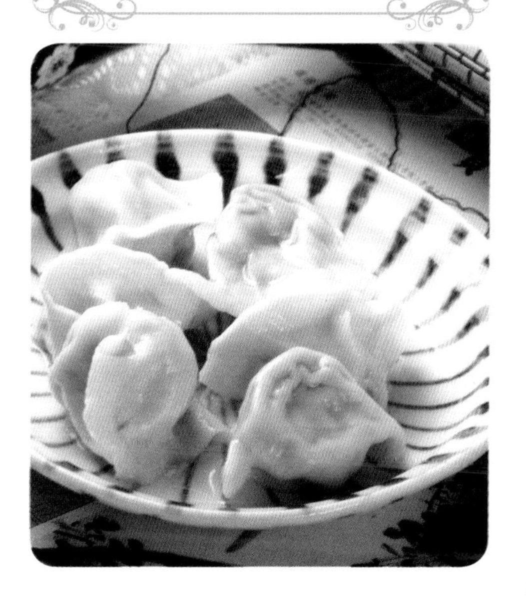

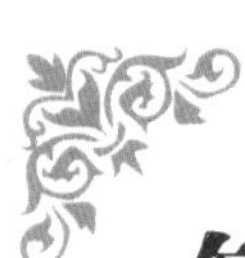

第二节　新鲜瓜果，保护乳腺效果好

苹果

健脾安神缓不适

别　　名　滔婆、柰、柰子。

性味归经　味甘、酸，性平；归脾、肺经。

建议食用量　每日 1 ~ 2 个。

营养成分

糖类、蛋白质、脂肪、粗纤维、钾、钙、磷、铁、锌、镁、硫、铜、碘、锰、胶质、有机酸、胡萝卜素、维生素 B_1、维生素 B_2、维生素 C、烟酸、山梨醇、香橙素、黄酮类化合物等。

护乳原理

苹果中的营养物质有健脾补气生津的作用，能调节乳腺病患者食欲和肠胃的不适。苹果特有的香味可以缓解压力过大造成的不良情绪，减轻心情郁结造成的病情恶化。

良方妙方

1. 嘴唇生热疮、牙龈发炎、舌裂：将苹果连皮切成 6 ~ 8 瓣，放入冷水锅内煮，待水开后，将苹果取出，连皮吃下。每日 1 次，每次 1 个，连吃 7 ~ 10 个可愈。

2. 消化不良：苹果 1 个（300 ~ 400 克），山楂（干品）15 克，大枣 10 枚，粳米 150 克。苹果洗净，去皮、去核切碎，与淘洗干净的山楂、大枣、粳米一起，加水煮成粥即可。具有补虚健脾、除瘀消积的功效。

食用功效

在空气污染的环境中，多吃苹果可改善呼吸系统和肺功能，保护肺部免受污染和烟尘的影响；苹果中含的多酚及黄酮类天然化学抗氧化物质，可以减少患癌的危险；苹果中富含粗纤维，可促进肠胃蠕动，协助人体顺利排出废物，减少有害物质对皮肤的危害；苹果中含有大量的镁、硫、铁、铜、碘、锰、锌等矿物质，可使皮肤细腻、润滑、红润有光泽。

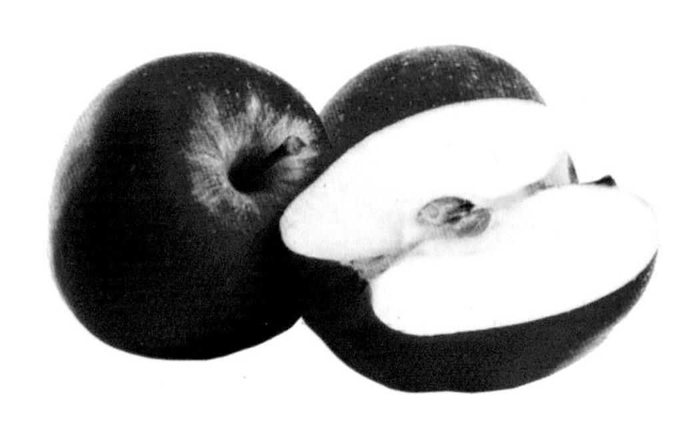

经典论述

《医林纂要》：“止渴，除烦，解暑，去瘀。”

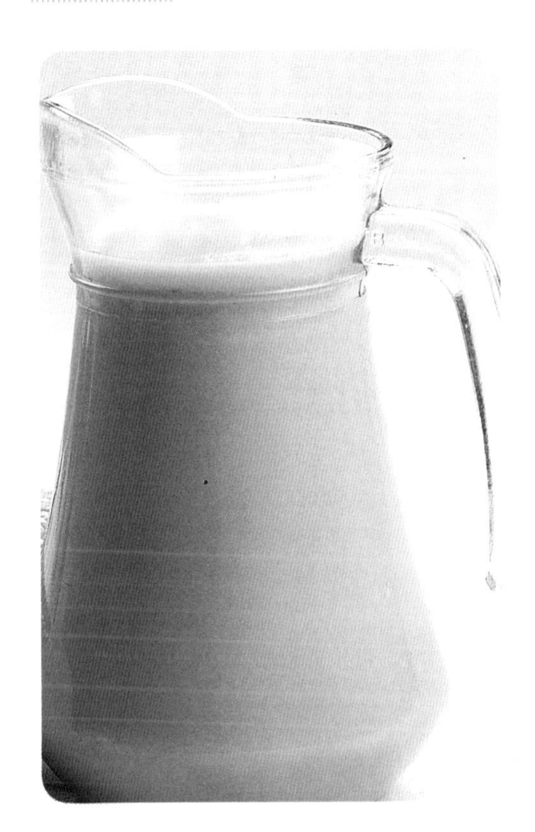

◆ 生菜苹果汁

主　料：生菜100克，苹果1个。

调　料：白糖适量。

做　法：

1. 生菜洗净，撕片；苹果洗净，去皮，切成细条。

2. 将生菜片、苹果条加入白糖、半杯纯净水一起放入榨汁机中打匀，过滤出汁液来即可食用。

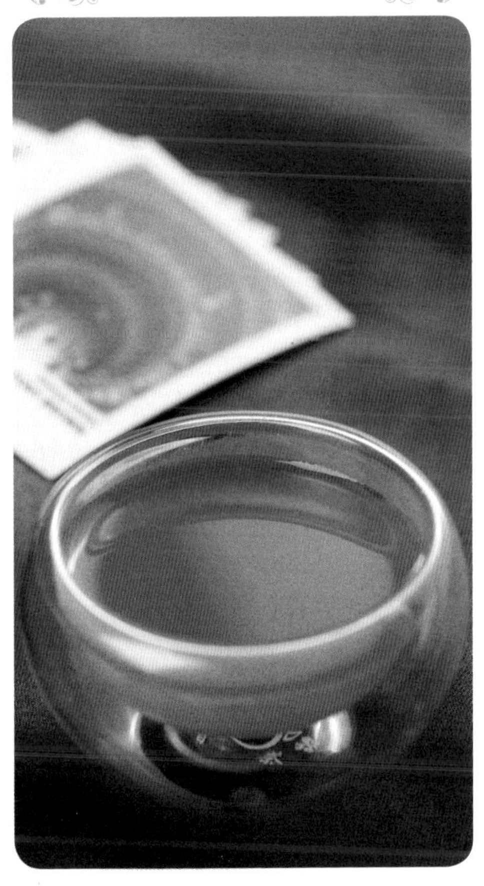

◆ 苹果玉米羹

主　料：苹果2个，玉米粉50克。

调　料：红糖、红酒各适量。

做　法：

1. 苹果洗净，去皮、核，切丁。

2. 锅内放入苹果丁、玉米粉、红糖，加适量清水，大火烧沸，改用小火煮5分钟，关火后加入红酒，搅匀即成。

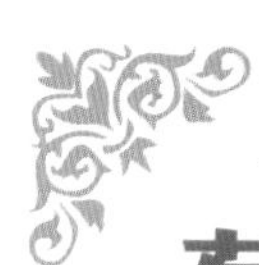

葡萄

补气血的藤上精华

别　　名　草龙珠、蒲桃、菩提子。

性味归经　味甘、酸，性平；归肺、脾、肾经。

建议食用量　每日100克。

营养成分

葡萄糖、果酸、钙、钾、磷、铁、维生素B_1、维生素B_2、维生素B_6、维生素C、维生素P、氨基酸等。

护乳原理

葡萄含有一种抗癌微量元素，可以防止健康细胞癌变，阻止癌细胞扩散。葡萄的含糖量高，尤其是葡萄糖容易被人体直接吸收，脾胃虚的患者可通过食用葡萄改善脾胃，同时补充营养。

良方妙方

1. 发热口渴：生葡萄捣滤取汁，以瓦器熬稠，入熟蜜少许，同收，点汤饮。

2. 贫血、头晕心悸、四肢无力：鲜葡萄200克，洗净、榨汁、滤渣，即可饮用。

3. 气血不足、头晕乏力：新鲜葡萄洗净绞汁，用文火煎熬成膏状，加等量蜂蜜搅匀，冷却后备用，每次1汤匙，开水冲服，每日2次。

食用功效

葡萄中的糖主要是葡萄糖，能很快被人体吸收；葡萄中含的类黄酮是一种强抗氧化剂，可抗衰老，并可清除体内自由基；葡萄是水果中含复合铁元素最多的水果，是贫血患者的营养食品。把葡萄制成葡萄干后，糖和铁的含量会相对高，是妇女、儿童和体弱贫血者的滋补佳品。

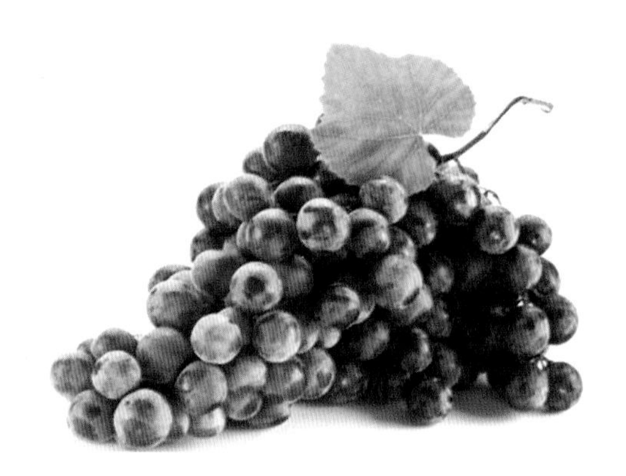

注意事项

多食令人烦闷眼暗，故不能多食。

经典论述

1.《随息居饮食谱》："补气，滋肾液，益肝阴，强筋骨，止渴，安胎。"

2.《陆川本草》："滋补强壮，补血，强心利尿。"

3.《本草纲目》："可以造酒，人饮之，则陶然而醉，故有是名。其圆者名草龙珠，长者名马乳葡萄，白者名水晶葡萄，黑者名紫葡萄。"

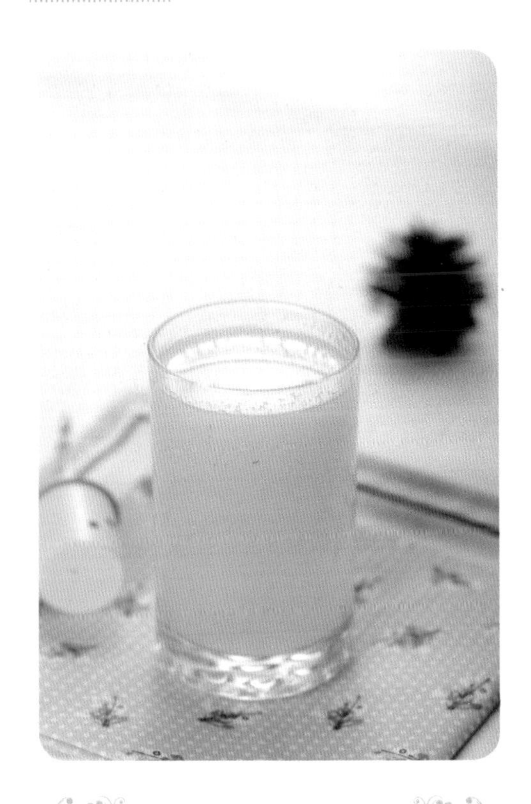

◆ 葡萄汁

主　料：葡萄150克，苹果1/2个。

做　法：

1. 葡萄洗净去皮去籽，苹果洗净去皮、去核切小块。

2. 将两种水果分别放入榨汁机中榨汁，然后将两种果汁混合煮沸。

3. 按1：1的比例兑入白开水，即可饮用。

◆ 葡萄三明治

主　料：全麦面包1个，鲜葡萄、葡萄果酱、乳酪粉、生菜、西红柿各适量。

做　法：

1. 将全麦面包放入微波炉或者烤箱中略烤一下，取出切成片。鲜葡萄洗净切开去籽。

2. 先在一片烤面包的表面抹上一层葡萄果酱，然后把葡萄、西红柿、生菜放在上面，再撒上适量乳酪粉，用另一面包片夹着即可食用。

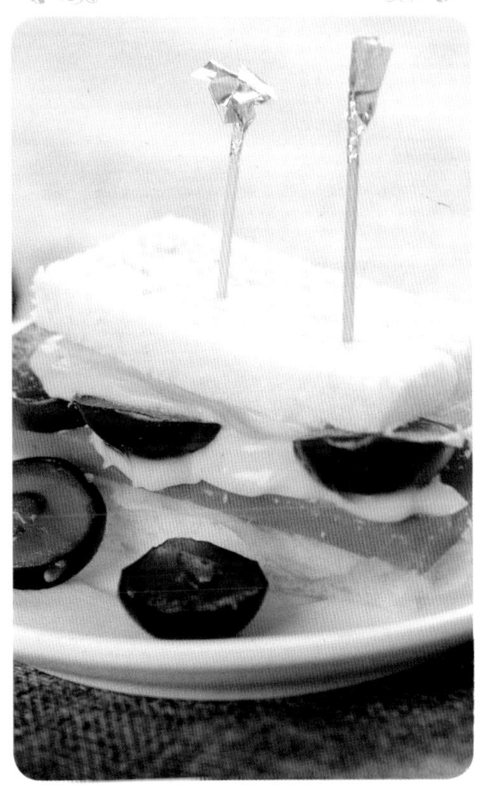

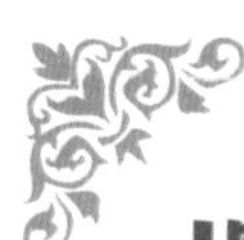

樱桃

健脾和胃补气血

别　　名　朱樱、朱桃、英桃。
性味归经　味甘，性温；归脾、胃、肾经。
建议食用量　15 ~ 60 克；或浸酒。外用适量，浸酒涂搽，或捣敷。

营养成分

糖、枸橼酸、酒石酸、胡萝卜素、维生素 C、铁、钙、磷等。

护乳原理

樱桃中富含铁元素，促进血红蛋白再生，起到调补患者气血的作用。樱桃营养丰富，具有调中益气、健脾和胃等功效，能改善乳腺病患者食欲不振、消化不良等症状。

良方妙方

1. 肾虚腰酸膝软、关节不利及风湿痹痛、冻疮：鲜樱桃 250 克，洗净，放入容器中，倒入白酒 1000 毫升，密闭，每 3 天搅拌 1 次，15 ~ 30 天即成。日饮酒 2 次，每次 5 ~ 10 毫升。

2. 肝肾不足、视物昏花、遗精早泄及气血亏虚、体倦乏力、食少泄泻：鲜樱桃 1000 克，洗净，放入锅中，加水 200 毫升，用火煮烂，去渣，加白糖适量拌匀，继续加热，浓缩成膏即成。每日早晚食 2 次，每次 1 ~ 2 匙。

食用功效

樱桃含铁量为水果之冠，含胡萝卜素高出苹果、葡萄 5 倍，对防治贫血、护眼大有益处。中医认为，其味甘、酸，性微温，能健脾和胃、滋补肝肾、养血美肤、强健筋骨、生津止渴、涩精止泻，凡脾胃虚弱、血虚、肝肾不足，以及皮肤病及烧烫伤等均宜食之，且鲜食为佳。

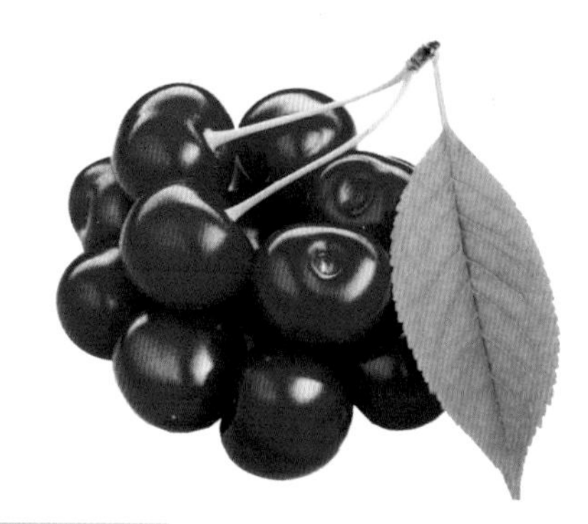

注意事项

湿热证及糖尿病患者不宜用；孕妇不宜食；有溃疡症状者慎用；不可过量服食。

经典论述

1.《名医别录》：“主调中，益脾气。”

2.《滇南本草》：“治一切虚症，能大补元气，滋润皮肤；浸酒服之，治左瘫右痪，四肢不仁，风湿腰腿疼痛。”

3.《常用中草药手册》：“清血热，补血补肾，预防喉症。”

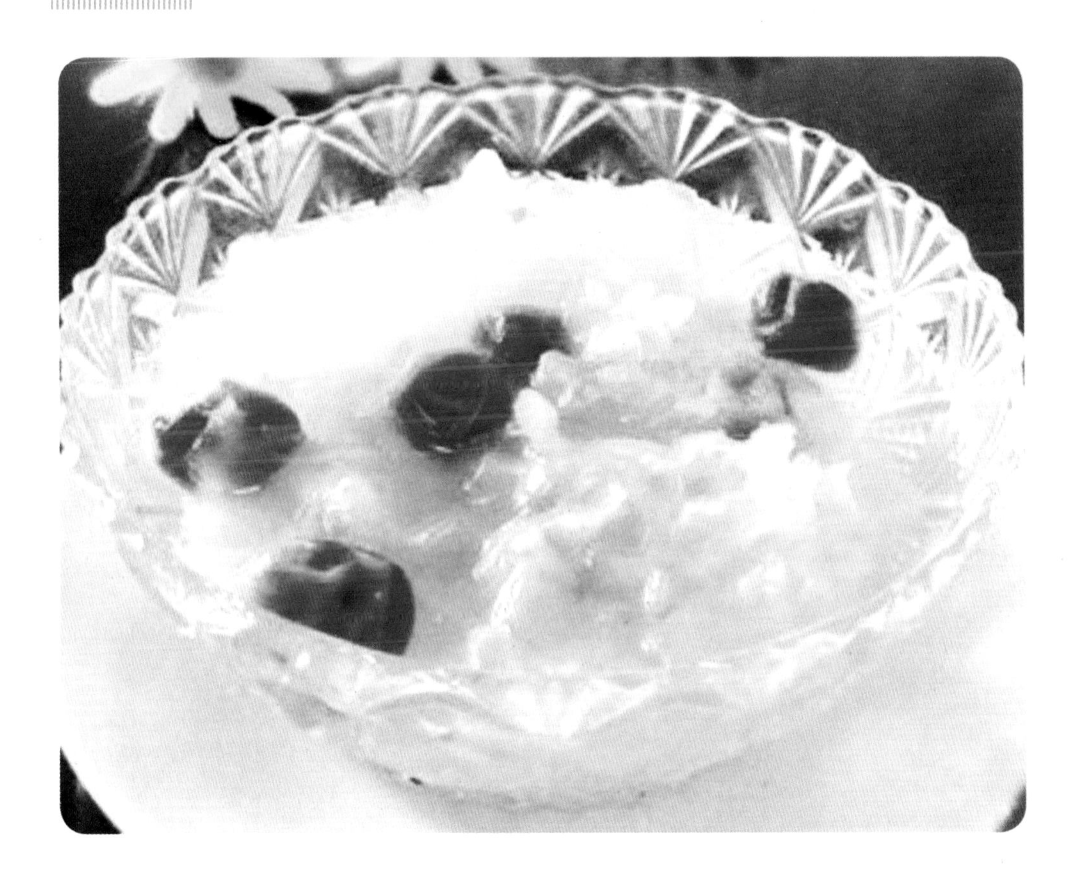

◆ 樱桃银耳汤

主　料：银耳 30 克，红樱桃脯 20 克，冰糖适量。

做　法：

1. 银耳用温水泡发后去掉耳根，洗净，上蒸笼蒸 10 分钟。

2. 汤锅加清水、冰糖，微火溶化后放入樱桃脯，再用旺火烧沸，起锅倒入银耳碗内即可。

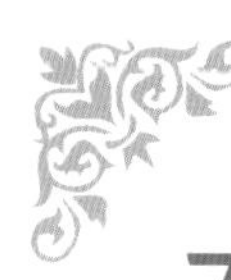

木瓜

通乳抗菌皆防病

别　　名　木瓜实、秋木瓜。

性味归经　味酸，性温；归肝、脾经。

建议食用量　50 ~ 100 克。

营养成分

蛋白质、脂肪、胡萝卜素、维生素 C、氨基酸、凝乳酶、木瓜蛋白酶、番木瓜碱、苹果酸、枸橼酸、皂苷等。

护乳原理

木瓜中的凝乳酶有通乳作用，故可用于通乳，防治乳汁瘀滞引起的乳腺病。木瓜中含有大量蛋白质、脂肪、多种维生素及多种人体必需的氨基酸，可有效补充人体的养分，增强机体的抗病能力。番木瓜碱和木瓜蛋白酶具有抗结核杆菌，能预防结核疾病。

良方妙方

1. 乳肿：蒲公英、泽兰、金银花、白芷、木瓜、甘草为末，每 6 克酒下。

2. 产后缺乳：鲜带鱼 200 克，去肠脏及鳞、腮；木瓜 300 ~ 500 克，去皮核，切成块状；水适量，煎汤。调味服食。

3. 痈疖肿毒：木瓜叶捣烂外敷。

食用功效

木瓜素有“万寿果”之称，含有胡萝卜素和丰富的维生素 C，有很强的抗氧化能力，可帮助机体修复组织，消除有毒物质，提高吞噬细胞的功能，促进炎症介质的消除，缓解局部疼痛。

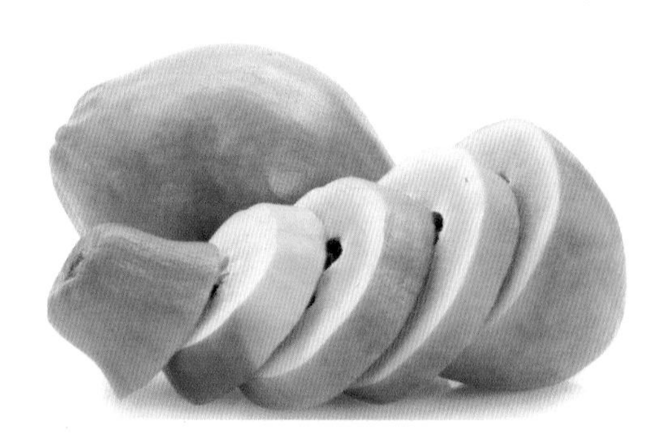

注意事项

不可多食，多食损齿及骨。胃酸多的人不宜多食。小便淋漓涩痛者慎食。

经典论述

1.《名医别录》：“主湿痹邪气，霍乱大吐下，转筋不止。”

2.《食疗本草》：“治呕畹风气，吐后转筋，煮汁饮之。”

3.《本草拾遗》：“下冷气，强筋骨，消食，止水痢后渴不止，作饮服之。又脚气冲心，取一颗去子，煎服之，嫩者更佳。又止呕逆，心膈痰唾。”

4.《海药本草》：“敛肺和胃，理脾伐肝，化食止渴。”

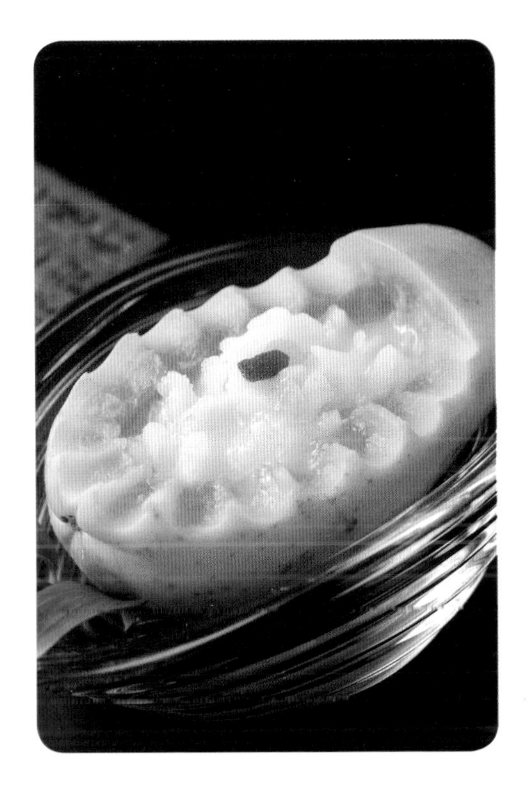

◆ 鲜奶雪蛤烩木瓜

主　料：木瓜150克，鲜牛奶50克。

辅　料：雪蛤油2毫升，冰糖适量。

做　法：雪蛤提前泡发好，木瓜洗净去皮切菱形片；木瓜片中放入雪蛤和少许冰糖，放在炖盅内，隔水炖15分钟即可食用；食用时可加入鲜牛奶，味道更佳。

◆ 木瓜枸杞粥

主　料：木瓜（干制）30克，大米100克。

辅　料：枸杞子15克。

调　料：冰糖适量。

做　法：木瓜洗净榨汁，去药渣，加入洗净的大米和枸杞子，文火熬煮加入冰糖，待糖溶化后即可饮用。

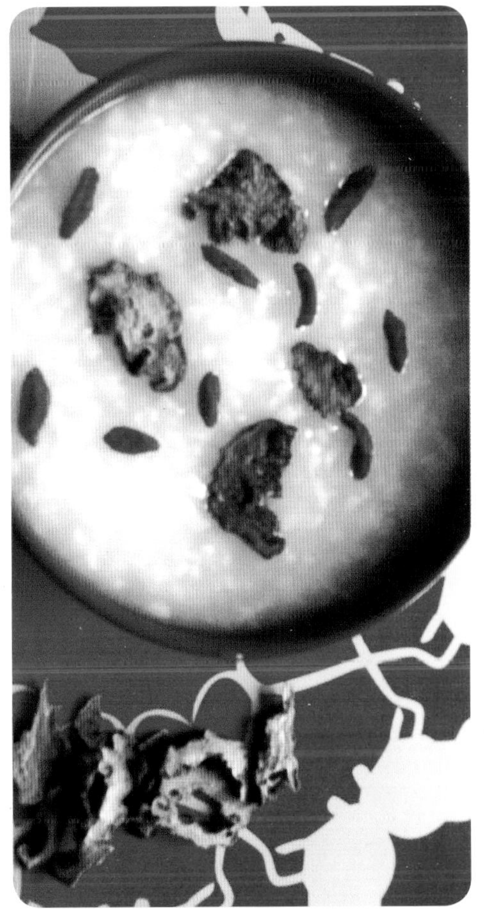

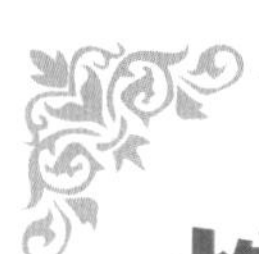

柠檬

生津止渴兼消炎

别　　名　柠果、黎檬、洋柠檬。
性味归经　味酸，性凉；归肝、胃经。
建议食用量　每次 100 ~ 200 克。

营养成分

维生素 C、糖类、维生素 P、维生素 B_2、烟酸、奎宁酸、柠檬酸、苹果酸、橙皮苷、柚皮苷、香豆精、钙、磷、铁等。

护乳原理

柠檬富含维生素 C 和维生素 P，具有很强的抗氧化作用，也具有抗菌消炎的作用，可辅助乳腺炎症的治疗。柠檬的香气和酸味，也有助于安心神，改善患者的食欲。

良方妙方

热病伤津口渴，中暑呕恶，以及先兆流产腹痛，胎漏下血：鲜柠檬肉绞汁，用小火煎煮成膏状，冷却后加入白糖粉将膏汁吸干，装瓶备用。每次服用 10 克，用开水冲服，每日 2 次。

食用功效

柠檬含有丰富的有机酸，其味极酸，柠檬汁有很强的杀菌作用，对保持食品卫生很有好处；柠檬富有香气，能祛除肉类、水产的腥膻之气，并能使肉质更加细嫩，柠檬还能促进胃中蛋白分解酶的分泌，增加胃肠蠕动。柠檬汁中含有大量柠檬酸盐，能够抑制钙盐结晶，从而阻止肾结石形成，甚至已成为结石也可被溶解掉，所以食用柠檬能防治肾结石，使部分慢性肾结石患者的结石减少、变小；吃柠檬还可以防治心血管疾病，能缓解钙离子促使血液凝固的作用，可预防和治疗高血压和心肌梗死。

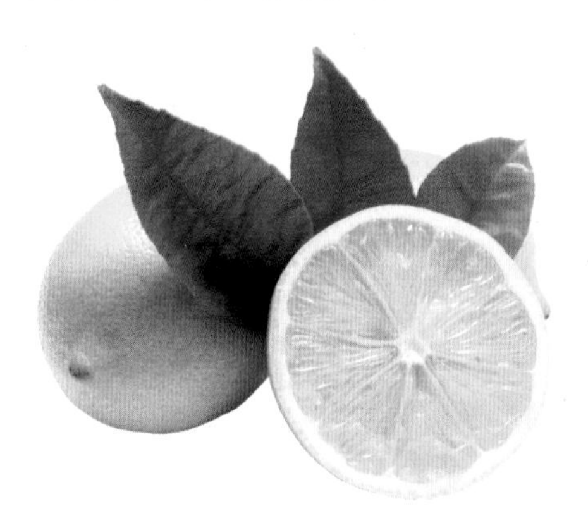

注意事项

柠檬味极酸，易伤筋损齿，不宜食用过多。牙痛、糖尿病、胃及十二指肠溃疡、胃酸过多患者忌用。

经典论述

1.《食物考》：“浆饮渴瘳，能避暑。孕妇宜食，能安胎。”

2.《纲目拾遗》：“腌食，下气和胃。”

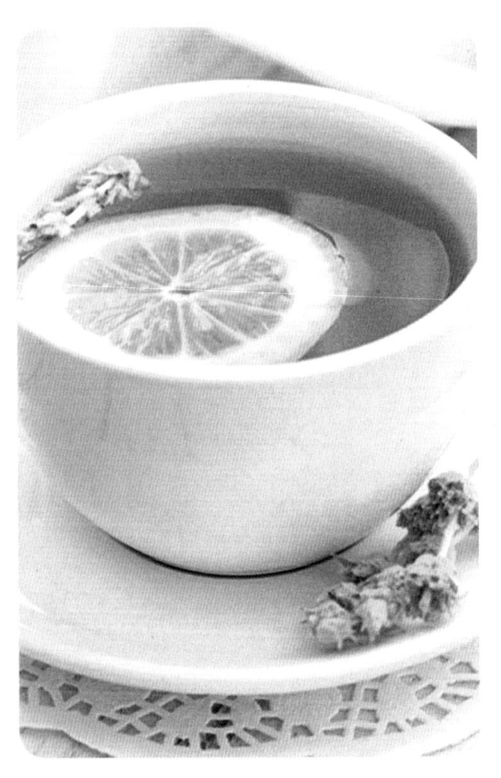

◆ 芹菜柠檬汁

主　料：芹菜（连叶）30克，柠檬1/2个，苹果1个。

调　料：精盐、冰片各少许。

做　法：

1. 将带嫩叶的新鲜芹菜洗净，切段。
2. 去皮的柠檬、苹果，切段的芹菜全部放进榨汁机中榨汁。
3. 加入少许精盐与冰片，调匀后即可饮用。

◆ 柠檬苦瓜茶

主　料：苦瓜30克，柠檬、荷叶各6克，蜂蜜适量。

做　法：

1. 将苦瓜切片，加入热水中煮沸。
2. 放入荷叶、柠檬冲泡10分钟后，加入蜂蜜，即可饮用。
3. 每日1剂，分2次温服。

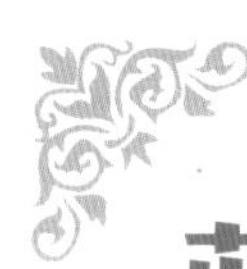

蓝莓

抗病修复防癌变

别　　名　笃斯、笃柿、都柿。

性味归经　味甘、酸，性凉；归心、大肠经。

建议食用量　每日 30 ~ 50 克。

营养成分

蛋白质、碳水化合物、维生素 A、维生素 C、维生素 E 以及丰富的果胶物质、黄酮、花青素、钙、铁、磷、钾、钠、锌、硒等。

护乳原理

蓝莓中的花青素能激活免疫系统，使免疫球蛋白不受自由基的侵害，激活巨噬细胞，有助于增强抗病修复的能力，并起到一定的预防乳腺病癌变的作用。

良方妙方

1. 干眼症：蓝莓果 20 克，鲜食。

2. 牙龈出血，牙齿松动：蓝莓果 10 克，鲜食，一日 3 次。

3. 肠炎，痢疾：蓝莓 500 克，用水果榨汁机压榨成汁饮服。

食用功效

蓝莓中的主要成分是花青素，又称花色素，它淬灭自由基的能力是维生素 C 的 20 倍、维生素 E 的 50 倍，其体内生物活性更是其他抗氧化剂无法比拟的。它具有可靠的安全性，一个体重约 70 千克的人连续半年每日服用 3.5 克的花青素也未发现不良反应。花青素在植物体内常与各种单糖结合形成糖苷，称为花色苷。蓝莓中的花色苷有很强的抗氧化性，可抗自由基、延缓衰老、防止细胞的退行性改变，可以抑制血小板聚集，有效预防大脑病变、动脉硬化等病症。还可以强化毛细血管、改善血液循环、减弱血小板的黏滞性、防止血凝块产生、增强心脑功能。

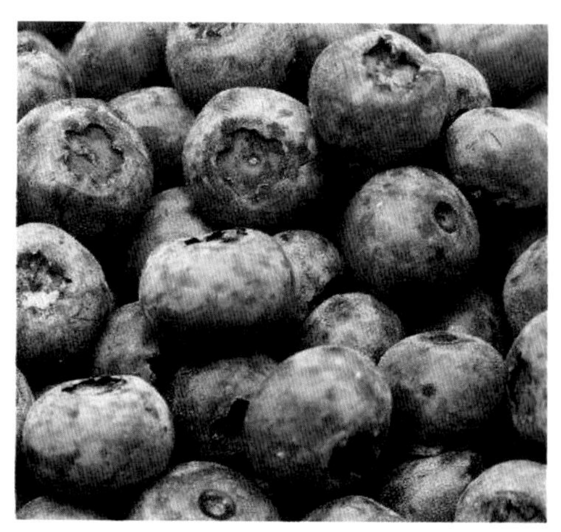

注意事项

便秘者忌食。

经典论述

1.《内蒙古植物药志》：“治泄泻，痢疾。”

2.《中国中药资源志要》：“止痢。”

3.《中国食疗本草》：“止痛，止痢疾。”

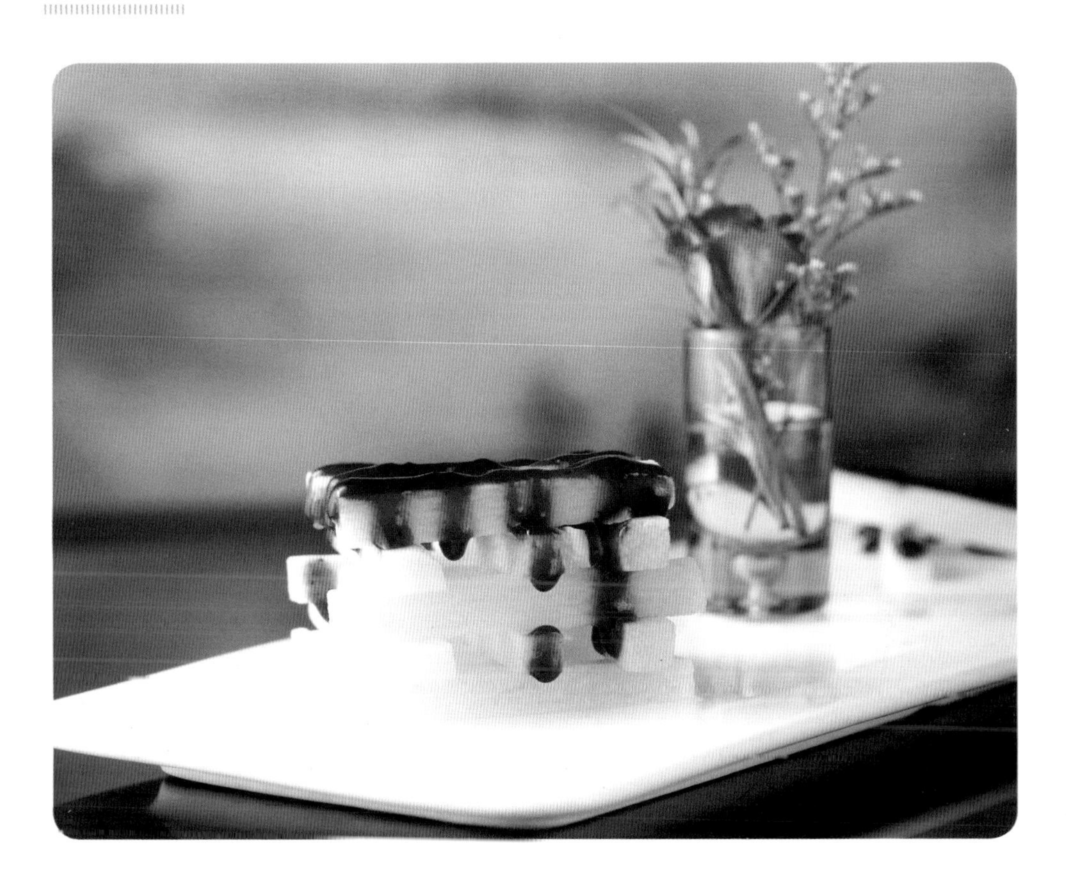

◆ 蓝莓山药

主　料：山药 300 克。

调　料：蓝莓酱 50 克。

做　法：

1. 将山药清洗干净，去皮，切成长条状，焯水后放冰水中过凉。

2. 把过凉的山药码入盘中，挤上蓝莓酱即可。

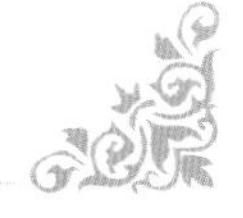

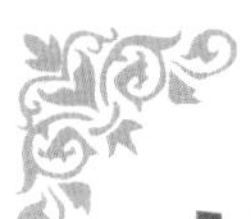

菠萝

消炎消肿皆有法

别　　名　番梨、露兜子、凤梨。

性味归经　味甘、微酸，性平；归胃、肾经。

建议食用量　每次 100 ~ 200 克。

营养成分

糖类、蛋白质、脂肪、膳食纤维素、蛋白水解酶、有机酸、钙、磷、铁、维生素 C、维生素 A、维生素 B_1、维生素 B_2、维生素 P 等。

护乳原理

菠萝中含有“菠萝朊酶”等物质，它能分解蛋白质，溶解阻塞于组织中的纤维蛋白和血凝块，改善局部的血液循环，有助于消除乳腺的肿块和炎症。

良方妙方

1. 低血压眩晕、手足软弱无力：将菠萝肉 250 克，鸡脯肉 100 克，分别洗净，切成薄片。先放鸡脯肉片和盐，炒至半熟，再放菠萝同炒，注入适量清水，加盖片刻，焖至熟透，下味精、胡椒粉，炒匀。单食或佐餐。

2. 支气管炎：菠萝肉 100 克，盐水稍泡，洗净切片。茅根 50 克，洗净，切断。加水 600 毫升，将二者放入水中，煎至 300 毫升，去渣，加入蜂蜜，继续加热烧开。饮服即可。

食用功效

菠萝具有健胃消食、补脾止泻、生津解渴等功效；菠萝中所含的糖、盐类和酶有利尿作用，适当食用对肾炎、高血压病患者有益；菠萝蛋白酶能有效分解食物中的蛋白质，增加肠胃蠕动，菠萝在饭后食用，能开胃顺气，解油腻，帮助消化。

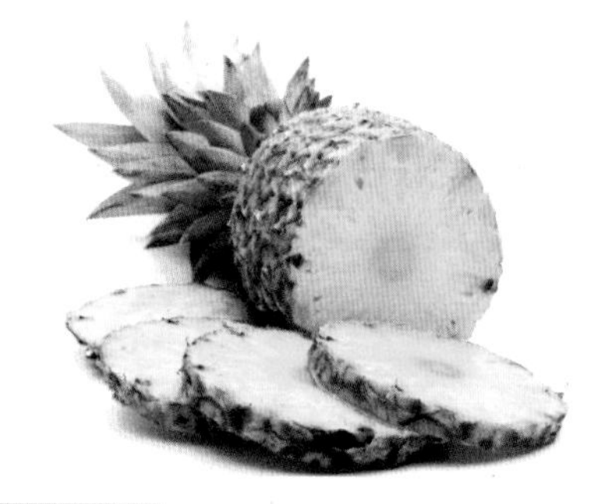

注意事项

菠萝虽然诱人，但患有湿疹和疥疮的人不能吃菠萝。菠萝中含有一种生物苷及菠萝蛋白酶。生物苷会刺激口腔黏膜，食用后使人感觉口腔涩痒；其菠萝蛋白酶会使某些人食后过敏，因此，吃鲜菠萝时最好削皮切块，用盐水浸泡，从而破坏菠萝蛋白酶的活性，避免过敏。

经典论述

《本草纲目》：“菠萝能补脾胃，固元气，制伏亢阳，扶持衰土，状精神，益气，宽痞，消痰，解酒毒，止酒后发渴，利头目，开心益志。”

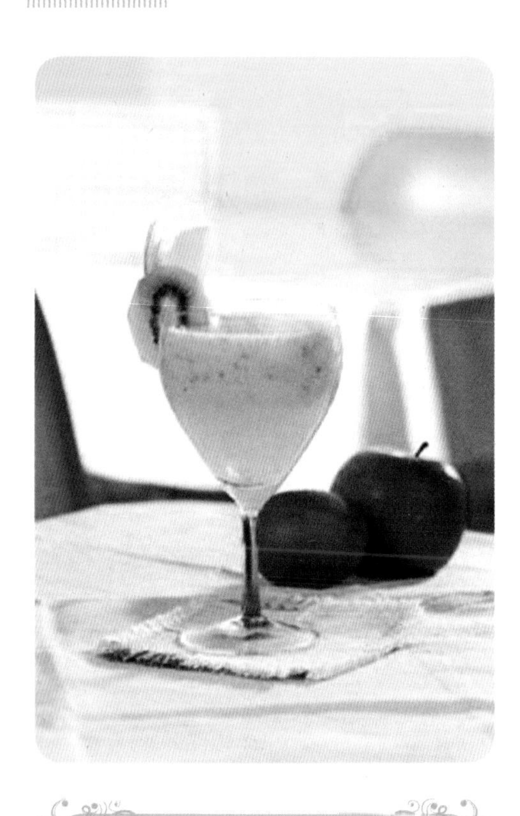

◆ 猕猴桃菠萝苹果汁

主　料：猕猴桃1个，菠萝半个，苹果1个。

做　法：

1. 用勺将猕猴桃果肉挖出。
2. 苹果洗净，去核，切块。
3. 菠萝去皮，切块，用淡盐水浸泡10分钟。
4. 将猕猴桃、苹果和菠萝倒入榨汁机中，加适量凉开水，搅打成汁即可。

◆ 菠萝炒虾球

主　料：大虾仁200克，菠萝100克，芦笋30克，鲜菊花1朵。

辅　料：葱5克，姜3克，植物油适量。

调　料：番茄酱15克，白糖25克，盐2克，淀粉15克。

做　法：

1. 大虾仁去虾线腌制入味拉油备用。
2. 菠萝去皮切成滚刀块，放入淡盐水中备用。
3. 锅坐火上，锅内放少许油，爆香葱姜下番茄酱炒出红油，再放入虾仁、菠萝加盐、白糖翻炒均匀，勾少许芡撒上鲜菊花瓣即可。

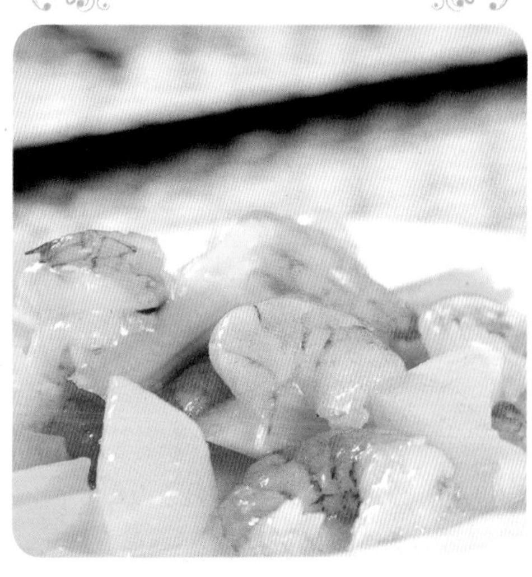

香蕉

抑菌一"蕉"防炎症

别　　名　蕉子、蕉果、甘蕉。

性味归经　味甘，性寒；归肺、大肠经。

建议食用量　每日1～2只。

营养成分

糖类、碳水化合物、蛋白质、淀粉、粗纤维、钾、磷、钙、镁、锰、锌、铜、铁等。

护乳原理

香蕉果肉中含甲醇提取物，对细菌、真菌有抑制作用，可消炎解毒，对防治乳腺炎症有一定的食疗作用。含有大量糖类物质及其他营养成分，可充饥、补充营养及能量，增强机体的抗病修复能力。

良方妙方

1. 高血压、动脉硬化、冠心病：每日吃香蕉4只。连续服用数日，有疗效。

2. 便秘：香蕉3只，冰糖30克。将香蕉剥皮，与冰糖共炖，每日2次，连用3日。

3. 润肤去皱：香蕉6只，鲜奶250毫升，麦片200克，葡萄干100克，入锅用文火煮熟，再加蜂蜜适量调味，早晚各食100克，可经常食用。

4. 牙痛：香蕉2只，煎热汁一碗，含漱。

5. 痔疮及便后出血：香蕉2只，不去皮，炖熟，连皮食之。

食用功效

香蕉性寒能清肠热，味甘能润肠通便，可治疗热病烦渴等症；香蕉能缓和胃酸的刺激，保护胃黏膜；香蕉属于高钾食品，钾离子可强化肌力及肌耐力，因此特别受运动员的喜爱，同时钾对人体的钠具有抑制作用，多吃香蕉，可降低血压，预防高血压和心血管疾病。

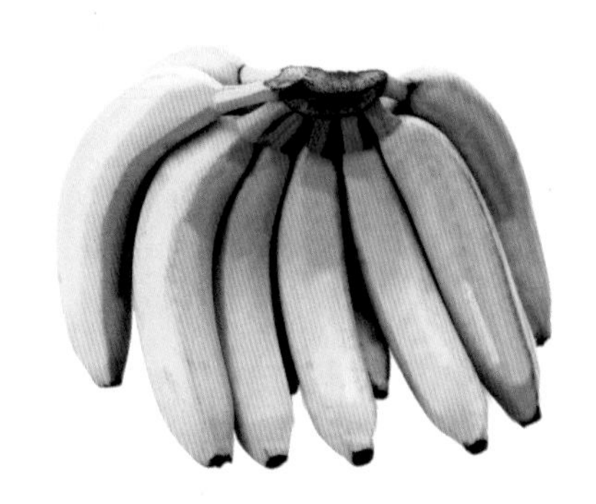

注意事项

进食过多，会导致胃肠功能障碍。空腹吃香蕉会使人体中的镁元素骤然升高，对心血管产生抑制作用，不利于身体健康。

经典论述

《日用本草》："生食破血，合金疮，解酒毒；干者解肌热烦渴。"

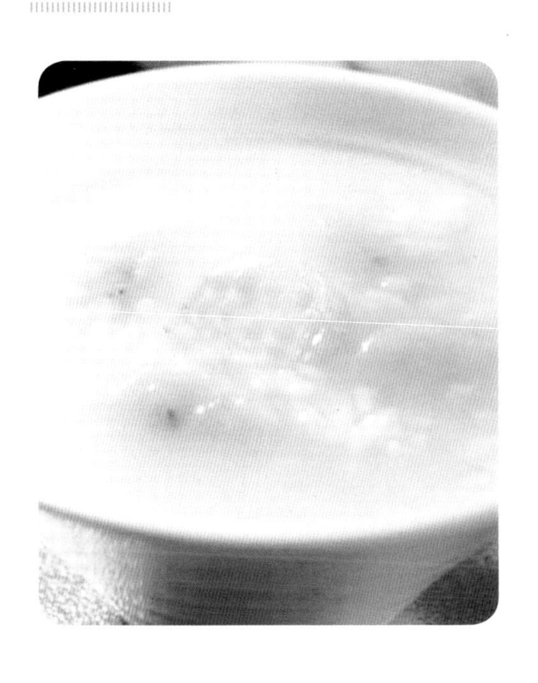

◆ 苹果香蕉沙拉

主　料：苹果 150 克。

辅　料：香蕉 100 克，柠檬半个。

调　料：沙拉酱 50 克，盐 2 克，酸奶 1 盒。

做　法：

1. 将苹果洗净去皮切成滚刀块。
2. 香蕉去皮切成滚刀块。
3. 沙拉酱加盐、酸奶、柠檬汁拌匀，放入苹果、香蕉拌匀即可。

◆ 香蕉粳米粥

主　料：新鲜香蕉 250 克，粳米 100 克。

调　料：冰糖适量。

做　法：

1. 先将香蕉去皮，切成丁状。
2. 粳米淘洗干净，以清水浸泡 2 小时后捞出沥干。
3. 将锅放火上，倒入 1000 毫升清水，加入粳米，用旺火煮沸，再加入香蕉丁、冰糖，改用小火熬 30 分钟即成。

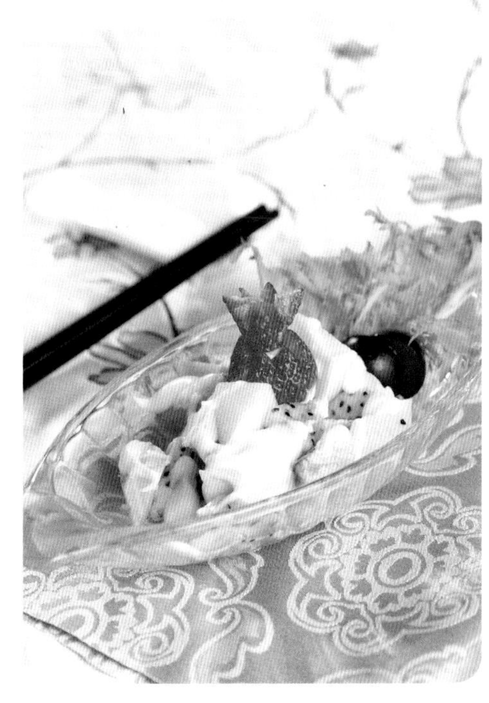

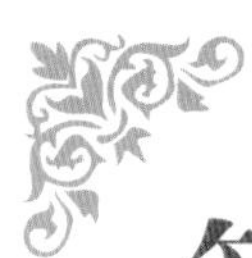

第三节　水产肉蛋，保护乳腺效果棒

鲫鱼

祛湿解毒又通乳

别　　名　河鲫、鲫瓜子、童子鲫。

性味归经　味甘，性平；归脾、胃、大肠经。

建议食用量　每次约 100 克。

营养成分

蛋白质、碳水化合物、维生素 A、维生素 B_1、维生素 B_2、维生素 B_{12}、烟酸、磷、钙、铁、硫胺素、核黄素等。

护乳原理

鲫鱼所含的蛋白质较多，易于消化吸收，具有良好的活血通络作用，常食可增强抗病能力。中医临床经验积累，认为产后妇女食用鲫鱼汤，可补虚通乳，有助于防治乳腺病。

良方妙方

下乳：鲜鲫鱼，加水不加盐煮汤，汤色呈乳白时饮服，也可食鱼肉。或鲜活鲫鱼 1 尾（约 100 克），猪蹄 1 只，共煮汤，烂熟后调味食肉饮汤。为了增强通乳效果，还可加通草 6 ~ 9 克，或加漏芦 6 克。

食用功效

中医认为，鲫鱼性平味甘，具有利尿消肿，益气健脾，清热解毒，通脉下乳的功效。鲫鱼鳞可熬制成鱼鳞膏，散血止血，用来治疗妇人血崩、子宫癌、血友病以及其他诸种出血；鲫鱼头性温，煅烧后研末，可治疗痢疾、咳嗽、脱肛、子宫脱垂等疾病，并能透发痘疹；鲫鱼胆味苦性寒，可清肝热，明眼目，杀虫止痒，涂疮有良效。

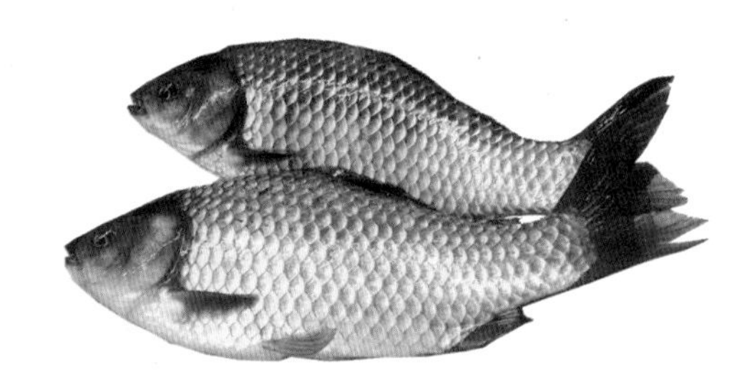

注意事项

凡湿热燥渴无气滞者忌用。

经典论述

1.《医林纂要》：“鲫鱼性和缓，能行水而不燥，能补脾而不濡，所以可贵耳。”

2.《本草经疏》：“鲫鱼调味充肠，与病无碍，诸鱼中唯此可常食。”

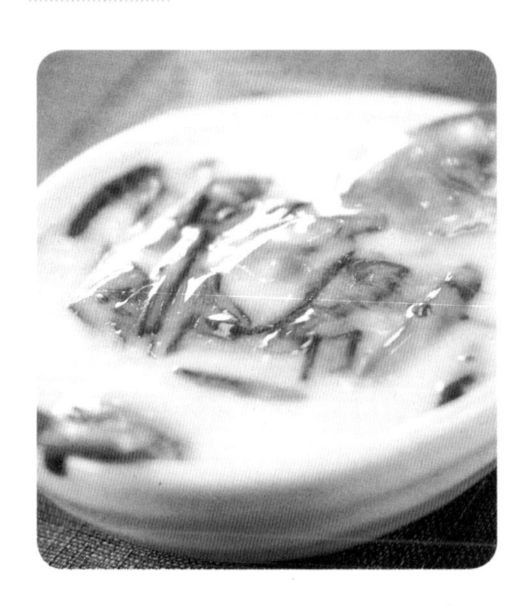

◆ 木耳清蒸鲫鱼

主　料：干黑木耳100克，鲫鱼300克。

调　料：料酒、盐、白糖、姜、葱、植物油各适量。

做　法：

1. 将鲫鱼去鳃、内脏、鳞，冲洗干净；黑木耳泡发，去杂质，洗净，撕成小碎片；姜洗净，切成片；葱洗净，切成段。
2. 将鲫鱼放入大碗中，加入姜片、葱段、料酒、白糖、植物油、盐腌渍半小时。
3. 鲫鱼上放上碎木耳，上蒸锅蒸20分钟即可。

◆ 莼菜鲫鱼汤

主　料：鲫鱼500克，莼菜200克。

调　料：植物油、盐、料酒、味精、胡椒粉各适量。

做　法：

1. 鲫鱼去鳞、鳃、内脏，洗净；莼菜洗净，去杂质，沥干。
2. 锅置火上，加植物油，将鲫鱼两面煎黄，烹入料酒，加水煮开，大火煮20分钟，加入莼菜、盐、味精、胡椒粉，小火再煮约5分钟即可。

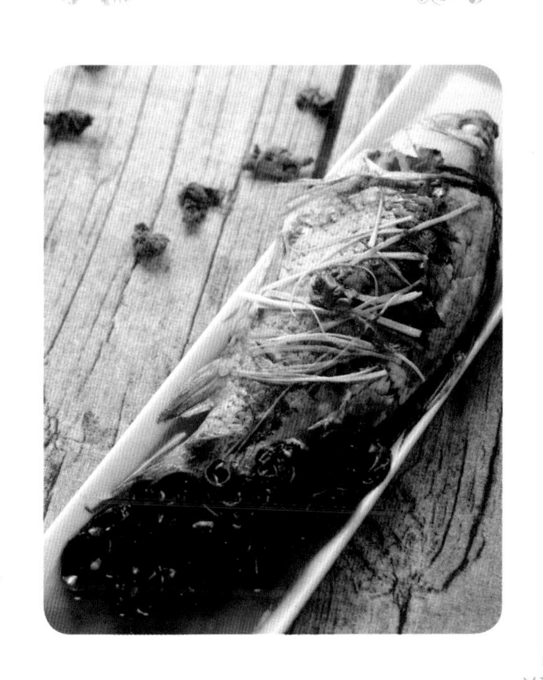

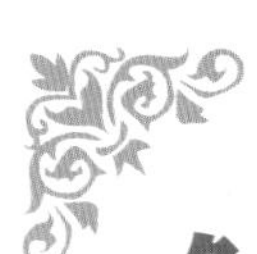

鲈鱼

调补身子助抗病

别　　名　鲈花、鲈板、鲈子鱼。
性味归经　味甘，性平；归肝、脾、肾三经。
建议食用量　每餐约 100 克。

营养成分

蛋白质、脂肪、碳水化合物、维生素 A、B 族维生素、灰分、核黄素、钙、镁、锌、硒等。

护乳原理

鲈鱼含丰富的营养物质，能调补身体，还可治胎动不安，乳汁少、不畅等症，妇女产后食用鲈鱼，调补身体的同时，也能增强免疫力，防治乳腺病。

良方妙方

1. 消化不良：鲈鱼 1 条去内脏及鳞，加葱、生姜，久煎极熟，食肉饮汁。每日 1 次。

2. 脾虚泄泻、慢性胃痛：鲈鱼肉 50 克，白术 15 克，陈皮 10 克，同煮汤食用。

3. 手术后伤口难愈合、妊娠水肿、胎动不安：鲈鱼 1 条去鳞、鳃及肠杂，黄芪 40 克，食盐、水适量，同蒸熟食用。

4. 小儿疳积、消瘦：鲜鲈鱼肉 50 克，牡蛎 20 克，陈皮 10 克，同煮汤食用。

5. 小儿百日咳：鲈鱼鳃不洗晒干，水煎服；或焙黄研末开水冲服，每次用鳃一个，每日 2 次。

食用功效

鲈鱼富含营养素，具有补肝肾、益脾胃、化痰止咳之效，对肝肾不足的人有很好的补益作用；吃鲈鱼既补身又不会造成营养过剩而导致肥胖，是健身补血、健脾益气和益体安康的佳品。

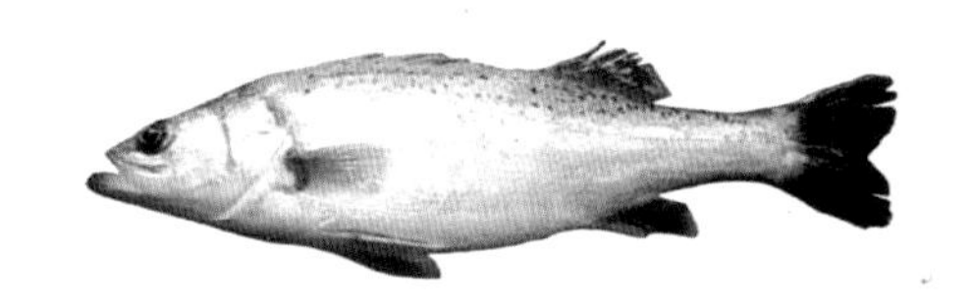

注意事项

患有皮肤病疮肿者忌食。鲈鱼忌与牛羊油、奶酪和中药荆芥同食。

经典论述

1.《本草经疏》：“鲈鱼，味甘淡气平与脾胃相宜。肾主骨，肝主筋，滋味属阴，总归于脏，益二脏之阴气，故能益筋骨。脾胃有病，则五脏无所滋养，而积渐流于虚弱，脾弱则水气泛滥，益脾胃则诸证自除矣。”

2.《食经》：“主风痹，面疱。补中，安五脏。”

养生食谱

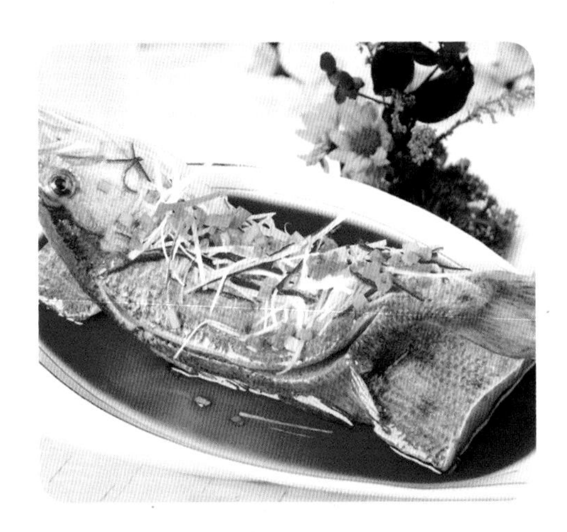

◆ 清蒸鲈鱼

主　料：鲈鱼 1 条。

调　料：葱段、姜片、盐、料酒、糖、青椒丝、红椒丝、花椒、味极鲜、植物油各适量。

做　法：

1. 鲈鱼洗净去内脏，切花刀，用盐、料酒、糖稍腌一下，放在盘中，加入葱段、姜片，少加一点水。

2. 把鱼放在锅里蒸 15 分钟，然后取出鱼待用。

3. 重新切葱丝，也可以将青椒、红椒丝放鱼上面。炒锅加植物油烧热，放入花椒炸出味，淋在蒸好的鱼上，洒上味极鲜即可。

◆ 白玉鲈鱼片

主　料：鲈鱼 1 条，鸡蛋 1 个，山药 50 克，荷兰豆 25 克，梨 1 个。

调　料：葱姜汁、料酒、白糖、盐、植物油、水淀粉各适量。

做　法：

1. 鲈鱼洗净去内脏后切成薄片，用少许盐、蛋清、淀粉上浆；山药削皮切片；荷兰豆切段；梨削皮去核切小片；葱姜洗净，温水泡 15 分钟成为葱姜汁。

2. 炒锅烧热，倒入植物油，烧至三成热，放入鱼片，轻轻拨散，至熟捞起；放入山药、荷兰豆、梨，一起炒熟取出。

3. 炒锅中留少许植物油，放入葱姜汁，加少许盐、白糖、料酒，烧开投入全部主料翻炒均匀，用淀粉勾芡即成。

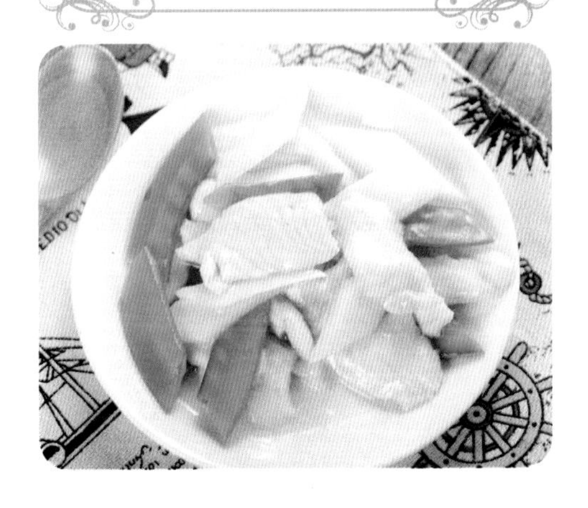

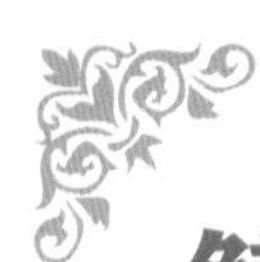

鳝鱼

活血通络消肿结

别　　名　黄鳝、长鱼、无鳞公子。

性味归经　味甘，性温；归肝、脾、肾经。

建议食用量　每次 20 ~ 50 克。

营养成分

蛋白质、脂肪、维生素 A、维生素 B_1、维生素 B_2、烟酸、钙、磷、铁等。

护乳原理

鳝鱼营养丰富，有很强的补养气血等功效，适合病后或产后体虚者食用来调补身体。且中医临床积累，鳝鱼活血通络等功效，对治疗乳腺肿块有一定的疗效。

良方妙方

1. 乳腺炎：鳝鱼皮烧灰，空腹以暖酒调下 3 克。

2. 子宫脱垂：将黄鳝 1 条治净，用新瓦焙枯拌红糖研末，温开水送服。隔天 1 次。

3. 脱肛：黄鳝 1 条治净，与薏米同煮汤调味服食。每日 1 次。

4. 痢疾：鳝鱼去肠杂切碎，瓦上焙干，研末，每日热黄酒调服 9 克，加红糖内服。

5. 小儿疳积：黄鳝 1 条去内脏，加鸡内金放锅中隔水蒸熟，用酱油调味服食。

食用功效

黄鳝的营养价值在一定程度上比鲤鱼、鲫鱼都高，长于补气养血、除风湿痹痛。现代药理实验发现，自黄鳝中提取出的黄鳝鱼素，有调节血糖的作用，故糖尿病患者常食鳝鱼有益。

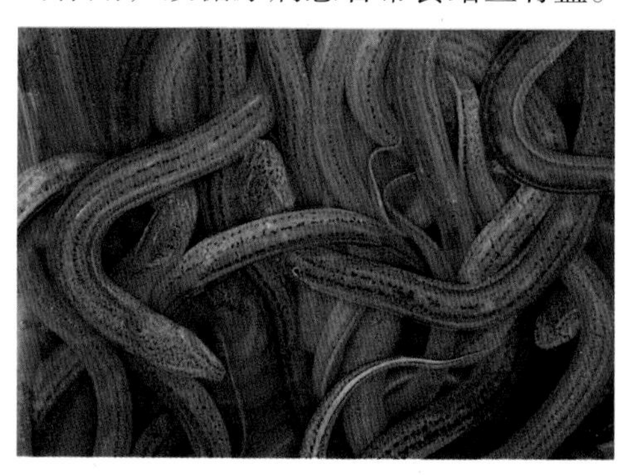

注意事项

凡病属虚热者不宜食。《随息居饮食谱》：“时病前后，疟、痢、胀满诸病均大忌。”

经典论述

1.《本草拾遗》：“鳝鱼，夏月于浅水中作窟，如蛇，冬蛰夏出，宜食之。”

2.《蜀本草》：“鳝鱼，似鳗鲡鱼而细长，亦似蛇而无鳞，有青黄二色，生水岸泥窟中，所在皆有之。”

3.《本草衍义》：“鳝鱼，腹下黄，世谓之黄鳝。又有白鳝，稍粗大，色白，二者皆无鳞。大者长尺余，其形类蛇，但不能陆行，然皆动风。”

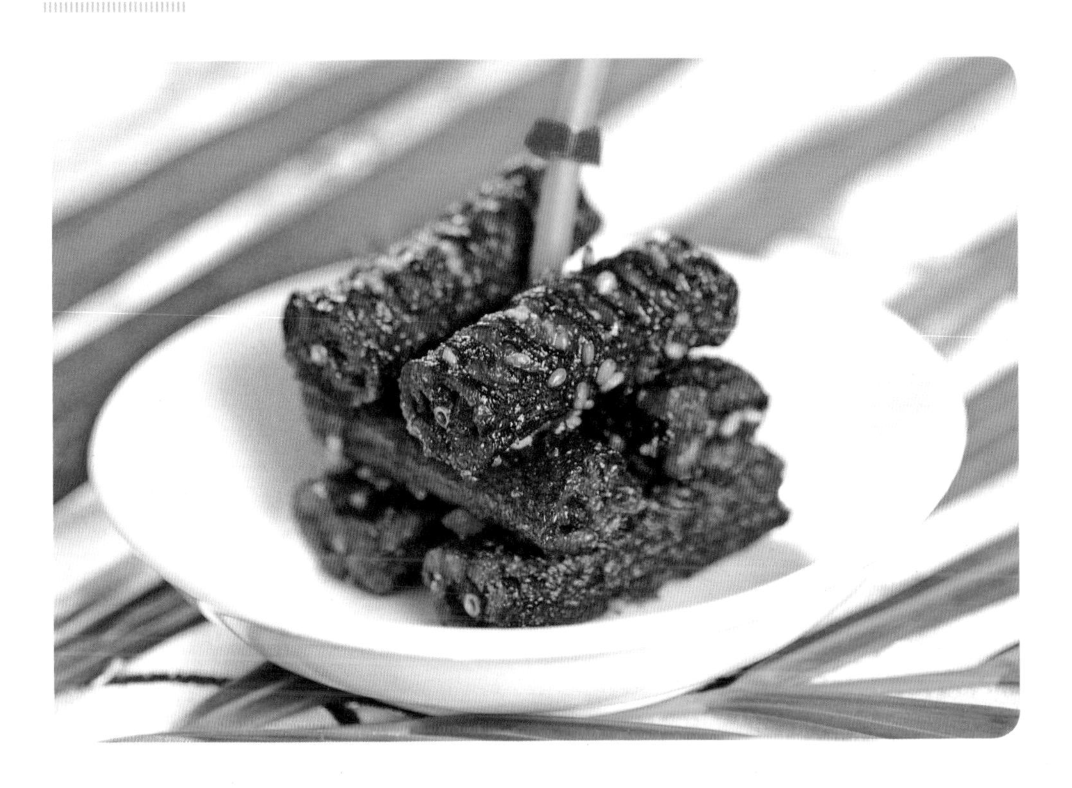

◆ 麻辣鳝鱼

主　料：鳝鱼 300 克，猪肥肉 100 克。

辅　料：辣椒酥 50 克，椒盐 2 克，干辣椒 5 克，麻椒 2 克。

调　料：葱、姜、盐、生抽、料酒、植物油各适量。

做　法：

1. 鳝鱼宰杀洗净切成段，加葱、姜、盐、料酒腌制 15 分钟，入油锅炸成金黄色备用。

2. 锅内放适量油，加入麻椒、干辣椒煸香，下入猪肉煸炒熟，放鳝鱼段加生抽、料酒翻炒几下，加适量水、椒盐煨制入味，汁浓下辣椒酥翻炒均匀即可。

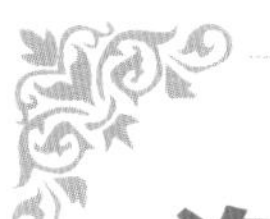

海参

阴阳同补抑肿瘤

别　　名　海男子、土肉、刺参。

性味归经　味甘、咸，性温；归心、肾、脾、肺经。

建议食用量　涨发品每次 50 ~ 100 克。

营养成分

粗蛋白质、粗脂肪、碳水化合物、维生素 B_1、维生素 B_2、烟酸、硫酸软骨素、钒、磷、钙、锌、硒、铁、碘等。

护乳原理

海参提取物刺参酸性黏多糖对肉瘤、黑色素瘤、乳腺癌等瘤株有抑制作用。海参是阴阳同补之品，能较全面地调节身体功能，并能很好地改善体虚、气血不足表现出的乏力、气短、头晕目眩、耳鸣等症状。

良方妙方

1. 冠心病：海参 30 克炖烂，加大枣 5 枚、冰糖适量再炖 15 ~ 20 分钟，每日晨起空腹服。

2. 高血压：海参与冰糖各适量，同煮汤，每日早晨空腹饮用，可常服。

3. 痔疮：将海参焙焦存性，研成细末备用。每次取 15 克，加阿胶 6 克，用水半杯炖至溶化，空腹用米汤冲服，每日 3 次。

4. 休息痢：海参每日煎汤服。

5. 便秘：海参、木耳（切烂）入猪大肠共炖，熟后调味服食。

食用功效

海参胆固醇、脂肪含量少，是典型的高蛋白、低脂肪、低胆固醇食物，对老年人堪称食疗佳品，常食对治病强身很有益处；海参含有硫酸软骨素，有助于人体生长发育，能够延缓肌肉衰老，增强人体的免疫力；海参微量元素钒的含量居各种食物之首，可以参与血液中铁的输送，增强造血功能；食用海参对再生障碍性贫血、糖尿病、胃溃疡等均有良效。

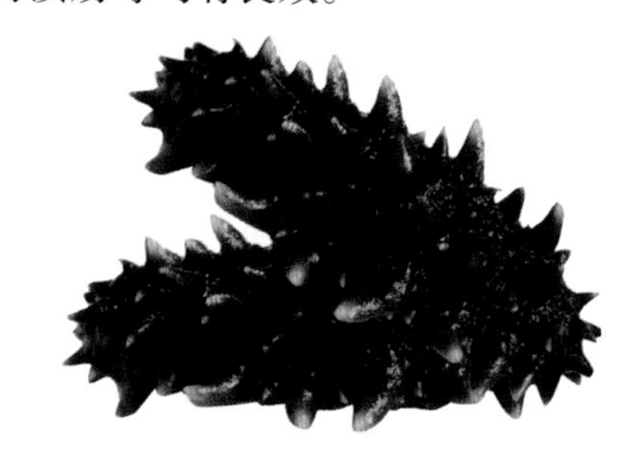

注意事项

海参中钾含量低，钠含量很高，不利于控制血压，因此高血压患者要少食。

经典论述

1.《本草求原》：“泻痢遗滑人忌之，宜配涩味而用。”

2.《随息居饮食谱》：“脾弱不运，痰多便滑，客邪未尽者，均不可食。”

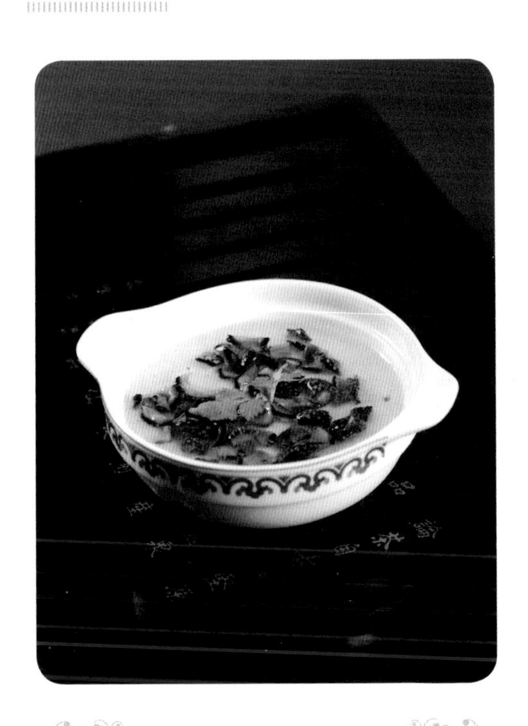

◆ 海参蒸蛋羹

主　料：鸡蛋4个，牛奶200毫升，海参50克。

调　料：盐3克，味精3克，香油2毫升。

做　法：

1. 将海参洗净改刀成小丁，焯水备用。

2. 取容器放入蛋液打散，加三倍的水放入牛奶、盐、味精、海参丁，入蒸箱中蒸熟，取出淋上香油即可。

◆ 葱烧杏仁海参

主　料：水发海参400克。

辅　料：大葱白100克，炸杏仁20克。

调　料：白糖5克，葱油5毫升，盐、酱油、鸡粉、食用油各适量。

做　法：

1. 葱白切蓑衣刀入净油炸至金黄滤出(炸葱的油留着备用)。

2. 锅中留底食用油，加入调料炒香，添少许鸡汤，将海参放入锅中小火㸆干，用淀粉收汁淋点葱油(炸葱白的油)，放炸好的葱白即可。

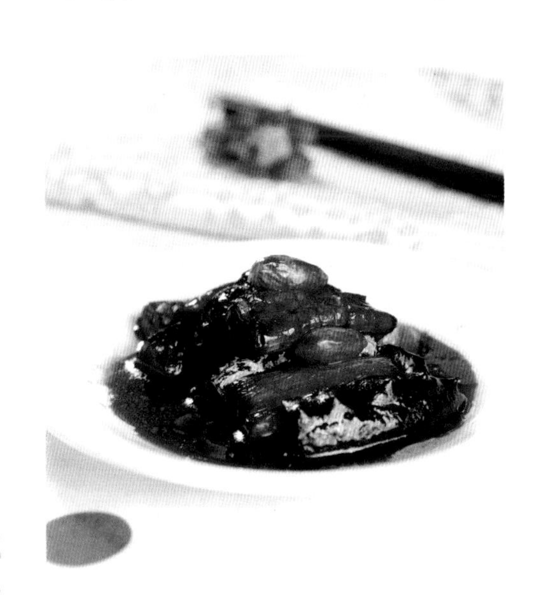

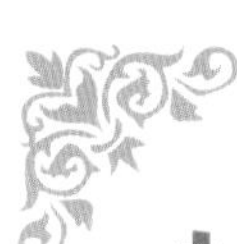

蛤蜊

清热利水消散结

别　　名　花蛤、文蛤。
性味归经　味咸，性寒；归胃经。
建议食用量　每次约 80 克。

营养成分

蛋白质、脂肪、碳水化合物、维生素 E、硫胺素、核黄素、牛磺酸、钙、磷、铁、碘等。

护乳原理

中医临床经验证明，蛤蜊具有清热利水等功效，有助于乳腺炎症的缓解，蛤蜊也具有软坚散结等功效，有助于乳腺肿块的消散。

良方妙方

1. 项下瘿瘤（包括淋巴结肿、甲状腺肿等）：蛤蜊肉经常煮食。

2. 肺结核、阴虚盗汗：蛤蜊肉加韭菜（韭黄更好）煮做菜经常食。

3. 烫火伤：蛤蜊壳烧研为末，油调涂之。

4. 肺痈：蛤蜊，童便煅研，柑橘汤日进三服。

5. 雀目：真正蛤粉，炒黄色为细末，上油蜡就热和为丸，如皂子，纳于猪腰子中，麻缠蒸熟食之，可配米粥。

食用功效

蛤蜊肉富含铁，可预防和治疗因缺铁而导致的贫血，能促进发育，帮助皮肤恢复血色；蛤蜊还能排除体内多余水分，帮助排尿，改善腰痛；蛤蜊中富含的牛磺酸能有效降低人体血液中的胆固醇，并预防动脉硬化等疾病，同时对于视力和肝脏都有保护作用；蛤蜊中富含的维生素 E 有助于预防老年痴呆、延缓细胞老化，达到抗衰老的目的。

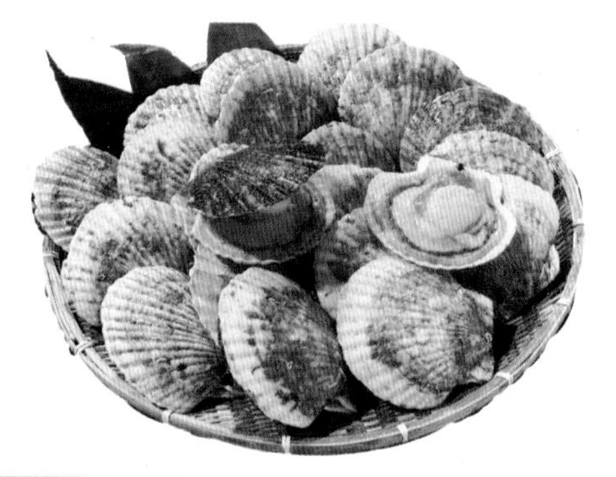

注意事项

蛤蜊具有容易诱发人体过敏的成分，因此，过敏体质的人应小心食用。

经典论述

1.《本草纲目》：“清热利湿，化痰饮，定喘嗽，止呕逆，消浮肿，利小便，止遗精白浊、心脾疼痛，化积块，解结气，消瘿核，散肿毒，治妇人血病。油调涂烫伤。”

2.《本经逢原》：“清肺热，滋肾燥，降痰清火，止咳定喘，消坚癖，散瘿瘤。”

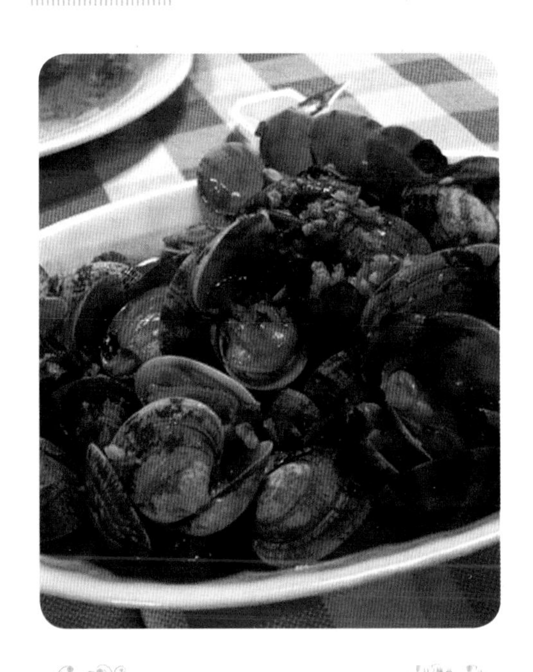

◆ 晶莹蛤仁

主　料：青蛤150克，水晶液100毫升。

调　料：锌盐3克，绍酒2毫升，红花汁25毫升。

做　法：

1. 青蛤去沙等异物挖出蛤仁，原汁出水。

2. 水晶液调好口味，原壳将蛤仁定住。

3. 红花汁加入盐、绍酒调好口味，撒入菜品中即可。

◆ 葱姜炒文蛤

主　料：文蛤500克。

辅　料：辣椒丝适量。

调　料：豆豉粒、葱段、姜丝、酱油、水淀粉、食用油各适量。

做　法：

1. 锅里放清水烧开后，倒入文蛤，贝壳张开就捞起待用。

2. 炒锅里放油烧热后放入豆豉粒和辣椒丝炒香，倒入文蛤翻炒几下后加入葱段和姜丝。最后加入酱油，用水淀粉勾芡，装盘即成。

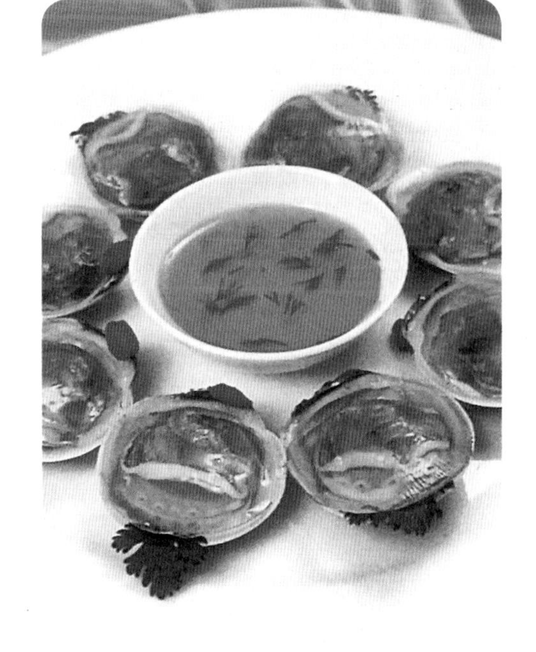

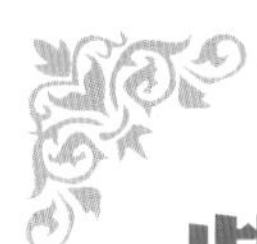

紫菜

防癌消肿结

别　　名　子菜、甘紫菜、海苔。

性味归经　味甘、咸，性寒；归肺经。

建议食用量　每餐干品 5 ~ 15 克。

营养成分

蛋白质、脂肪、糖类、碳水化合物、粗纤维、胡萝卜素、钙、硒、磷、镁、碘、铁、胆碱、硫胺素、核黄素、烟酸、抗坏血酸等。

护乳原理

紫菜所含的多糖具有明显增强细胞免疫和体液免疫的功能，可促进淋巴细胞转化，增强机体的免疫力，有助于脑肿瘤、乳腺癌、甲状腺癌、恶性淋巴瘤等肿瘤的防治，具有化痰软坚的功效，对消散乳腺肿块也有一定的疗效。

良方妙方

1. 甲状腺肿大：紫菜 30 克，萝卜 500 克，陈皮 1 片，水煎服；或紫菜 60 克，黄药子 30 克，高粱酒 500 毫升，浸 10 天，每日 2 次，适量服；或紫菜、鹅掌菜（昆布）各 15 克，夏枯草、黄芩各 10 克，水煎服；或紫菜 15 克水煎服。

2. 淋巴结核：紫菜 10 克，水煎服，每日 2 次；或紫菜汤佐餐。

3. 高血压：紫菜、决明子各 15 克，水煎服。

食用功效

紫菜含紫菜多糖，有明显的抗凝血作用，并能显著降低全血黏度、血浆黏度，并且有明显的降血糖作用；紫菜营养丰富，含碘量很高，富含胆碱和钙、镁、铁，能增强记忆，治疗妇幼贫血，促进骨骼、牙齿的生长和保健。

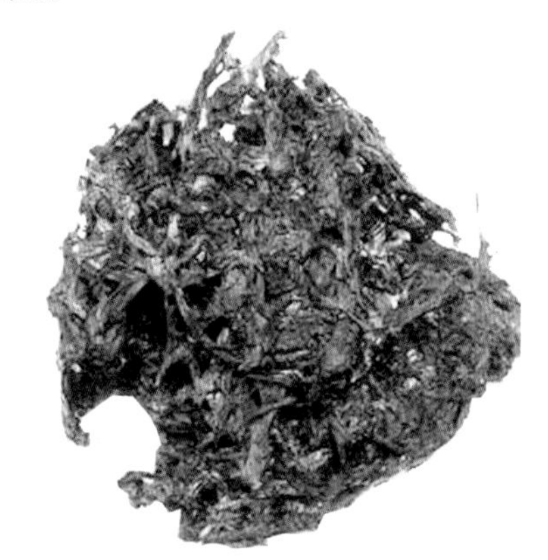

注意事项

紫菜在食用前应用清水泡发，并换 1 ~ 2 次水以清除污染、毒素。多食胀腹。

经典论述

1.《本草纲目》：“病瘿瘤脚气者宜食之。”

2.《食疗本草》：“下热气，若热气塞咽喉者，汁饮之。”

3.《中药药理学》：“干嚼之，治肺坏疽的起始吐臭痰者。”

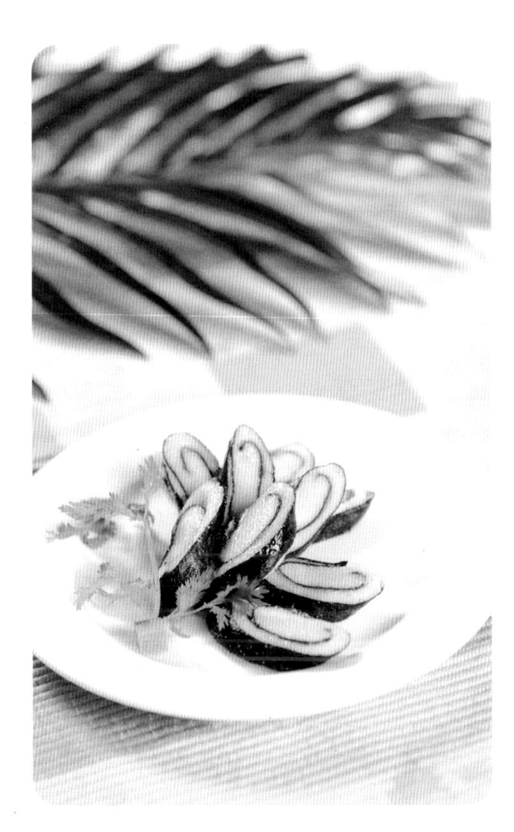

◆ 紫菜海参汤

主　料：海参150克，紫菜5克。

辅　料：油菜50克。

调　料：淀粉5克，盐、味精各4克。

做　法：

1. 海参飞水，油菜飞水备用。
2. 锅内加入适量水，放入海参、紫菜，烧开放入盐、味精下入水淀粉勾芡出锅即可。

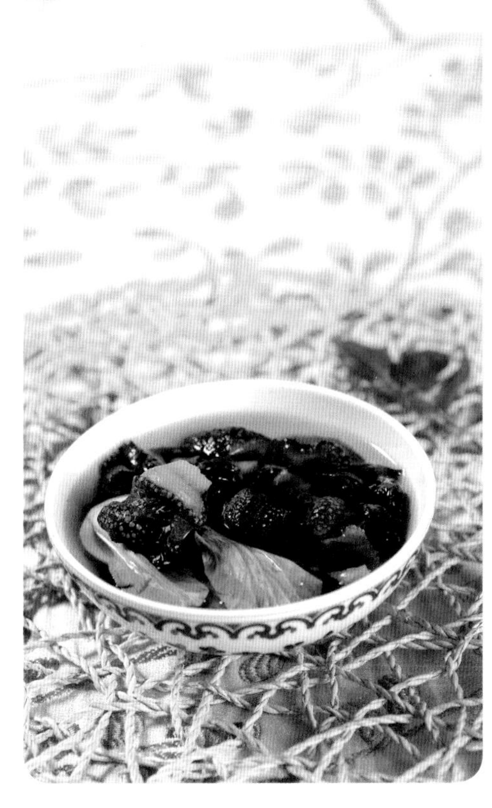

◆ 海苔山药卷

主　料：山药300克。

辅　料：海苔50克。

调　料：蜂蜜10克。

做　法：

1. 将山药清洗干净，削去外皮蒸50分钟，把蒸好的山药碾成山药泥加入蜂蜜放凉。
2. 把海苔平铺在案板上抹上山药泥卷成卷，切成菱形即可。

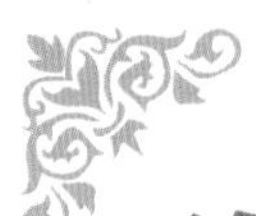

海带

消瘿散结缓炎症

别　　名　昆布、江白菜、纶布。
性味归经　味咸，性寒；归肝、胃、肾经。
建议食用量　每餐干品约30克。

营养成分

蛋白质、脂肪、膳食纤维、碳水化合物、甘露醇、核黄素、烟酸、维生素E、钾、钠、钙、碘、镁、铁、锰、锌、磷、硒等。

护乳原理

研究发现，海带之所以具有缓解乳腺增生的作用，是由于其中含有大量的碘，可促使卵巢滤泡黄体化，使内分泌失调得到调整，降低女性患乳腺增生的风险。

良方妙方

1. 甲状腺肿：海带30克切碎，加清水煮烂，加盐少许，当菜下饭，常吃；或海带用红糖腌食。

2. 产后乳少：海带100克，豆浆500克，佛手9克，共煮汤淡食。每日1次，连服数天。

食用功效

海带中含有大量的碘，碘是人体甲状腺素合成的主要物质，人体缺少碘，就会患“大脖子病”，即甲状腺功能减退症，所以，海带是甲状腺功能低下者的最佳食品。海带中还含有大量的甘露醇，具有利尿消肿的作用，可防治肾功能衰竭、老年性水肿、药物中毒等。甘露醇与碘、钾、烟酸等协同作用，对防治动脉硬化、高血压、慢性气管炎、慢性肝炎、贫血、水肿等疾病都有较好的效果。海带中的优质蛋白质和不饱和脂肪酸，对心脏病、糖尿病、高血压有一定的防治作用。

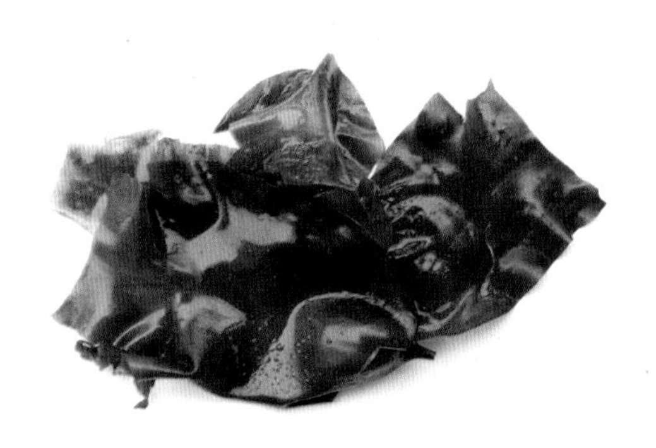

注意事项

脾胃虚寒的人慎食，甲亢患者要忌食。

经典论述

1.《本草汇言》：“海带，去瘿行水，下气化痰，功同海藻、昆布；妇人方中用此催生有验，稍有异耳。”

2.《医林纂要》：“补心，行水，消痰，软坚。消瘿瘤结核，攻寒热瘕疝，治脚气水肿，通噎膈。”

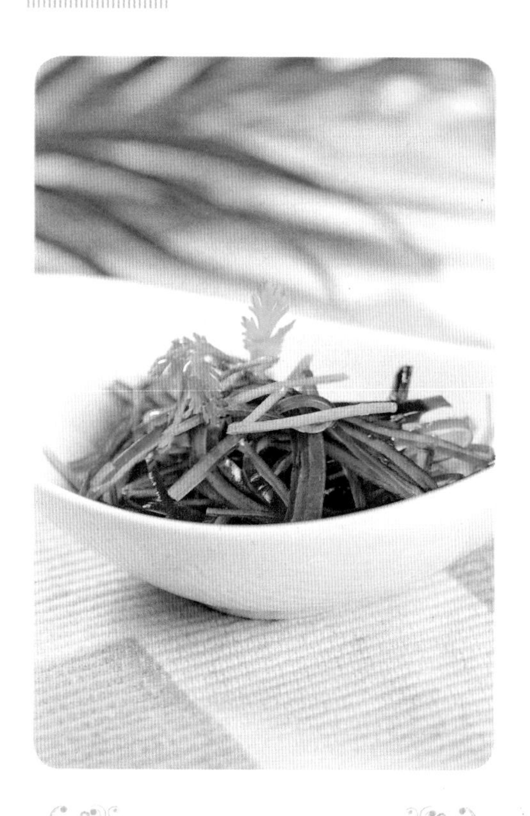

◆ 香拌海带丝

主　料：海带丝200克。

调　料：盐、鸡粉、蒜茸各2克，香油、花椒油各2毫升。

做　法：

1. 将海带清洗干净，在油盐水中煮熟。

2. 将海带放凉后切成细丝，加入鸡粉、盐、蒜茸、香油、花椒油拌匀即可。

◆ 海带红烧肉

主　料：精五花肉500克，海带200克。

辅　料：葱5克，姜3克，色拉油20毫升。

调　料：大料2颗，香叶5片，花椒10粒，桂皮5克，生抽15毫升，老抽5毫升，白糖10克，盐15克，料酒10毫升，胡椒粉3克。

做　法：

1. 精五花肉切成2厘米见方的块焯水备用。

2. 海带洗净切成菱形块焯水备用。

3. 锅内放少许油煸炒五花肉，等五花肉煸的边角圆滑了，下入葱姜、花椒、大料煸炒几下，倒入生抽、老抽煸炒上色，加清水没过五花肉烧开撇沫，放海带、盐、白糖、香叶等转小火炖半个小时，五花肉软烂后大火收汁即可。

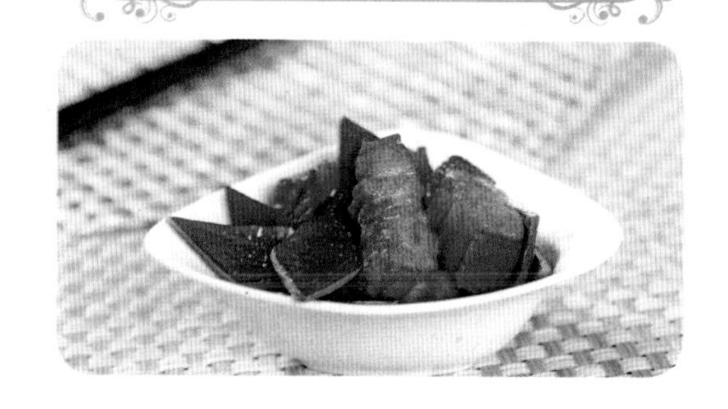

牛肉

补气补力强免疫

性味归经 味甘，性平；归脾、胃经。

建议食用量 每餐食用量80克。

营养成分

蛋白质、碳水化合物、膳食纤维、灰分、胡萝卜素、维生素、硫胺素、核黄素、烟酸、钙、磷、钾、钠、镁、铁等。

护乳原理

牛肉富含氨基酸，能增强机体抗病能力，适合妇女产后食用，预防因抵抗力下降而导致的乳腺病，也适合乳腺病患者病后服用修复调养。

良方妙方

1. 体虚乏力：牛肉100克切成薄片，与大米煮粥，加五香粉和盐少许调味，温热食之。

2. 中风偏瘫：牛肉10公斤洗净，水煮成肉糜，去渣取液，再熬成琥珀色收膏。冬季温服，每次1小杯，逐渐加量，久服收效。

食用功效

牛肉含脂肪量低，含蛋白质较高，而且味道鲜美，营养成分易于被人体消化吸收，因而深受人们的喜爱。牛肉富含蛋白质，其氨基酸组成比猪肉更接近人体需要，能提高人体抗病能力，对青少年生长发育有利，并能为术后、病后调养的人补充失血、修复组织；寒冬食牛肉可暖胃，牛肉是该季节的补益佳品；牛肉有补中益气、滋养脾胃、强健筋骨、化痰息风、止渴止涎之功效。

经典论述

1.《医林纂要》："牛肉味甘，专补脾土，脾胃者，后天气血之本，补此则无不补矣。"

2.《滇南本草》："水牛肉，能安胎补血。"

3.《本草拾遗》："消水肿，除湿气，补虚，令人强筋骨、壮健。"

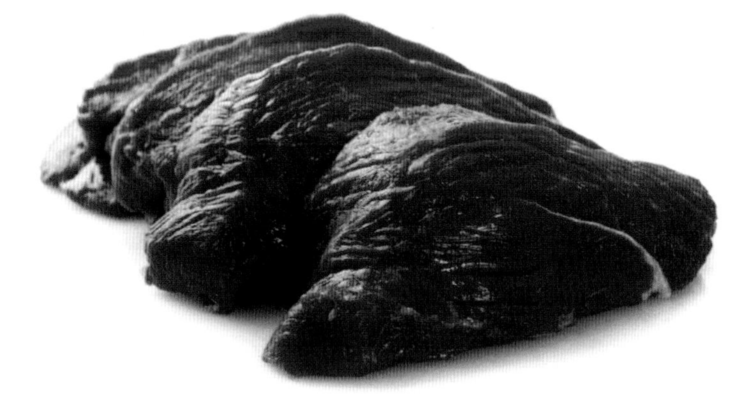

养生食谱

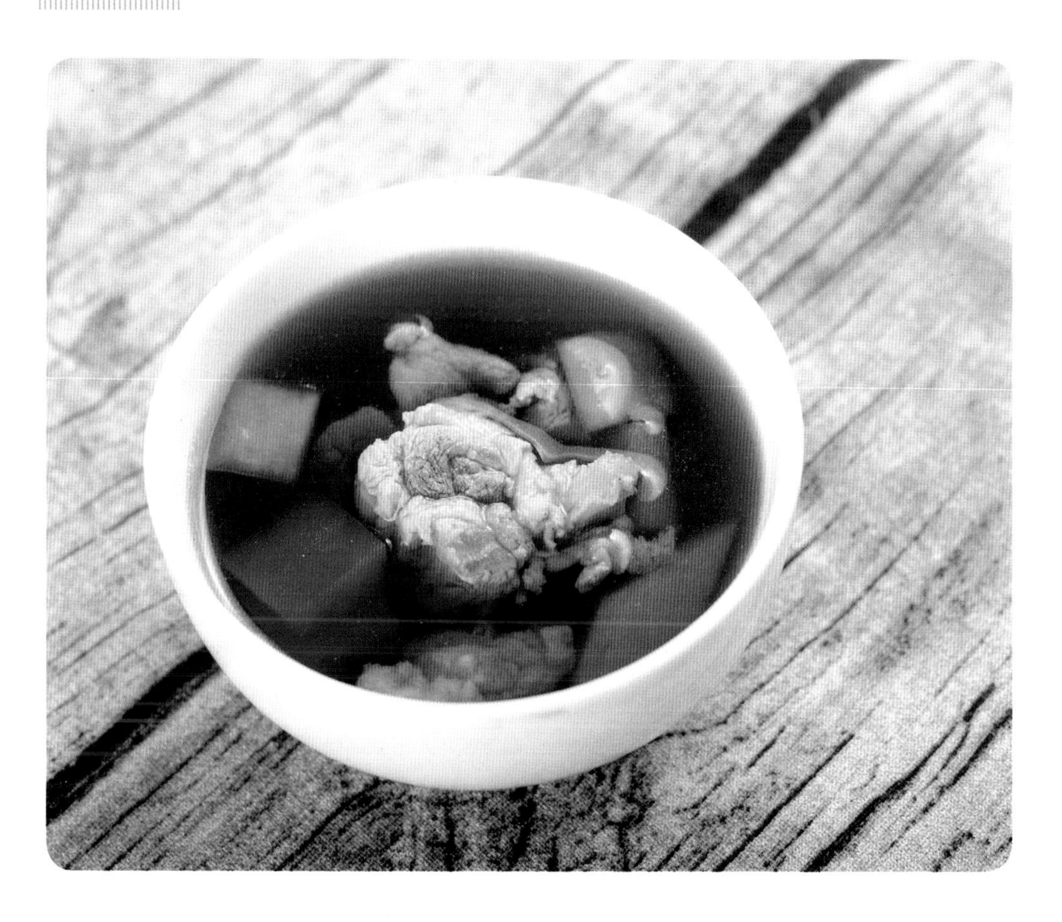

◆ 胡萝卜牛肉汤

主　料：牛腩 300 克，山楂 2 个，胡萝卜、青萝卜各 100 克。

调　料：植物油、姜片、葱段、料酒、盐、清汤各少许。

做　法：

1. 牛腩洗净切块，焯水；萝卜洗净切块，过油；山楂洗净。
2. 砂锅内放清汤、牛腩块、山楂、姜片、葱段、料酒焖煮 2 小时，放萝卜块再焖煮 1 小时，加盐调味即可。

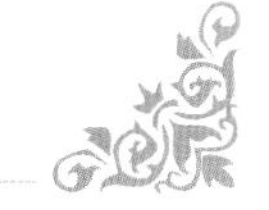

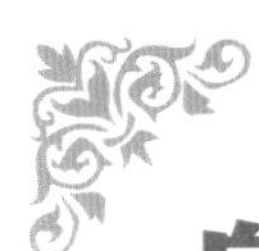

乌鸡

补益气血调经带

别　　名　药鸡、羊毛鸡。

性味归经　味甘，性平；归肝、肾、肺经。

建议食用量　内服：煮食，适量；或入丸、散。

营养成分

蛋白质、碳水化合物、硫胺素、核黄素、烟酸、钙、磷、钠、镁、硒、铜、钾、胆固醇等。

护乳原理

乌鸡具有补虚、益气、健脾、固肾之功效，凡体质虚弱的妇女白带过多者，宜常食之。李时珍曾说："补虚劳羸弱……益产妇，治女人崩中带下虚损诸病。"

良方妙方

1. 月经不调：乌鸡1只，当归、熟地黄、白芍、知母各10克。乌鸡宰杀干净，将各味药纳入鸡腹内，然后用线缝好，入锅加水煮熟，去药即成。食肉饮汤，随意服食。补益肝肾，益阴清热。适用于气血不足引起的月经不调。

2. 赤白带下：乌鸡1只，洗净去内脏，放白果、莲肉、江米各15克，胡椒3克于鸡腹内，煮熟后空腹食。

食用功效

乌鸡肉具有温中益气、补肾填精、养血乌发、滋润肌肤的作用。凡虚劳羸瘦、面色无华、水肿消渴、产后血虚乳少者，可将之作为食疗滋补之品。

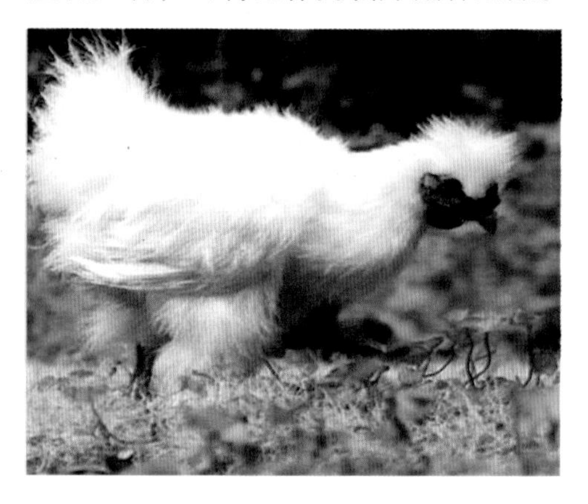

注意事项

凡实证，邪毒未清者不宜服。

经典论述

1.《本草再新》："平肝祛风，除烦热，益肾养阴。"

2.《本草纲目》："补虚劳羸弱，治消渴，中恶，益产妇，治女人崩中带下虚损诸病，大人小儿下痢噤口。"

3.《本草通玄》："补阴退热。"

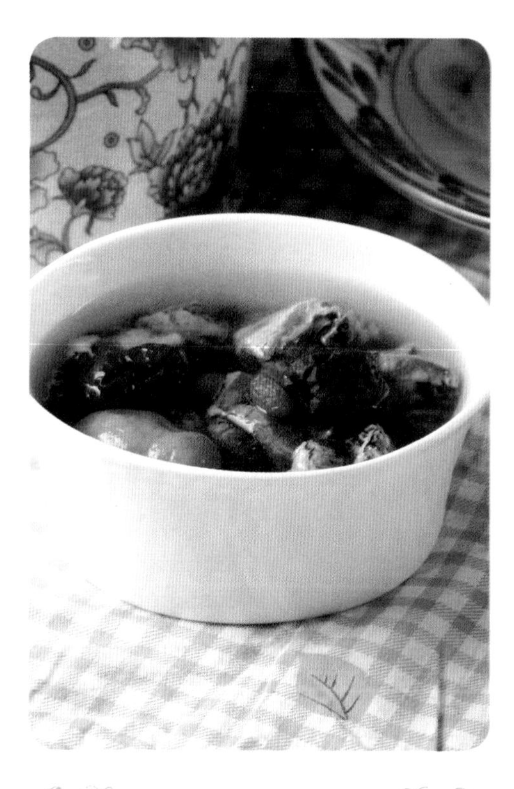

◆ 黄精炖乌鸡

主　料：乌鸡1只。

辅　料：黑芝麻30克，山药100克，鸡汤1000毫升。

调　料：葱、姜各10克，盐5克，鸡粉6克。

药　材：黄精3克。

做　法：

1. 乌鸡洗净剁块飞水备用。
2. 锅置火上，放入鸡汤，乌鸡块、黑芝麻、山药、葱、姜、盐、鸡粉、黄精烧开，转小火熬30分钟乌鸡软烂后出锅即可。

◆ 大枣炖乌鸡

主　料：大枣8枚，乌鸡1只，党参30克。

调　料：葱、姜、料酒、盐、味精、胡椒粉各适量。

做　法：大枣洗净，党参洗净切3厘米段，乌鸡洗净切块，将大枣、党参、乌鸡、葱、姜、料酒同入锅内烧开后再用小火炖30分钟，放入盐、味精、胡椒粉即可。

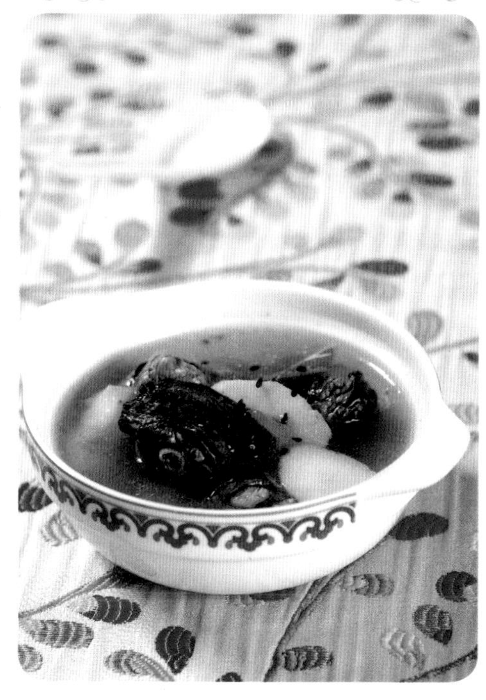

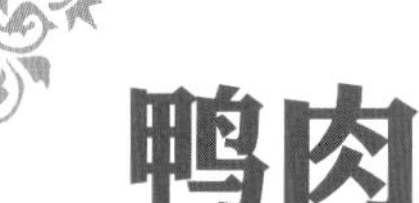

鸭肉

滋阴补血清虚热

别　　名　家鸭肉、家凫肉。

性味归经　味甘、咸，性凉；归脾、胃、肺、肾经。

建议食用量　每餐约80克。

营养成分

蛋白质、泛酸、碳水化合物、胆固醇、维生素A、维生素B、维生素E、硫胺素、核黄素、烟酸、铁、铜、锌、钙、磷、钾等。

护乳原理

中医认为，鸭的全身都可以入药，《食疗本草》上说，鸭能“滋五脏之阴，清虚劳之热，补血行水，养胃生津，止咳息惊”，尤其适宜于女子有低热、虚弱、食少便干、水肿及月经少者食用。

良方妙方

1. 妇女产后受寒，腰背四肢疼痛：绿水鸭脚掌或嘴壳焙酥研末，白开水冲服。每服5克，日服2次。

2. 阴虚水肿：雄麻鸭1只，去毛及内脏，或加猪蹄，或加火腿，煮熟后调味食用，或将鸭肉切片，同大米煮粥，调味食用。

3. 慢性肾炎：麻鸭1只，去毛及杂，纳入大蒜50克于鸭腹内，缝合，煮熟后食肉喝汤。2日食1只，连服数次。

食用功效

鸭肉蛋白质的氨基酸组成与人体相似，利用率较高；鸭肉富含不饱和脂肪酸，易于消化，是高血压、高血脂症患者的很好选择；鸭肉也是肉类中含维生素A和B族维生素较多的品种，其中内脏比肌肉含量更高，尤以肝脏最高；鸭肉还含有较多的铁、铜、锌等矿物质，其中鸭肝含铁最多。

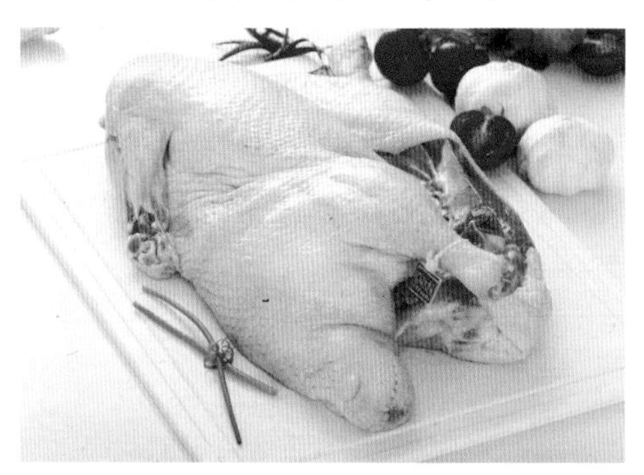

注意事项

素体虚寒、受凉引起的不思饮食、胃部冷痛、腹泻清稀、腰痛及寒性痛经以及肥胖、动脉硬化、慢性肠炎者应少食；感冒患者不宜食用。

经典论述

1.《滇南本草》：“老鸭同猪蹄煮食，补气而肥体。同鸡煮食，治血晕头痛。”

2.《本草纲目》：“主大补虚劳，最消毒热，利小便，除水肿，消胀满，利脏腑，退疮肿，定惊痫。”

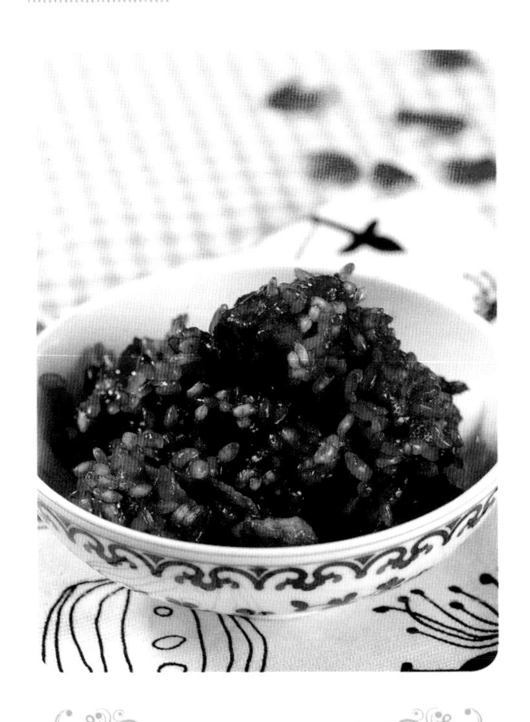

◆ 荷叶黑糯米鸭

主　料：白条鸭400克，黑糯米100克。

辅　料：荷叶1张。

调　料：蚝油5毫升，盐、味精各4克，白糖2克。

做　法：

1. 荷叶用水泡开，白条鸭切粒，黑糯米蒸好备用。
2. 将白条鸭粒、黑糯米加入耗油、盐、味精、白糖拌匀放入荷叶包裹好，放入蒸箱蒸熟即可。

◆ 莲藕老鸭汤

主　料：麻鸭500克。

辅　料：莲藕250克，枸杞子3克。

调　料：葱、姜各10克，盐5克，鸡粉3克，胡椒粉2克，植物油、料酒各适量。

做　法：

1. 将麻鸭宰杀洗净，剁成块焯水。
2. 莲藕去皮洗净改刀成滚刀块焯水备用。
3. 锅置火上，放入少量的植物油煸香葱姜，放入鸭块，烹料酒、盐、鸡粉和水烧开，撇沫转小火炖至汤乳白麻鸭快熟时加入莲藕炖软烂即可。

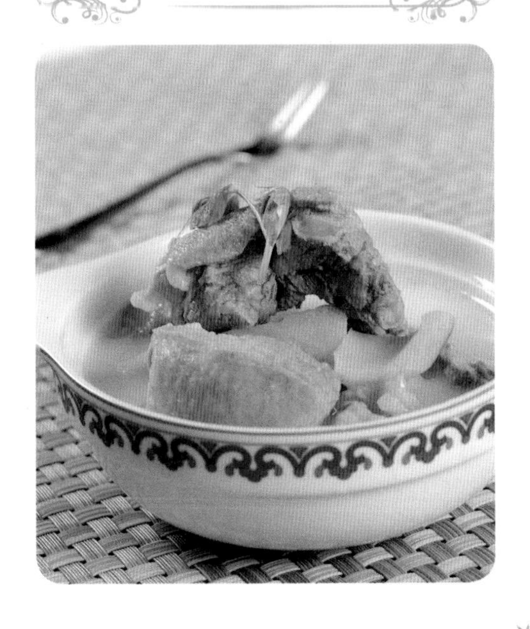

鸽肉

平和调养之品

别　　名　白凤、家鸽、鹁鸽。
性味归经　味甘、咸，性平；归肝、肾经。
建议食用量　每餐 80 ~ 100 克，鸽子蛋每日 2 个。

营养成分

粗蛋白质、粗脂肪、碳水化合物、软骨素、泛酸、支链氨基酸、精氨酸、钙、磷、铁、维生素等。

护乳原理

中医认为，鸽肉易于消化，具有滋补益气、祛风解毒的功效。鸽肉蛋白质含量高，而脂肪含量较低，是禽类动物中最适宜人类食用的。此外鸽血中富含血红蛋白，可调补气血，有助于乳腺病患者食用调补身体，产后妇女食用以调补气血，增强免疫功能，预防乳腺病。

良方妙方

1. 闭经：白鸽 1 只治净，黄酒、清水各半将白鸽煮熟服食。

2. 子宫脱垂：乳鸽 1 只洗净切块，炙黄芪、枸杞子各 30 克用纱布包好，共放炖盅内加水适量，隔水炖熟，去药渣饮汤吃鸽肉。隔天 1 次。

3. 体虚：白鸽 1 只，黄精 30 克，枸杞子 24 克，共煮熟食用。

4. 消渴：白鸽 1 只，去毛及内脏，切小块，怀山药、玉竹各 30 克，共炖熟，调味后食肉饮汤。或白鸽 1 只，切作小块，与萝卜同煎，取汁含咽。

食用功效

鸽子的骨内含有丰富的软骨素，可与鹿茸中的软骨素相媲美，经常食用，具有改善皮肤细胞活力、增强皮肤弹性、改善血液循环、红润面色等功效；鸽肉中还含有丰富的泛酸，对脱发、白发等有很好的疗效；乳鸽含有较多的支链氨基酸和精氨酸，可促进体内蛋白质的合成，加快创伤愈合。

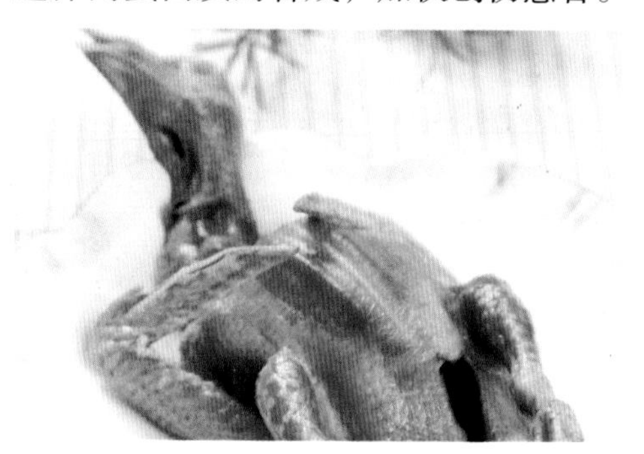

经典论述

1.《食疗本草》："调精益气，治恶疮疥癣，风疮白癜，疬疡风，炒熟酒服。"

2.《中国动物药》："益气解毒，祛风和血，调经止痛。治麻疹，猩红热，恶疮，疥癣，妇女血虚经闭，久病体虚等症。"

3.《四川中药志》："治妇女干血劳，月经闭止，截疟，疗肠风下血。"

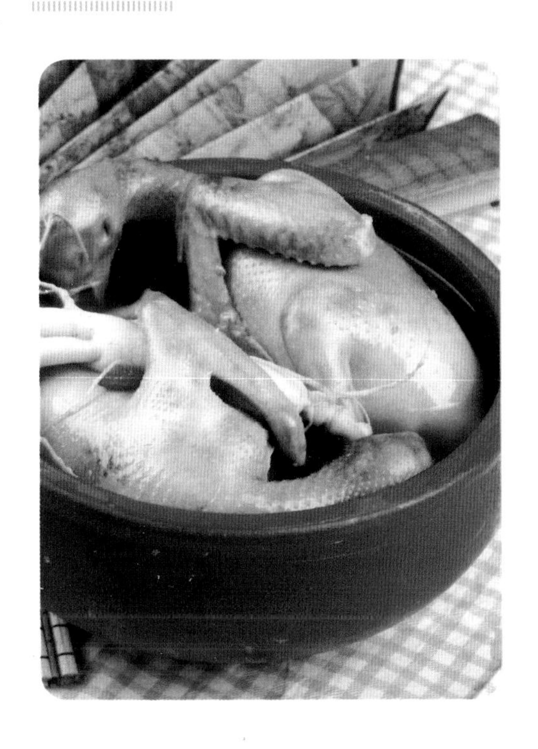

◆ 鲜参灵芝蒸乳鸽

主　料：净乳鸽 2 只 (约 400 克)，鲜人参 2 支 (约 40 克)，甘薯 100 克，灵芝片 20 克。

调　料：葱、姜、盐、白糖、花雕酒、胡椒粉各适量。

做　法：

1. 将乳鸽洗净，从背部剖开，涂匀盐、白糖、花雕酒、胡椒粉腌渍备用。
2. 甘薯去皮切块，灵芝片洗净，鲜人参洗净，拌盐、糖入味，放入乳鸽腹中，加葱、姜片，上锅蒸 120 分钟即可。

◆ 人参气锅乳鸽

主　料：人参 1 根，薏米 20 克，怀山药 20 克，乳鸽 2 只。

做　法：

1. 人参切成片，鸽子宰杀去内脏。
2. 参片、鸽子与怀山药、薏米一起放在气锅里，葱、姜、盐等调好口味，加入清水，盖上盖，上笼蒸 45 分钟即可。

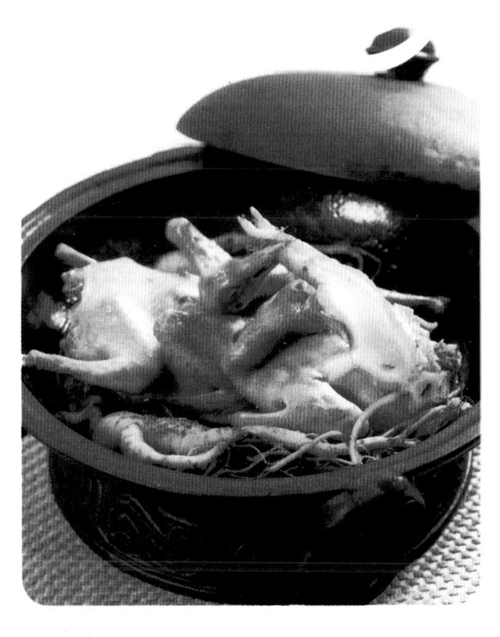

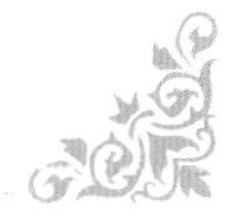

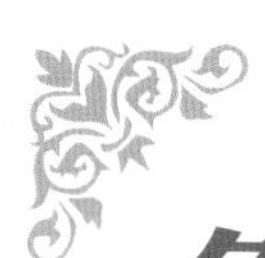

兔肉

补中益气强体质

别　　名　草兔、山兔。

性味归经　味甘，性凉；归肝、大肠经。

建议食用量　每餐 80 ~ 100 克。

营养成分

蛋白质、脂肪、糖类、无机盐、氨基酸、卵磷脂、硫胺素、核黄素、烟酸等。

护乳原理

兔肉中含有多种维生素和 8 种人体必需氨基酸，含有较多人体最易缺乏的赖氨酸、色氨酸，因此，常食兔肉可防止有害物质沉积，增强体质，防治乳腺病。

良方妙方

1. 消渴症：兔 1 只，去毛、爪及内脏，与山药同煎取浓汁，凉后饮用，口渴即饮。

2. 体弱：兔肉 200 克，怀山药 30 克，枸杞子、党参、黄芪各 15 克，大枣 30 克，共煮汤食用。

3. 肺结核：胎兔搅碎，烘干，研粉，压片，片重 0.3 克。日服 3 次，每次服 2 ~ 4 片。3 ~ 6 个月为 1 疗程。可与其他抗结核药物同用。

4. 视物模糊：兔肝 1 具，枸杞子、女贞子各 9 克。先煎药取汁，煮兔肝，调味后，吃肝喝汤。

食用功效

兔肉是一种高蛋白、低脂肪、低胆固醇的食物，既有营养，又不会令人发胖，是理想的“美容食品”。兔肉富含大脑和其他器官发育不可缺少的卵磷脂，有健脑益智的功效，经常食用可保护血管壁，阻止血栓形成，对高血压、冠心病、糖尿病患者有益处，并增强体质，健美肌肉，保持皮肤细胞活性，维护皮肤弹性。

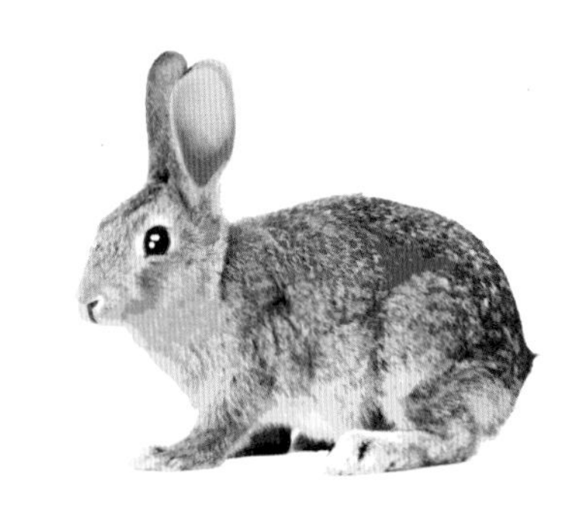

注意事项

孕妇及经期女性、有明显阳虚症状的女性、脾胃虚寒者不宜食用。兔肉不能与鸡心、鸡肝、獭肉、桔、芥、鳖肉同食。

经典论述

1.《名医别录》：“主补中益气。”

2.《本草拾遗》：“主热气湿痹。”

3.《本草纲目》：“凉血，解热毒，利大肠。”

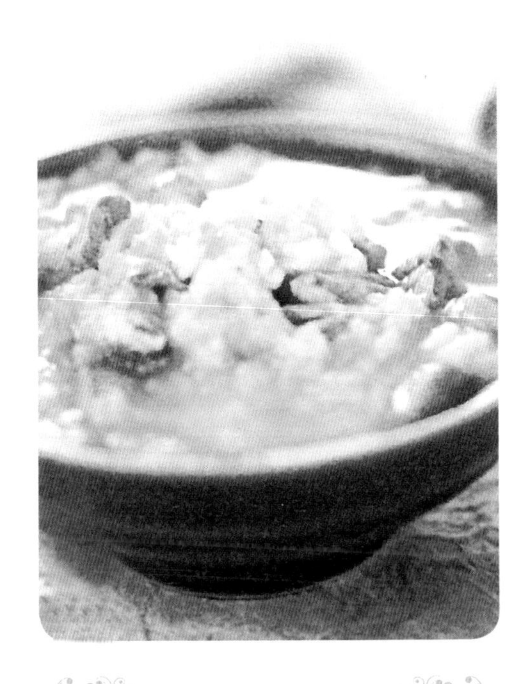

◆ 兔肉苦瓜粥

主　料： 大米100克，兔肉80克，苦瓜40克。

调　料： 姜末、盐各5克，味精少许。

做　法：

1. 大米淘洗干净；兔肉洗净，切小块，冲去血水备用；苦瓜洗净，去瓤，榨汁备用。

2. 锅置火上，加水、大米煮开，转小火煮20分钟，加入兔肉、苦瓜汁再煮10分钟，放入调料即可食用。

◆ 春笋烧兔

主　料： 鲜兔肉、净春笋各500克。

调　料： 葱段、姜、酱油、豆瓣、水淀粉、肉汤、精盐、植物油、味精各适量。

做　法：

1. 将兔肉洗净，切成3厘米见方的块。春笋切滚刀块。

2. 旺火烧锅，放植物油烧至六成熟，下兔肉块炒干水分，再下豆瓣同炒，至油呈红色时下酱油、精盐、葱、姜、肉汤一起焖，约30分钟后加入春笋。待兔肉焖至软烂时放味精、水淀粉，收浓汁起锅即可。

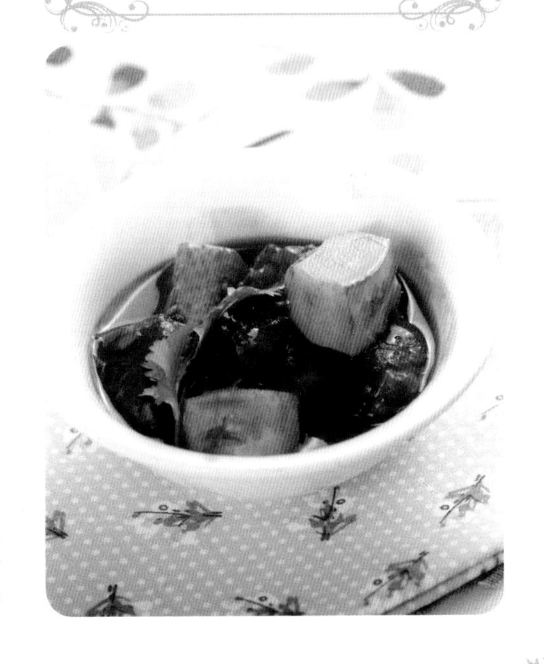

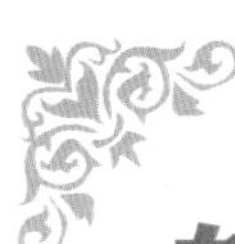

鹌鹑蛋

护乳营养易吸收

性味归经　味甘，性平；归肝、肾经。

建议食用量　每日 3 ~ 5 个。

营养成分

蛋白质、维生素 B_1、维生素 B_2、铁、脑磷脂、卵磷脂、赖氨酸、胱氨酸等。

护乳原理

鹌鹑蛋富含营养物质，食用能发挥很好的调补身体、增强免疫功能等功效，有助于乳腺病的防治。鹌鹑蛋的营养分子比较小，比鸡蛋更容易被人体消化吸收。

良方妙方

1. 解乏提神：新鲜鹌鹑蛋 3 个，打破去皮搅匀，用沸水冲沏。于每日早晨空腹时饮下。

2. 胎衣不下：鹌鹑蛋 2 个，米醋 100 毫升，人参 6 克（另炖）。将醋与参汤一起煮沸冲蛋花服。

3. 过敏反应：鹌鹑蛋 1 个打破生饮。

4. 防治老年斑：水发银耳 50 克，鹌鹑蛋 3 个煮熟，加入少量黄酒，适量味精、盐，以小火煨炖，熟烂后食用。

食用功效

鹌鹑蛋的营养价值很高，它的蛋白质含量比鸡蛋高 30%，维生素 B_1 高 20%，维生素 B_2 高 83%，铁含量高 46.1%，卵磷脂高 5 ~ 6 倍。所以鹌鹑蛋对于贫血、营养不良、神经衰弱、慢性肝炎、高血压、心脏病等均有补益作用。

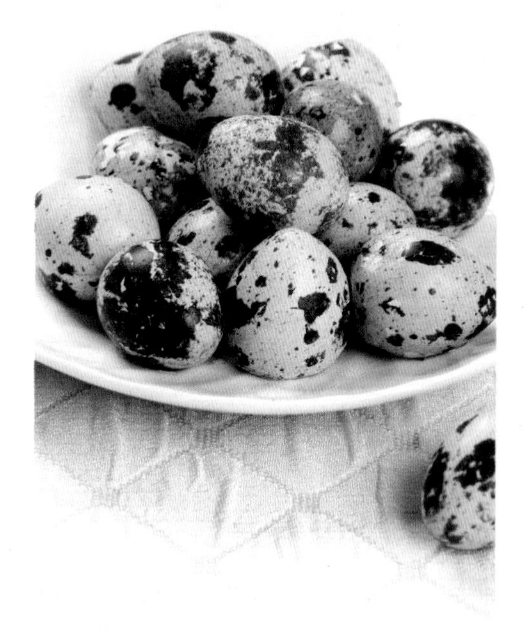

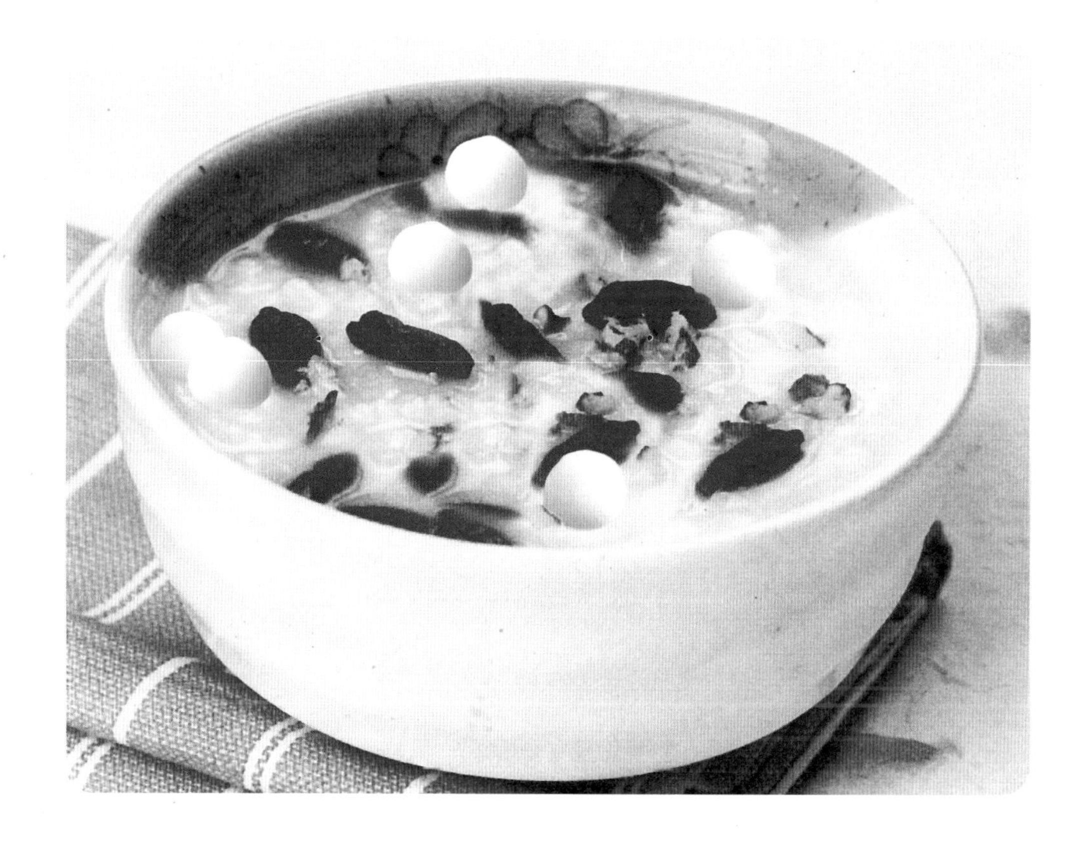

◆ 鹌鹑枸杞粥

主　料：大米 100 克，鹌鹑蛋 10 个。

辅　料：枸杞子、核桃仁各 15 克。

做　法：

1. 将鹌鹑蛋煮熟去壳；枸杞子洗净，浸泡数分钟；核桃仁炒熟碾碎备用；大米淘洗干净。

2. 锅置火上，锅中倒入适量水，放入大米煮开，转小火煮 20 分钟，放入鹌鹑蛋、枸杞子、核桃仁再煮 5 ~ 10 分钟至粥成即可。

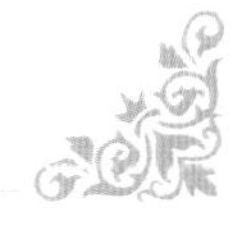

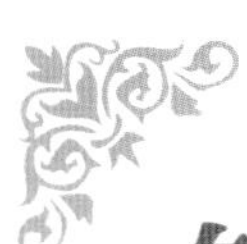

第四节 坚果杂粮，护乳保健康

核桃

补益调养助修复

别　　名　核桃仁、胡桃。
性味归经　味甘，性温；归肾、肺、大肠经。
建议食用量　每次 5 ~ 10 个。

营养成分

蛋白质、脂肪、亚油酸、油酸、亚麻酸、烟酸、泛酸、维生素 B_1、维生素 B_2、维生素 B_6、维生素 E、叶酸、铜、镁、钾、磷、铁等。

护乳原理

核桃含有较多的蛋白质和人体必需的不饱和脂肪酸，也能起到很好的补益调养作用，还有增强人体免疫功能的作用，也是很好的病后调养品，助身体功能修复。

良方妙方

1. 肾虚小便频数：核桃 2 ~ 3 个，置火灰中煨熟，取仁，睡前细细嚼之，黄酒适量送服，每日 1 次，连服 5 ~ 7 日。

2. 神经衰弱：核桃仁、黑芝麻各 30 克，桑叶 60 克，共捣烂如泥为丸（每丸重 3 克），每次 3 丸，每日 2 次。

食用功效

核桃仁富含营养，能滋养脑细胞，增强脑功能；核桃仁有防止动脉硬化、降低胆固醇的作用；核桃仁含有大量维生素 E，经常食用有润肌肤、乌须发的作用，可以令皮肤滋润光滑，富于弹性；当感到疲劳时，嚼些核桃仁，有缓解疲劳和压力的作用。核桃仁中钾含量很高，适合高血压患者食用。

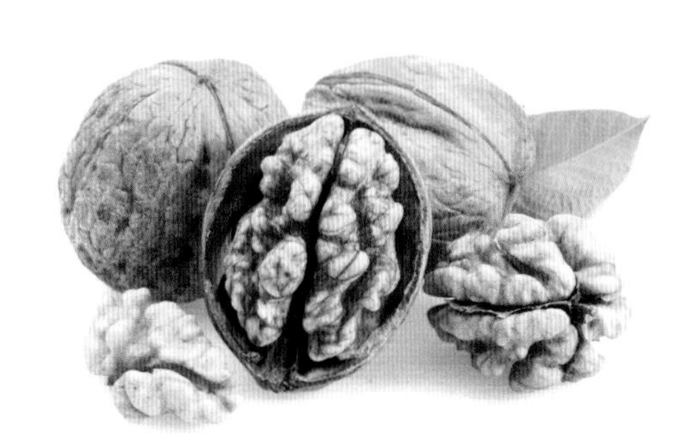

注意事项

腹泻、阴虚火旺、痰热咳嗽、便溏腹泻、内热盛及痰湿重者均不宜食用。

经典论述

《本草拾遗》:“食之令人肥健。”

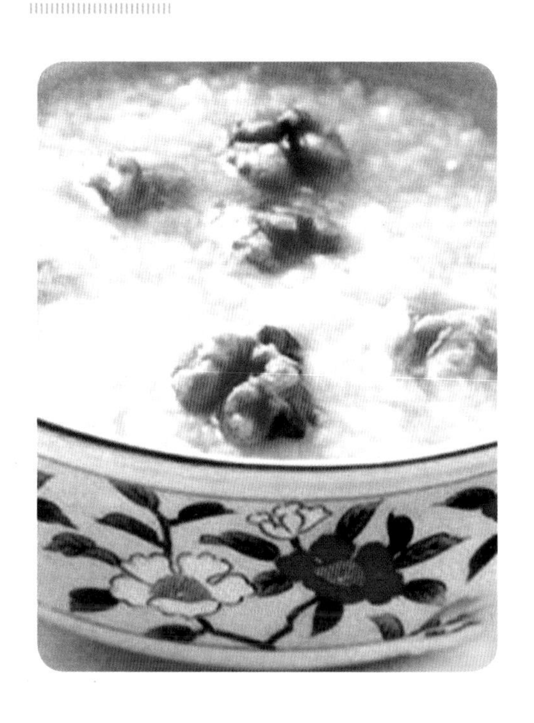

◆ 酱爆核桃仁鸡丁

主　料：鸡丁300克，干核桃仁100克。

调　料：甜面酱15克，味精2克，白糖15克，淀粉、盐、料酒适量，香油2毫升。

做　法：

1. 鸡丁上浆滑油备用。
2. 核桃仁轻炸熟备用。
3. 锅内放油加入甜面酱、盐、白糖、味精、料酒调好口，放入鸡丁、核桃仁翻炒均匀，淋香油即可。

◆ 核桃仁粥

主　料：核桃仁、粳米各100克。

调　料：白糖少许。

做　法：核桃仁捣碎，和洗净的米一起加水煮成粥即可。

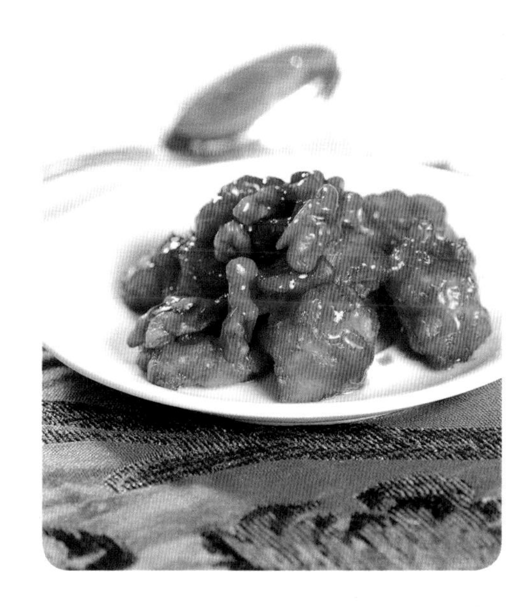

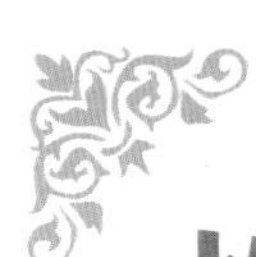

松子

补气养血来护乳

别　　名　罗松子、海松子。

性味归经　味甘，性平；归肝、肺、大肠经。

建议食用量　每次一大勺（约20克）。

营养成分

脂肪、蛋白质、碳水化合物、维生素E、不饱和脂肪酸、油酸酯、亚油酸酯、钙、镁、铁、磷、钾等。

护乳原理

松子中的脂肪成分是油酸、亚油酸等不饱和脂肪酸，预防心脑血管疾病的同时，也能健康补充人体所需的脂肪，保持机体正常代谢。松子含有丰富的维生素E，是一种很强的抗氧化剂，能辅助细胞的正常代谢，预防细胞病变。

良方妙方

1. 肺燥咳嗽：松子仁、杏仁、核桃仁各60克，研粉，掺入蜂蜜适量，温开水送服，每次10克，每日2次。

2. 肝血不足，头晕：松子500克，去除杂质，捣碎，研细，呈膏状，盛于瓶内。每次服用15克，每日2～3次，温酒送下。

3. 抗老防衰，延年益寿：取松子仁500克，去除杂质，捣碎、研细呈膏状，盛于瓶内。每次15克，每日3次，温酒送下。

食用功效

松子中所含的大量矿物质如钙、镁、铁、磷、钾等，能给人体组织提供丰富的营养成分，强壮筋骨，消除疲劳，对大脑和神经有补益作用，是学生和脑力工作者的健脑佳品。松子中维生素E含量高，有很好的软化血管、延缓衰老的作用，是中老年人的理想保健食物。

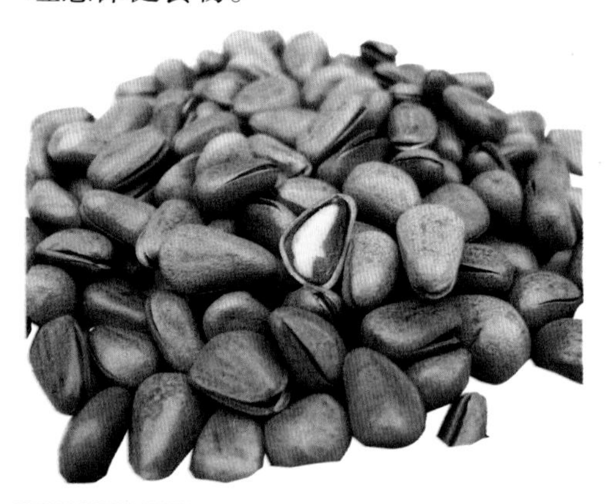

注意事项

咳嗽痰多、便溏、精滑、腹泻者应忌食。松子所含油脂很丰富，胆功能严重不良者需慎食。

经典论述

1.《日华子本草》：“逐风痹寒气，虚羸少气，补不足，润皮肤，肥五脏。”

2.《开宝本草》：“主骨节风，头眩，去死肌，变白，散水气，润五脏，不饥。”

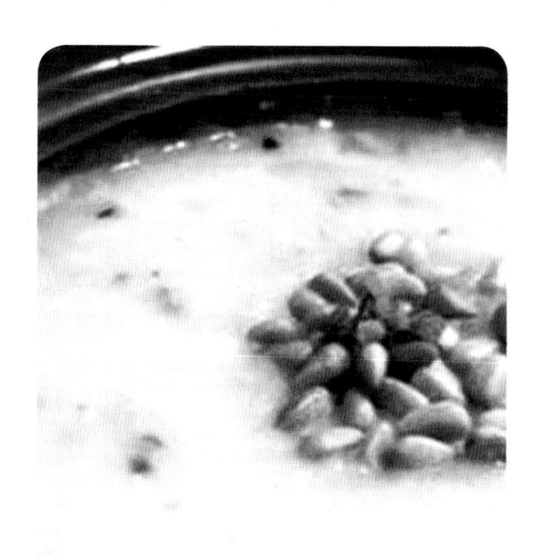

◆ 松子鸡丁

主　料：鸡肉250克。

辅　料：松子仁、核桃仁各20克，鸡蛋1个。

调　料：植物油、淀粉、葱、姜、盐、调味料各适量。

做　法：

1. 鸡肉洗净，切丁；用鸡蛋清、淀粉抓匀，用油滑炒，沥油；核桃仁、松子仁分别炒熟；葱末、姜末、盐、调味料兑成调味汁备用。
2. 锅置火上，放调料汁烧沸；倒入鸡丁、核桃仁、松子仁翻炒均匀即可。

◆ 松子粥

主　料：大米100克，松子仁20克。

调　料：蜂蜜适量。

做　法：

1. 将大米用清水洗净，备用。
2. 将大米置于锅内煮粥，备用。
3. 将松子仁和水研末作膏，入粥内，煮沸。
4. 根据个人喜好放入适量的蜂蜜，即可食用。

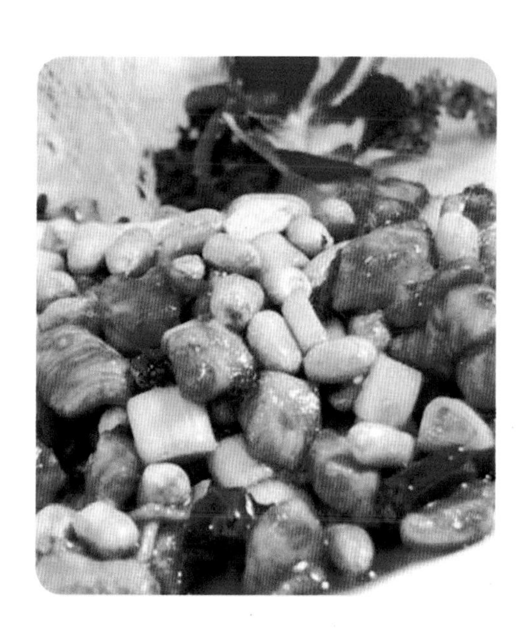

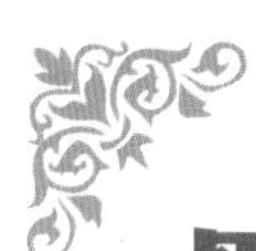

黑芝麻

养血益精助修复

别　　名　胡麻、乌麻、巨胜子。
性味归经　味甘，性平；归肝、肾、大肠经。
建议食用量　每日 10 ~ 20 克。

营养成分

蛋白质、芝麻素、花生酸、芝麻酚、油酸、棕榈酸、硬脂酸、黑色素、卵磷脂、维生素 A、维生素 B、维生素 D、维生素 E、钙、磷、铁等。

护乳原理

黑芝麻含有优质蛋白质和不饱和脂肪酸等营养价值高的物质，一直被认为是滋补佳品，能调补体质，增强人体抗病修复的能力，也有助于女性防治乳腺病。适用于肝肾不足、五脏虚亏、筋骨不坚、眩晕、耳鸣、头痛、头发早白、肠燥便秘、缺乳等症。

良方妙方

1. 产后乳少：芝麻炒熟，入盐末少许，进餐时作副食，可增乳汁。

2. 神经衰弱：黑芝麻、核桃仁、桑叶各 60 克，捣烂为泥，捏成小丸，每次 10 克，每日 2 次。

3. 须发早白、头晕眼花：黑芝麻 200 克，蒸熟炒香，研细末，炼蜜为丸。每次服 20 克，每日 3 次。

4. 哮喘：黑芝麻 250 克，生姜 120 克（捣汁去渣），白蜜 120 克蒸熟，冰糖 120 克，捣碎蒸溶，与白蜜混合均匀。将黑芝麻炒后，待冷，拌生姜汁再炒，再待冷，拌白蜜冰糖，瓷瓶收贮，早晚服 1 匙。

食用功效

黑芝麻中含有丰富的不饱和脂肪酸，能促进红血细胞的生长，还能保护肝、胃，同时还能补充人体所需要的钙质，可降血压。

黑芝麻具有保健功效，一方面是因为含有优质蛋白质和丰富的矿物质，另一方面是因为含有丰富的不饱和脂肪酸、维生素 E 和珍贵的芝麻素及黑色素。

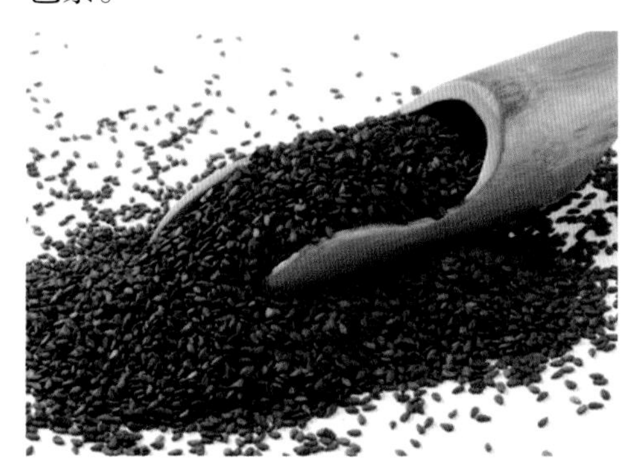

注意事项

患有慢性肠炎、便溏腹泻者忌食。

经典论述

1.《神农本草经》：“主伤中虚羸，补五内，益气力，长肌肉，填脑髓。”

2.《本草备要》：“补肝肾、润五脏，滑肠。”

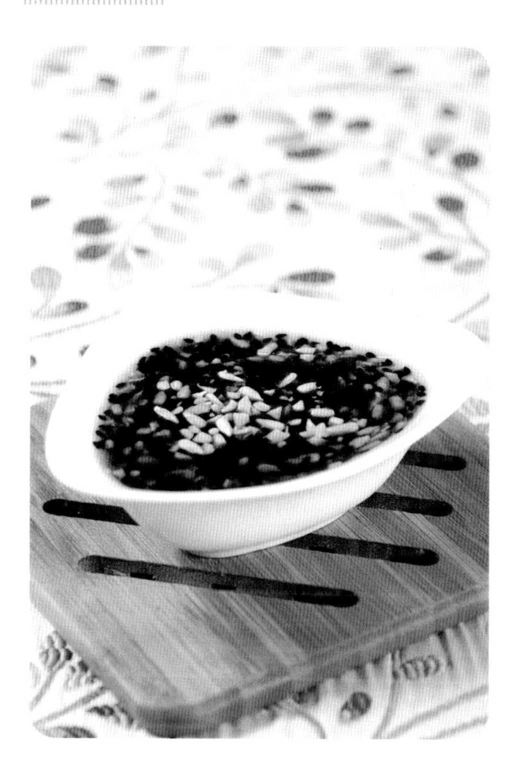

◆ 蜂蜜黑芝麻酪

主　料：黑芝麻50克。

辅　料：蜂蜜20克，花生碎30克。

调　料：淀粉10克。

做　法：

1. 黑芝麻放入打碎机打成茸备用。

2. 锅置火上，锅内放入水300毫升加入黑芝麻茸、蜂蜜、花生碎，小火熬2分钟下入水淀粉勾芡即可。

◆ 葵花籽黑芝麻糊

主　料：黑芝麻200克。

辅　料：葵花籽100克。

调　料：白糖20克，淀粉10克。

做　法：

1. 黑芝麻用打碎机打成粉备用。

2. 锅置火上，锅内放入水适量，加入黑芝麻粉、白糖、葵花籽烧开，下入水淀粉勾芡出锅即可。

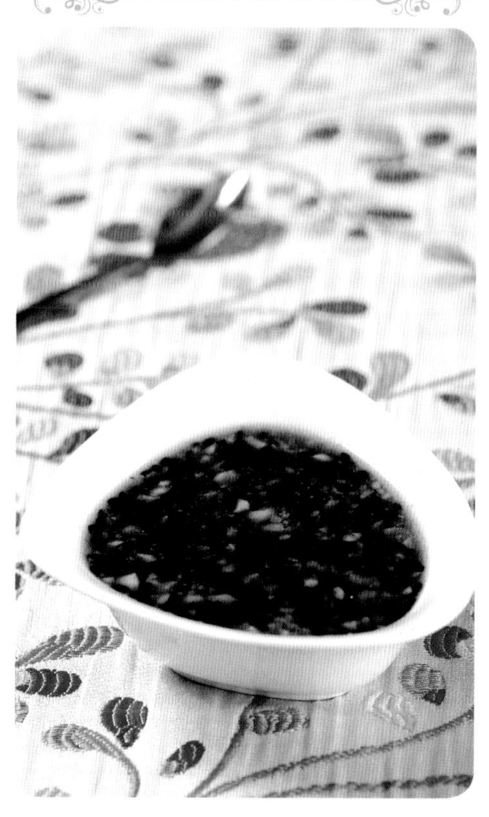

花生

止血补益防肿结

别　　名　落花生、长寿果。

性味归经　味甘，性平；归脾、肺经。

建议食用量　每餐 80 ~ 100 克。

营养成分

蛋白质、脂肪油、糖类、氨基酸、不饱和脂肪酸、卵磷脂、胆碱、胡萝卜素、粗纤维、硫胺素、白藜芦醇、核黄素、烟酸、钙、磷、铁等。

护乳原理

花生果实中的脂肪油和蛋白质，对妇女产后乳汁不足者有滋补气血、养血通乳的作用，防止乳汁不通而导致的乳腺病。花生果实、花生油中的白藜芦醇是肿瘤疾病的天然化学预防剂，能辅助预防乳腺病的癌变。

良方妙方

1. 产后缺乳：花生米、黄豆各 60 克，猪蹄 2 只，共炖食。

2. 带下：花生米 200 克，冰片 15 克共捣如泥，分 2 次服，每日空腹时白开水送下。

3. 慢性肾炎：花生米（连皮）、红枣各 60 克，煎汤代茶饮，食花生米和枣，连服 1 周。

4. 贫血：花生衣 12 克，每日分 2 次冲服，经常服用。

5. 高血压：用醋浸花生仁 7 日以上，每晚服 7 ~ 10 粒；或鲜花生叶煎水代茶饮。

食用功效

中医学认为，花生米煮熟性平，炒熟性温，具有和胃、润肺、化痰、补气、生乳、滑肠之功，经常食用可治营养不良、咳嗽痰多、产后缺乳等症，对慢性肾炎、腹水、声音嘶哑等病也有辅助治疗作用。

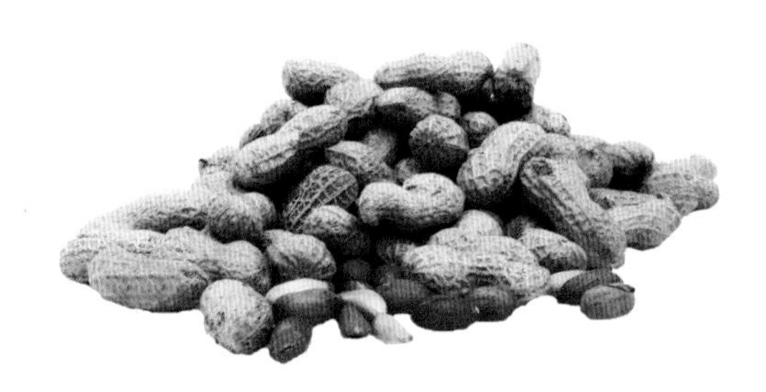

注意事项

花生含油脂多，消化时会消耗较多的胆汁，因此胆病患者不宜食用。

经典论述

1.《药性考》：“生研用下痰；炒熟用开胃醒脾，滑肠，干咳者宜餐，滋燥润火。”

2.《本草纲目拾遗》：“多食治反胃。”

3.《现代实用中药》：“治脚气及妇人乳汁缺乏。”

养生食谱

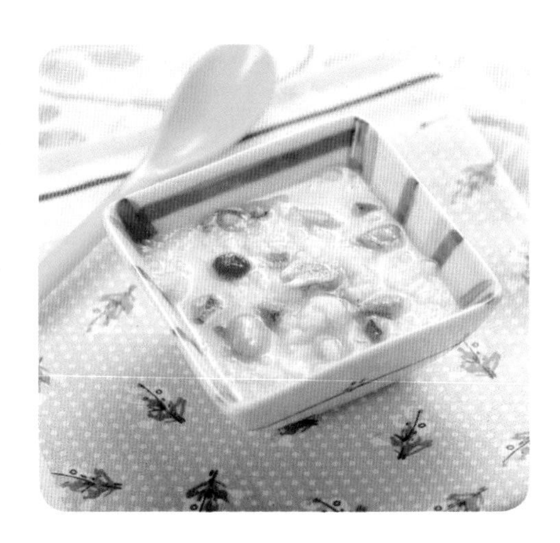

◆ 小蓟花生仁粥

主　料：花生米 100 克，粳米 150 克。

辅　料：小蓟 12 克。

做　法：花生仁飞水加小蓟、粳米一同水煮至熟软黏稠即可。

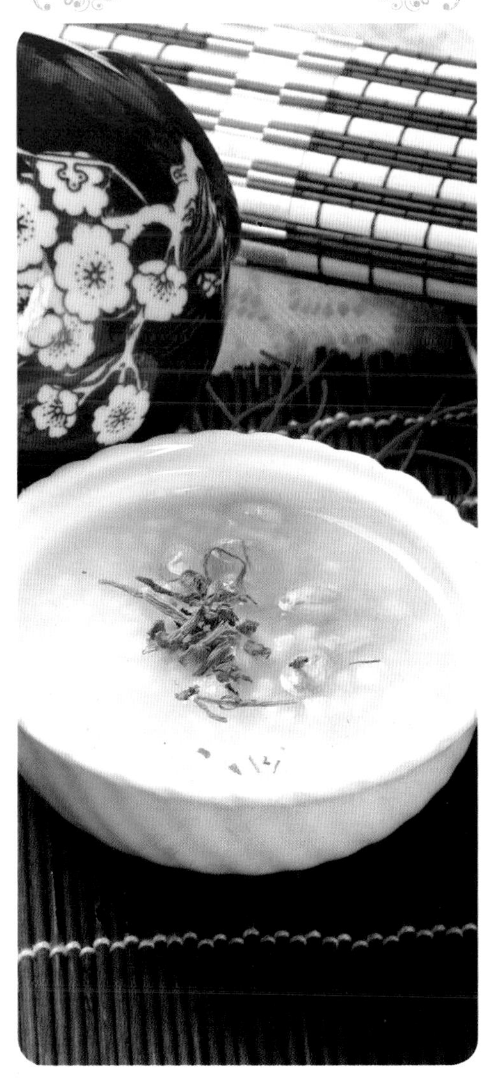

◆ 猪肝花生粥

主　料：大米 200 克，鲜猪肝 100 克，花生仁 50 克，胡萝卜、西红柿、菠菜各适量。

调　料：盐、香油、鸡汤各适量。

做　法：

1. 鲜猪肝、胡萝卜、西红柿分别洗净，切碎。菠菜焯烫后，切碎。
2. 将大米、花生仁淘洗干净，放入电饭锅中煮成粥。
3. 将猪肝末、胡萝卜末放入锅内，加鸡汤煮熟后，和西红柿碎、菠菜碎一起放入煮好的花生粥内。煮至粥稠，加盐、香油调味即可。

黄豆

益气养血防病变

别　　名　黄大豆、豉豆。

性味归经　味甘，性平；归脾、大肠经。

建议食用量　每日约40克。

营养成分

蛋白质、优质脂肪、氨基酸、维生素E、卵磷脂、皂苷素、大豆异黄酮、磷、钙、铁、锌等。

护乳原理

黄豆含有丰富的蛋白质，含有多种人体必需氨基酸，可以增强人体免疫力。大豆异黄酮是一种结构与雌激素相似、具有雌激素活性的植物性雌激素，能调节人体内雌激素的水平，辅助防治因激素调节紊乱而导致的乳腺病。

良方妙方

1. 通乳：鲜豆腐、黑糖各120克，煮数沸，1次服。

2. 带下：豆浆1碗，白果仁10粒捣碎，冲入豆浆内炖温内服。每日1次，连服数日。

3. 手足肿痛：黄豆30克，白矾6克，花椒9克，水煎，趁热先熏后洗，每日1次。

4. 习惯性便秘：每日以黄豆皮20克，水煎，分3次服。

食用功效

黄豆蛋白质中所含必需氨基酸比较齐全，尤其富含赖氨酸，正好补充谷类赖氨酸不足的缺陷，而黄豆中缺乏的蛋氨酸，又可从谷类得到补充，因此谷豆混食是科学的食用方法。黄豆脂肪中的亚麻酸及亚油酸，有降低胆固醇的作用；卵磷脂含量也较多，对神经系统的发育有好处。

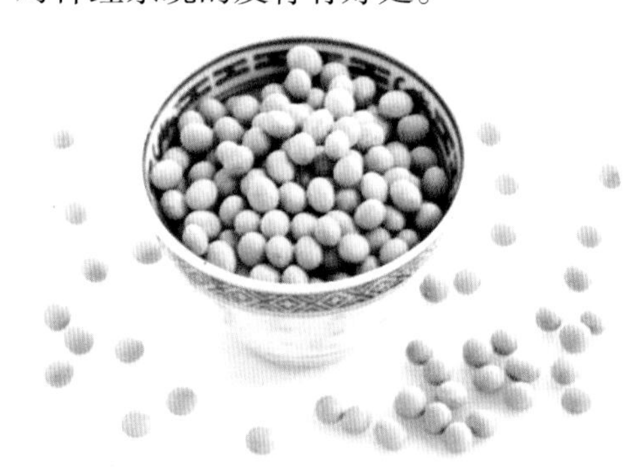

注意事项

多食塞气、生痰、动嗽，令人身重，发面黄疮疥。

经典论述

1.《本草汇言》：“煮汁饮，能润脾燥，故消积痢。”

2.《本经逢原》：“误食毒物，黄大豆生捣研水灌吐；诸菌毒不得吐者，浓煎汁饮之；又试内痈及臭毒腹痛，并与生黄豆嚼，甜而不恶心者，为上部有痈脓及臭毒发瘀之真候。”

3.《本草汇言》：“煮汁饮，能润脾燥，故消积痢。”

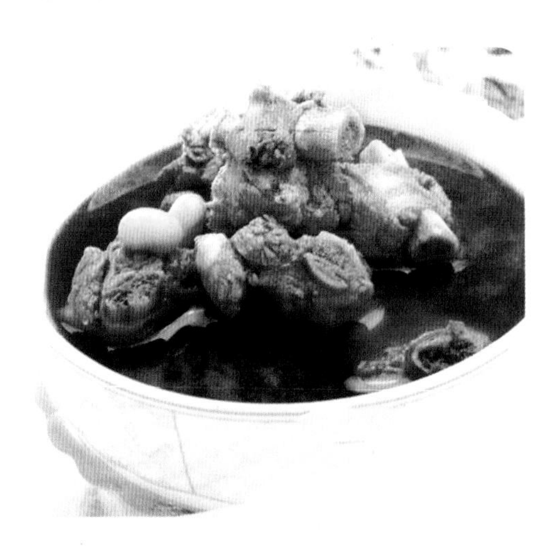

◆ 黄豆排骨汤

主　料： 黄豆150克，排骨600克。

调　料： 大头菜、生姜各1片，盐少许。

做　法：

1. 黄豆放入锅内略炒，不加油，洗干净，沥干水。
2. 大头菜切1片，浸透，去咸味，洗干净。生姜洗干净，去皮，切1片。
3. 排骨洗干净，斩段，放入沸水中煮5分钟。
4. 瓦煲内加入清水猛火煲至水沸后放入用料，至水再沸起，改用中火继续煲至黄豆熟透，以少许盐调味即可。

◆ 黄豆海带汤

主　料： 海带300克。

辅　料： 黄豆50克，小红辣椒2个。

调　料： 盐5克，味精、胡椒粉各少许。

做　法：

1. 海带洗净，切小片；黄豆用水泡发（约10小时）；红辣椒去蒂、籽，洗净，切节。
2. 锅置火上，倒入适量水烧开，放入黄豆煮至八成熟，加海带一同煮熟。再加入辣椒、调料煮至开锅即可。

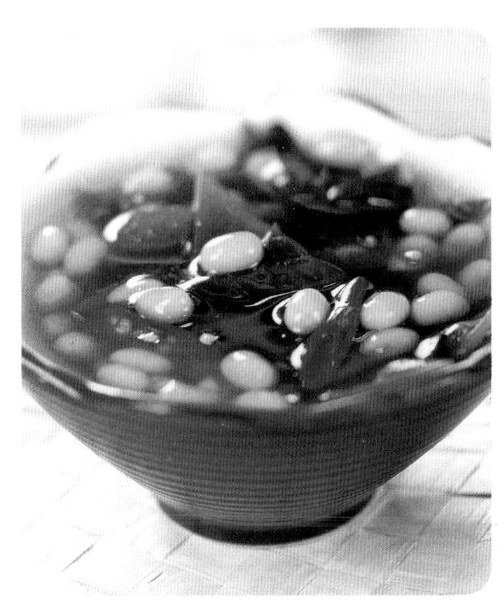

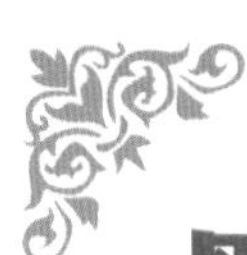

黑豆

豆类养生之王

别　　名　黑黄豆、乌豆。

性味归经　味甘，性平；归脾、肾经。

建议食用量　每餐约 30 克。

营养成分

蛋白质、维生素、皂苷、氨基酸、不饱和脂肪酸、黑豆色素、黑豆多糖、异黄酮、铁、钙等。

护乳原理

黑豆含有丰富的黄酮类物质，具有类雌激素的作用，能辅助调节女性体内的激素水平，从而防止因激素水平异常而引起的乳腺病。所含的优质蛋白居各种豆类之首，能很好地补充蛋白质，增强人体免疫修复能力。

良方妙方

1. 月经不调：黑豆 60 克，红糖适量，水煮黑豆至烂，加糖服用。

2. 产后风寒：黑豆 100 克，炒至半熟，泡入黄酒。每次服 30 毫升，每日 2 ～ 3 次。

3. 闭经：黑豆 30 克，红花 6 克，水煎冲红糖 100 克，温服。

4. 产后身痛：将 500 克黑豆入锅中炒至半焦，与红枣 20 克一起浸入 1 升黄酒中，半月后去渣饮酒。每日 2 ～ 3 次，每次服 20 ～ 30 毫升。

食用功效

黑豆中蛋白质含量高达 36% ～ 40%，含有 18 种氨基酸，特别是人体必需的 8 种氨基酸；黑豆还含有不饱和脂肪酸，其不饱和脂肪酸含量达 80%，吸收率高达 95% 以上，除能满足人体对脂肪的需要外，还有降低血中胆固醇的作用；黑豆所含的皂苷、黑豆多糖、蛋白质、铁等能增强人体的免疫力、清除氧自由基、改善贫血，可减轻体虚严重引起的颈肩腰腿痛。其所含的大豆异黄酮能延缓衰老、减少骨骼中钙质的流失，且含钙量丰富，能强健骨骼，减轻腰膝酸软等症。

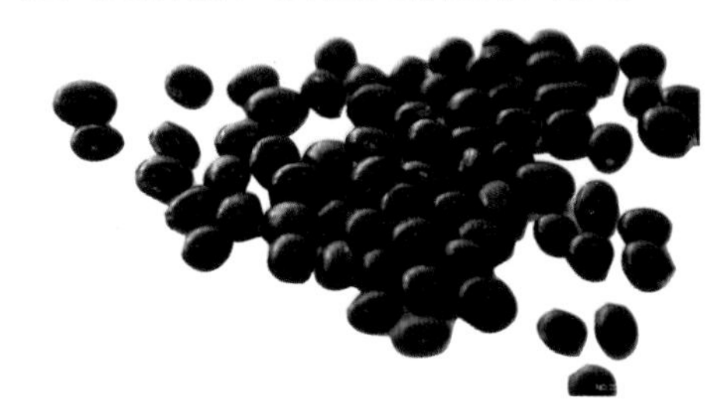

注意事项

肠胃功能不良者不要多吃。

经典论述

1.《本草纲目》：“令人长肌肤，益颜色，填筋骨，加力气。”

2.《本草拾遗》：“炒令黑，烟未断，及热投酒中，主风痹、瘫痪、口噤、产后诸风。”

3.《日华子本草》：“调中下气，通经脉。”

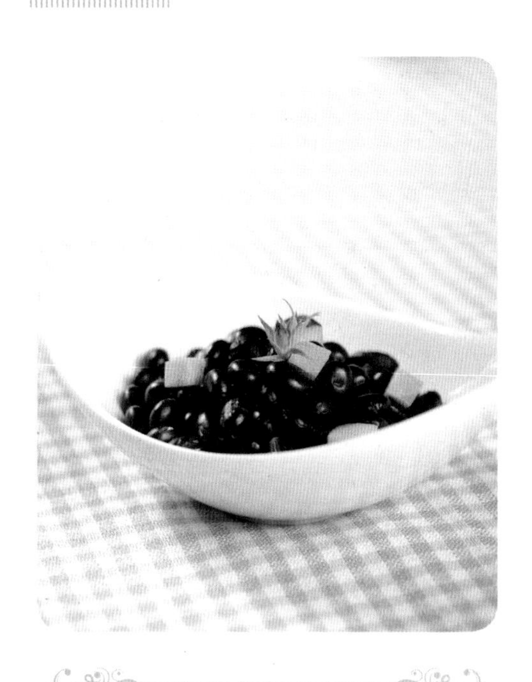

◆ 黑豆炖鲫鱼

主　料：鲫鱼1条。

辅　料：黑豆50克，葱、姜各10克，高汤适量。

调　料：盐5克，鸡粉6克，胡椒粉3克。

做　法：

1. 鲫鱼宰杀好备用，黑豆放水涨发好备用。

2. 锅上火放入高汤、黑豆、葱、姜、盐、鸡粉、胡椒粉，小火熬20分钟鲫鱼软烂汤汁浓白后即可。

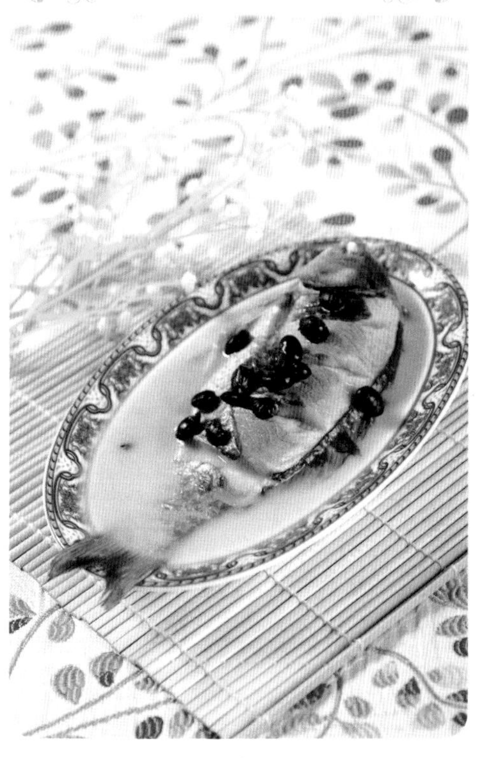

◆ 双色黑豆

主　料：黑豆200克。

辅　料：胡萝卜6克，黄瓜10克。

调　料：盐、味精各2克，香油1毫升。

做　法：

1. 将胡萝卜、黄瓜洗净切丁焯水备用。

2. 将黑豆泡凉水4个小时，黑豆充分涨发后用水煮熟。

3. 黑豆加入黄瓜丁、胡萝卜丁、盐、味精、香油拌匀即可。

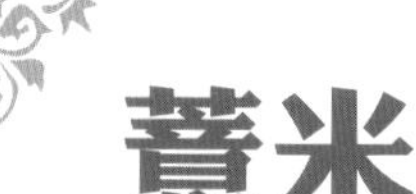

薏米

渗湿排脓来散结

别　　名　薏苡仁、薏仁、苡仁。
性味归经　味甘、淡，性凉；归脾、胃、肺经。
建议食用量　每次 9 ~ 30 克。

营养成分

蛋白质、脂肪、碳水化合物、矿物质、膳食纤维、维生素 B_1、多种氨基酸、薏苡素、薏苡酯、三萜类化合物、硒等。

护乳原理

薏米中含有硒元素等抗癌成分，能有效抑制癌细胞的增殖，经常适当食用能减少肿瘤发病概率。含有的多种维生素和矿物质，有促进新陈代谢和减少胃肠负担的作用，可作为乳腺病病中或病后体弱患者的补益食品。

良方妙方

1. 久风湿痹，补正气，利肠胃，消水肿，除胸中邪气，治筋脉拘挛：薏苡仁为末，同粳米煮粥，日日食之。

2. 祛风湿，强筋骨，健脾胃：薏苡仁粉，同曲米酿酒，或袋盛煮酒饮之。

3. 肺痈咳唾，心胸甲错者：以淳苦酒煮薏苡仁令浓，微温顿服之。肺若有血，当吐出愈。

食用功效

薏米含有人体必需的 8 种氨基酸，对于久病体虚者、老人、产妇、儿童都是比较好的药用食物，可经常食用。薏米不论用于滋补还是用于治病，作用都较为缓和，微寒而不伤胃，益脾而不滋腻，作用胜于其他谷类。在盛夏多吃薏米可以及时补充高温下的体力消耗，起到增强免疫力的作用。

薏米有利水消肿、健脾去湿、舒筋除痹、清热排脓等功效，同时又是一种美容食品，常食可以保持人体皮肤光泽细腻，对消除和防治粉刺、雀斑、老年斑、妊娠斑、蝴蝶斑、脱屑、痤疮、皲裂、皮肤粗糙等都有良好效果。

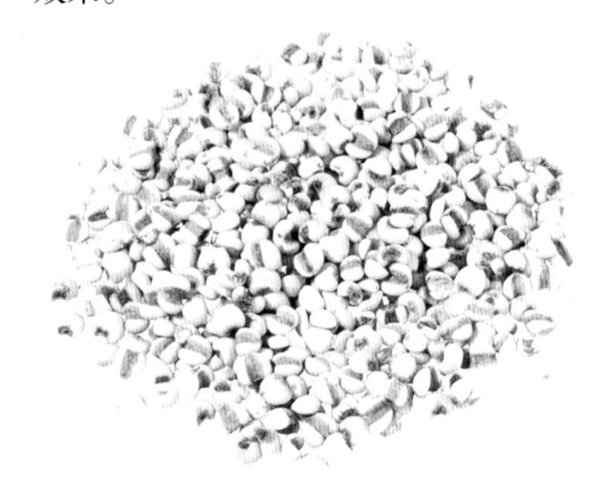

注意事项

便秘，尿多者及孕早期的妇女应忌食。薏米性微寒，体质偏寒的人可选择食用炒过的薏米，体质偏热的人可直接煮食。薏米药用也需要注意食用方式：健脾益胃，宜炒用；利水渗湿、清热排脓、舒筋除痹，均宜生用。

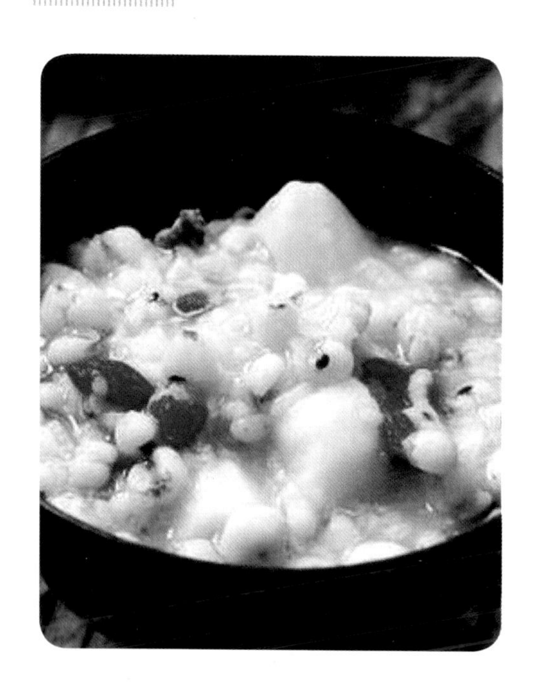

◆ 薏苡仁苦瓜红豆粥

主　料： 薏苡仁、红豆各50克，苦瓜30克，粳米100克。

做　法：

1. 将薏苡仁、红豆先用温水泡30分钟洗净备用，苦瓜洗净去瓤切片备用。
2. 锅上火加水适量，放入粳米、红豆和薏苡仁，同煮八成熟放入苦瓜片煮熟成粥即可。

◆ 薏米山药粥

主　料： 薏米80克，山药150克。

辅　料： 小枣20克，冰糖适量。

做　法：

1. 薏米洗净，小枣洗净。
2. 山药去皮切小滚刀块。
3. 先将薏米倒入锅中加水烧开，转小火30分钟加入山药、小枣，用小火慢熬等食物煮烂加入冰糖即可。

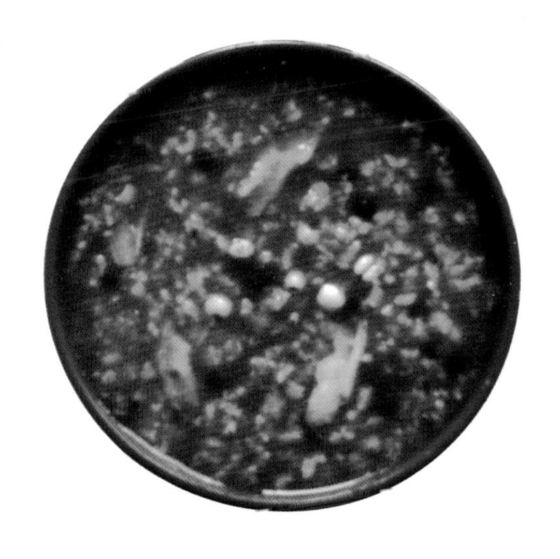

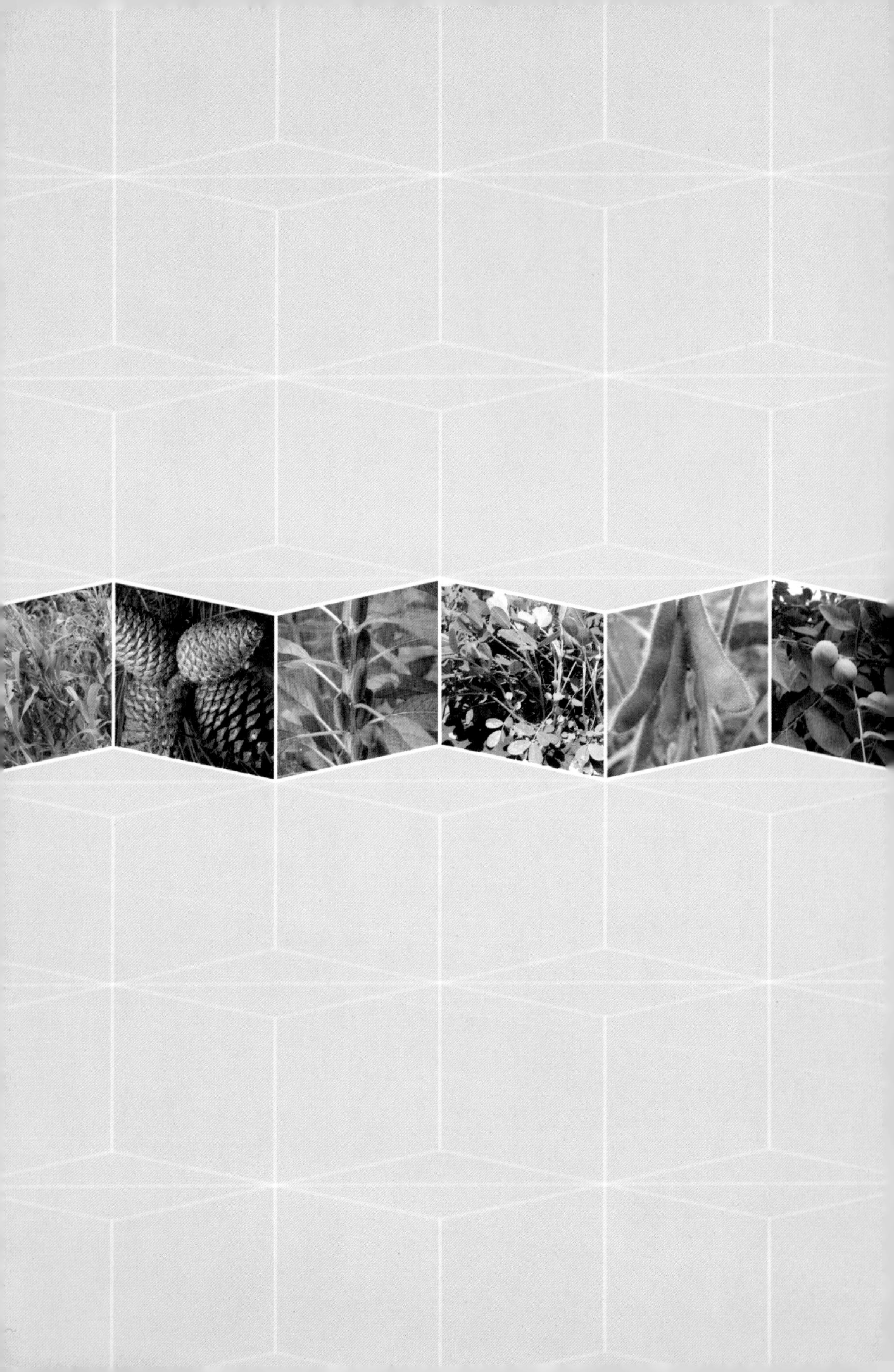

第三章

妙药良方——寓药于食病自消

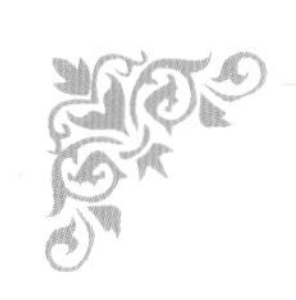

第一节　行气类中药材

橘皮

疏肝破气兼消积

别　　名　陈皮、贵老、黄橘皮。

性味归经　味苦、辛，性温；归肺、脾经。

用法用量　内服：煎汤，3～9克；或入丸、散。

营养成分

橙皮苷、胡萝卜素、隐黄素、维生素、挥发油、果胶、柠檬烯等。

护乳原理

橘皮所含的挥发油对胃肠道有温和刺激作用，可促进消化液的分泌，排除肠管内积气，有助于增加乳腺病患者的食欲，从而使其更好地吸收营养，坚固抗病修复之本。

功用疗效

理气健脾，燥湿化痰。用于胸脘胀满，食少吐泻，咳嗽痰多。

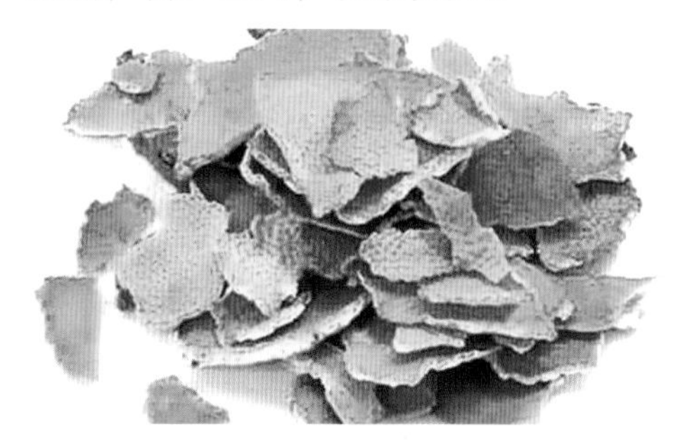

注意事项

橘皮不宜与半夏、南星同用；不宜与温热香燥之药同用。气虚体燥、阴虚燥咳、吐血及内有实热者慎服。

良方妙方

1. 急性乳腺炎：橘皮70克，每日煎服1剂，15天为1疗程。

2. 乳腺炎：橘皮30克，甘草6克，水煎服，每日1剂，煎服2次；严重者可每日2剂，煎服4次。

3. 乳腺增生和乳腺瘤：橘皮80克，夏枯草、王不留行、丝瓜络、海藻、甘草各30克，皂角刺60克，麻黄5克。水煎服，每日1剂，分3次服。

经典论述

1.《医学启源》："橘皮能益气，加青皮减半，去滞气，推陈致新。若补脾胃，不去白，若理胸中滞气，去包。《主治秘要》云，苦辛益气，利肺，有甘草则补肺，无则泻肺。"

2.《日用本草》："橘皮，能散能泻，能温能补，能消膈气，化痰涎，和脾止嗽，通五淋。中酒呕吐恶心，煎饮之效。"

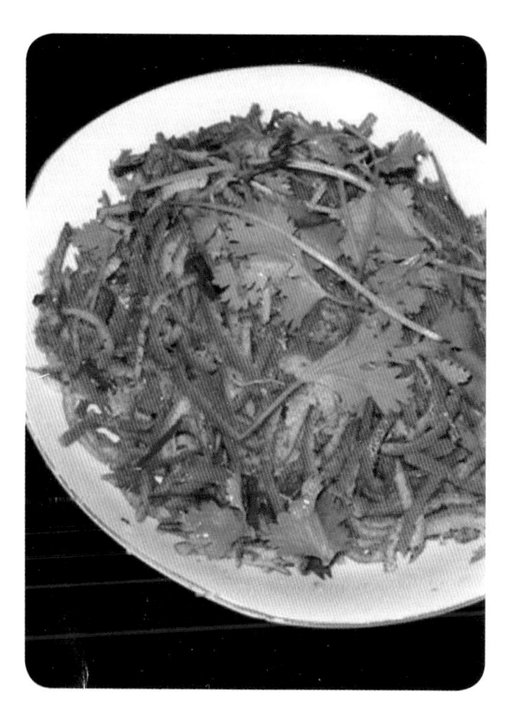

◆ 参芪陈皮茶

配　方：丹参、黄芪各15克，陈皮10克。

做　法：

1. 将丹参、黄芪、陈皮一起放入砂锅，倒入适量清水，大火烧沸后改小火煎煮约20分钟。
2. 滤出汤汁，代茶饮用。

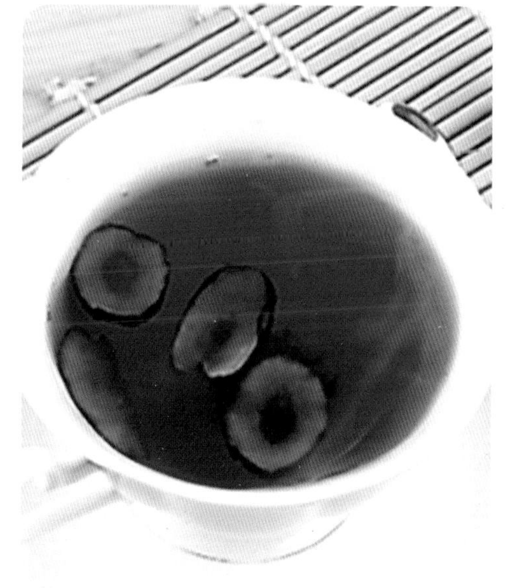

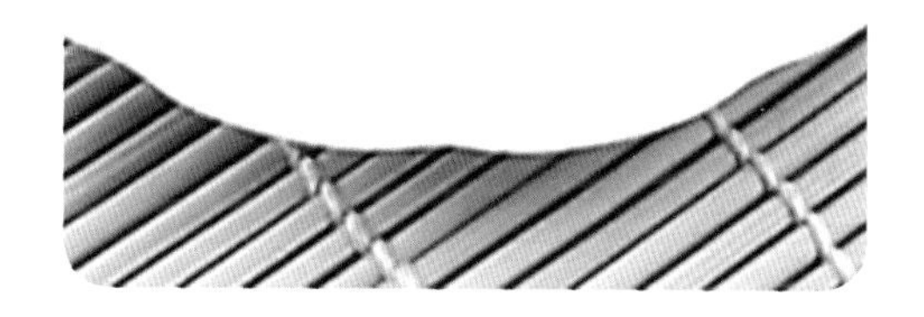

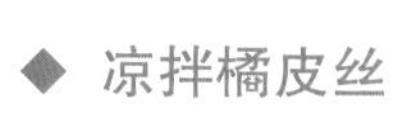

◆ 凉拌橘皮丝

主　料：鲜橘皮2～3个。

调　料：白糖2勺。

做　法：

1. 鲜橘皮切细丝，放入碗内，入屉略蒸10分钟左右。
2. 取出放凉，拌入2勺白糖。每日1次，连服10～15天。

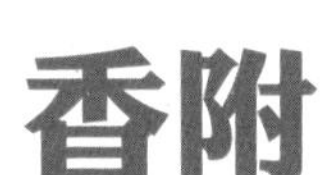

香附

行气解郁兼止痛

别　　名　莎草、香附子、香头草。

性味归经　味辛、微苦、微甘，性平；归肝、脾、三焦经。

用法用量　内服：煎汤，5 ~ 10 克；或入丸、散。

营养成分

葡萄糖、果糖、淀粉、挥发油等。

护乳原理

香附历来被誉为“气病之总司，女科之主帅也”。女子血脉是否通畅和肝是否条达有密切关系，香附疏肝解郁、理气的临床效果佳，因此临床上也用于治疗乳腺病。

功用疗效

行气解郁，调经止痛。用于肝郁气滞，胸、胁、脘腹胀痛，消化不良，胸脘痞闷，寒疝腹痛，乳房胀痛，月经不调，经闭，痛经。

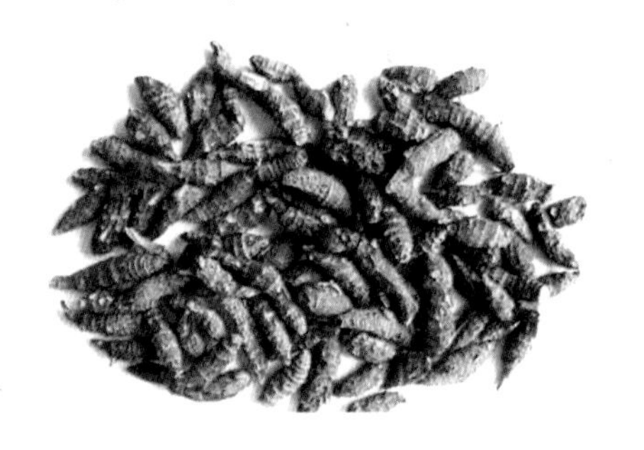

注意事项

气虚无滞、阴虚、血热者慎服。

良方妙方

1. 急性乳腺炎：夏枯草 20 克，香附子、刘寄奴各 8 克，山慈菇 12 克，水煎服。适用于急性乳腺炎肝气郁结证。

2. 乳腺增生：用连翘、香附、泽兰、大黄、芒硝、瓜蒌、川芎、红花、桑寄生、鸡血藤、丝瓜络各 30 克，混合均匀，分装于两个大小能覆盖乳房的布袋中。将药袋置锅中蒸热，外敷乳房患部。临用时可在药袋上洒烧酒少许。每次热敷 30 分钟。每一药袋最多热敷 10 次即应换药。

经典论述

《本草纲目》：“散时气寒疫，利三焦，解女郁，消饮食积聚，痰饮痞满，跗肿，腹胀，脚气，止心腹、肢体、头、目、齿、耳诸痛，痈疽疮疡，吐血，下血，尿血，妇人崩漏带下，月经不调，胎前产后百病。”

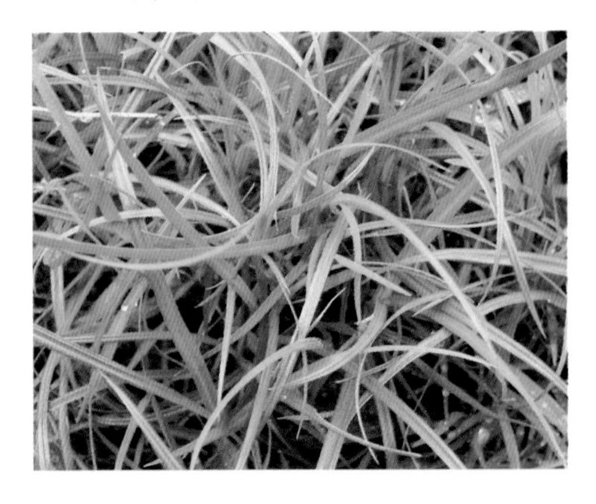

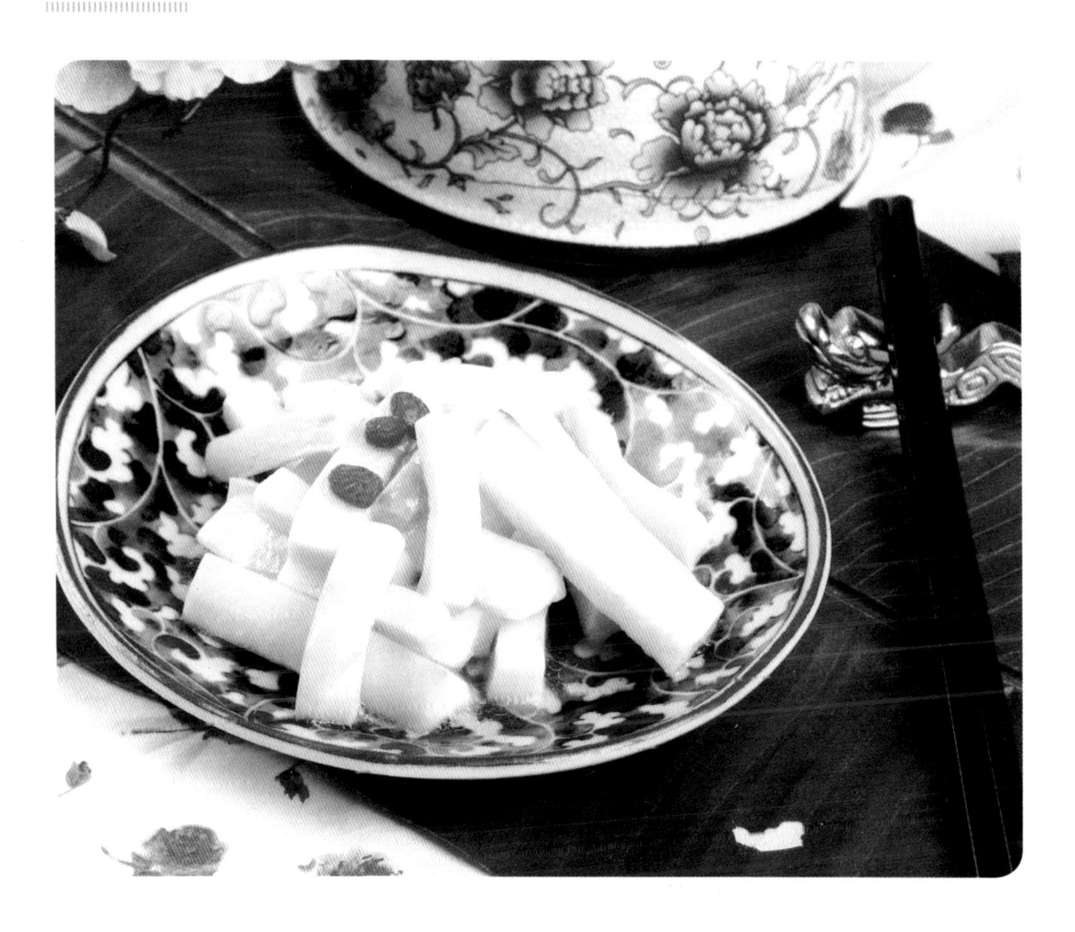

◆ 香附丝瓜蘑菇

配　方：香附10克，丝瓜50克，蘑菇60克，植物油、姜、葱、盐、味精各适量。

做　法：香附去杂质洗净，丝瓜切成5厘米条，姜切片，葱切段，蘑菇切条备用；锅烧热放植物油，下入姜葱爆香，放入蘑菇、丝瓜、香附、盐、味精等调好口，翻炒至熟即可。

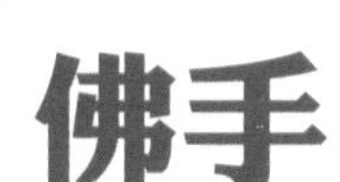

佛手

疏肝理气又止痛

别　　名　佛手柑、佛手香橼。

性味归经　味辛、苦、酸，性温；归肝、胃经。

用法用量　内服：煎汤，3 ~ 10克；或泡茶饮。

营养成分

蛋白质、碳水化合物、维生素C、胡萝卜素、钾、钙、铁、硒、柠檬油素、柠檬内酯、胡萝卜苷、棕榈酸、琥珀酸、香叶木苷、橙皮苷等。

护乳原理

佛手入肝、胃经这两个和乳房生理功能调节密切相关的经络，因此有助于乳腺病的调理。另外佛手还具有和胃健脾的功效，有助于缓解病程中出现的肠胃不适。

功用疗效

疏肝理气，和胃止痛。适用于肝胃气滞，胸胁胀痛，胃脘痞满，食少呕吐。

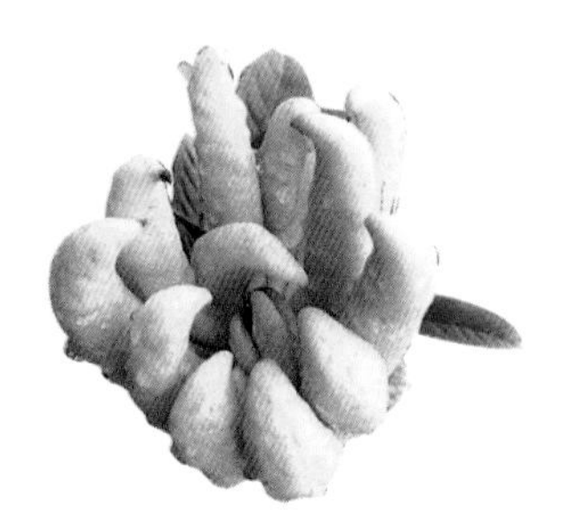

注意事项

阴虚有火，无气滞症状者慎服。

良方妙方

1. 肝胃气滞之脘腹胀痛：佛手柑15克，白糖适量。将佛手柑、白糖适量泡茶，每日服数次。

2. 痰湿咳嗽：鲜佛手10克，生姜6克。水煎去渣，加白砂糖温服，每日1次。

3. 哮喘：佛手15克，藿香9克，姜皮3克。水煎服。

4. 急慢性支气管炎：佛手30克，丹参、杏仁、六神曲各15克，麻黄0.5克，五味子、细辛、炙甘草各3克。上药加水适量，先用武火烧开，再改文火煎10分钟，每次煎汁200毫升。每日1剂，分2次温服。本方理气宽胸，化痰平咳。

5. 黄疸：佛手片、六神曲、赤茯苓各10克，黄柏、红花各6克，茵陈20克。上药水煎服，每日1剂。

经典论述

1.《本草纲目》：“煮酒饮，治痰气咳嗽。煎汤，治心下气痛。”

2.《本草再新》：“治气舒肝，和胃化痰，破积，治噎膈反胃，消癥瘕瘰疬。”

◆ 佛手郁金粥

配　方：佛手20克，郁金6克，青皮8克，大米250克。

做　法：

1. 将佛手、郁金、青皮洗净煎取浓汁备用。

2. 将大米洗净加开水中同药汁煮至黏稠，米粒软烂即可。

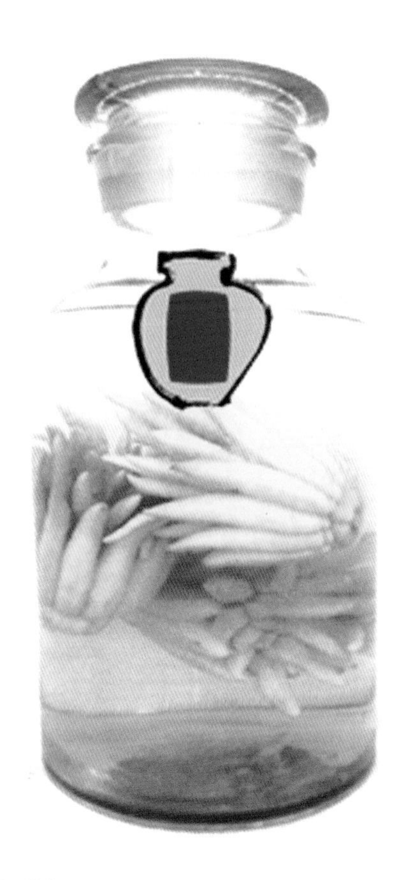

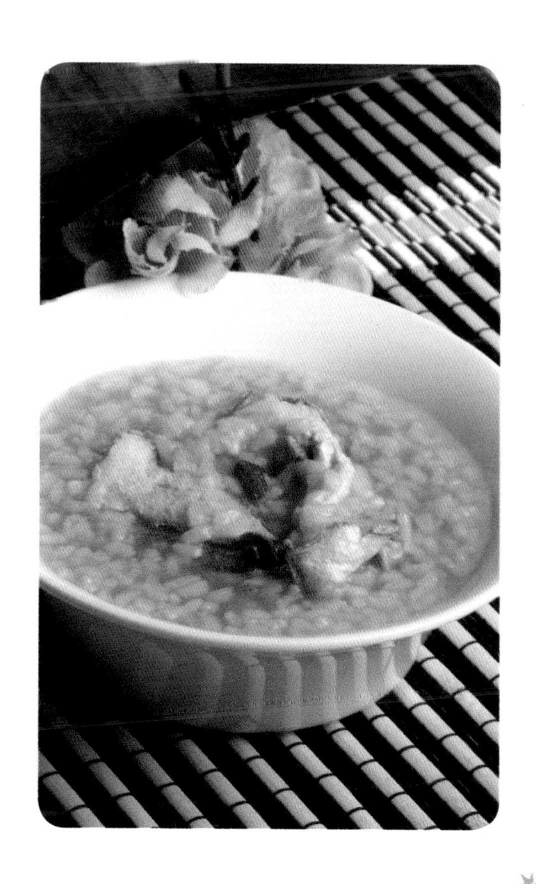

◆ 佛手酒

配　方：佛手30克，白酒1000毫升。

做　法：将佛手洗净，用清水润透后切小方片，待风吹略收水汽后，放入坛内，注入白酒，封口浸泡；每隔5天摇动1次，10天后滤去药渣即成。每日1次，每次20毫升。

玫瑰花

和血疏肝安心神

别　　名　刺玫花、穿心玫瑰。

性味归经　味甘、微苦，性温；归肝、脾经。

用法用量　煎汤或开水泡服，3 ~ 6 克，鲜品 9 ~ 15 克。

营养成分

维生素 C、糖类、挥发油、槲皮苷、苦味质、鞣质、脂肪油、有机酸（没食子酸）、红色素、黄色素、蜡质等。

护乳原理

玫瑰花和血散瘀、温养血脉，防止肝气郁结、血脉瘀滞，从而有助于调理乳腺病。日常生活中，适量饮用，还有调节情绪、安心神等效果。

功用疗效

行气解郁，和血，止痛。用于胸膈满闷，胃脘痛，乳房胀痛，月经不调，赤白带下，泄泻痢疾，跌打损伤，风痹，痈肿等症。

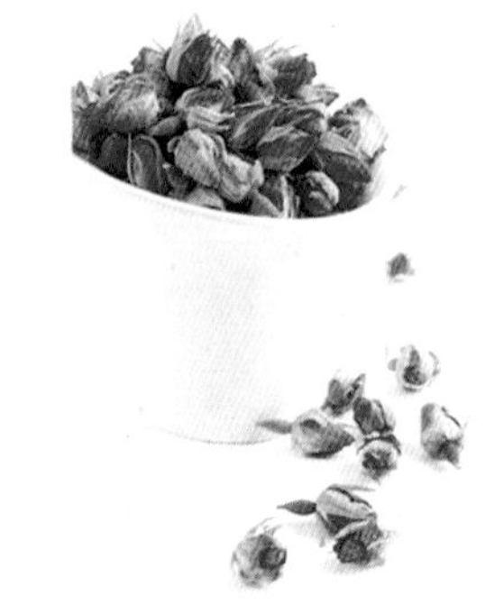

注意事项

阴虚火旺慎服。

良方妙方

1. 乳痈初起，郁症：玫瑰花初开者，阴干燥者 30 朵。去心蒂，陈酒煎，食后服。

2. 乳腺增生：玫瑰花 7 朵，母丁香 7 粒。无灰酒煎服。

3. 乳腺增生：将玫瑰花 6 克，蚕豆花 10 克分别洗净，沥干，一同放入茶杯中，加开水冲泡。可代茶饮，或当饮料，早、晚分服。

经典论述

1.《食物本草》：“主利肺脾，益肝胆，辟邪恶之气，食之芳香甘美，令人神爽。”

2.《本草再新》：“舒肝胆之郁气，健脾降火。治腹中冷痛，胃脘积寒，兼能破血。”

3.《随息居饮食谱》：“调中活血，舒郁结，辟秽，和肝。酿酒可消乳癖。”

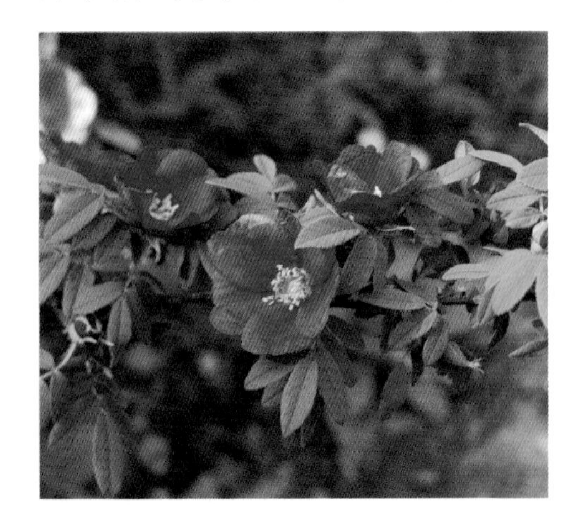

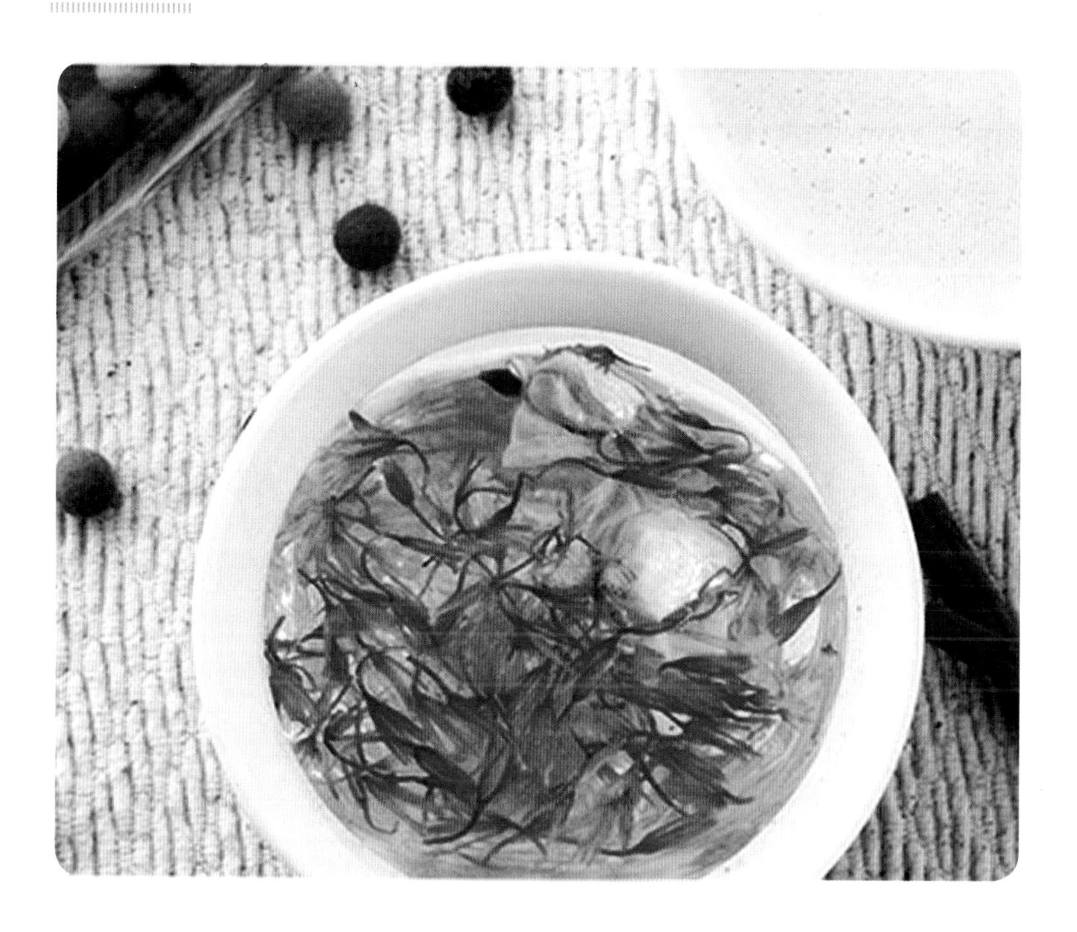

◆ 红花玫瑰茶

配 方：红花 15 克，玫瑰花 10 朵。

做 法：将上述材料一起放入杯中，冲入沸水，盖盖子闷泡 3 ~ 5 分钟后饮用。

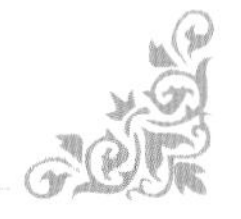

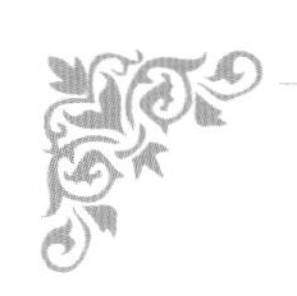

第二节　补虚类中药材

党参

补中益气又养血

别　　名　潞党、上党人参。

性味归经　味甘，性平；归脾、肺经。

用法用量　内服：煎汤，6 ~ 15 克；或熬膏，入丸、散。

营养成分

淀粉、蔗糖、葡萄糖、菊糖、皂苷、生物碱、黏液质、树脂等。

护乳原理

党参为临床常用的补气药，功能补脾益肺，效近人参而较弱，烈性因此减低，适用于各种气虚不足者。另外党参养血效果较好。

功用疗效

补中益气，健脾益肺。用于脾肺虚弱，气短心悸，食少便溏，虚喘咳嗽，内热消渴。

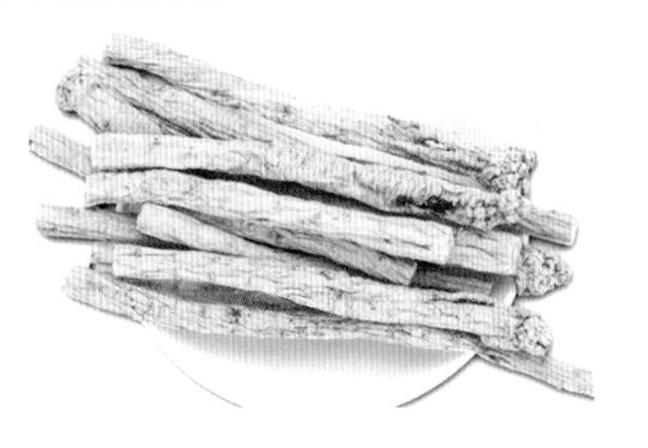

注意事项

党参不宜与藜芦同用。有实邪者忌服。

良方妙方

1. 急性乳腺炎溃破：黄芪、金银花各 15 克，党参、白术、当归、陈皮、赤芍、白芍、元参各 10 克，水煎服。

2. 妇女崩漏，月经不调：党参、川芎各 6 克，白术、白茯苓、白芍药、当归各 9 克，黄芪、干熟地黄各 12 克，甘草 3 克，生姜 3 片，大枣 2 个。每服 12 克，去渣温服，不拘时。

经典论述

1.《本经逢原》："清肺。上党人参，虽无甘温峻补之功，却有甘平清肺之力，亦不似沙参之性寒专泄肺气也。"

2.《纲目拾遗》："治肺虚，益肺气。"

3.《中药材手册》："治虚劳内伤，肠胃中冷，滑泻久痢，气喘烦渴，发热自汗，妇女血崩，胎产诸病。"

4.《得配本草》："上党参，得黄芪实卫，配石莲止痢，君当归活血，佐枣仁补心。补肺蜜拌蒸熟；补脾恐其气滞，加桑皮数分，或加广皮亦可。"

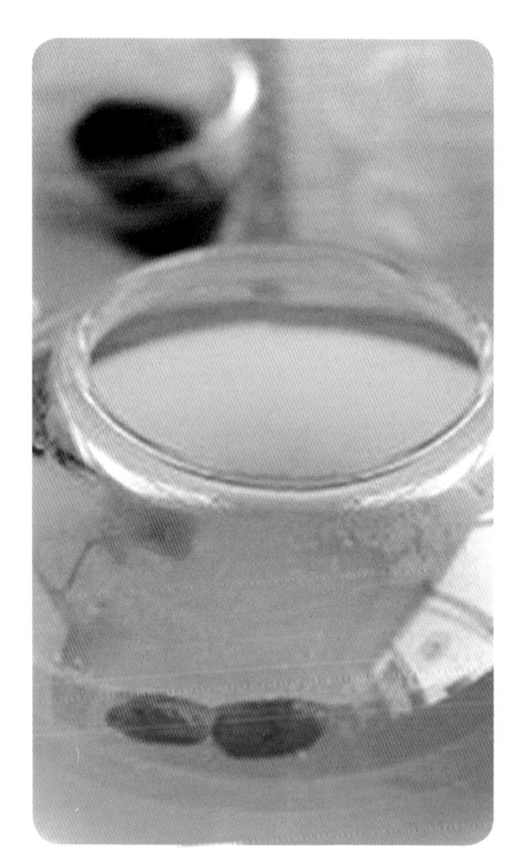

◆ 党参黄花山药粥

配　方：党参10克，黄花菜40克，山药、糯米各50克。

做　法：党参、黄花菜洗净切片，山药洗净切丁，砂锅中放糯米和水、山药丁、党参、黄花菜一起煲制30分钟即可。

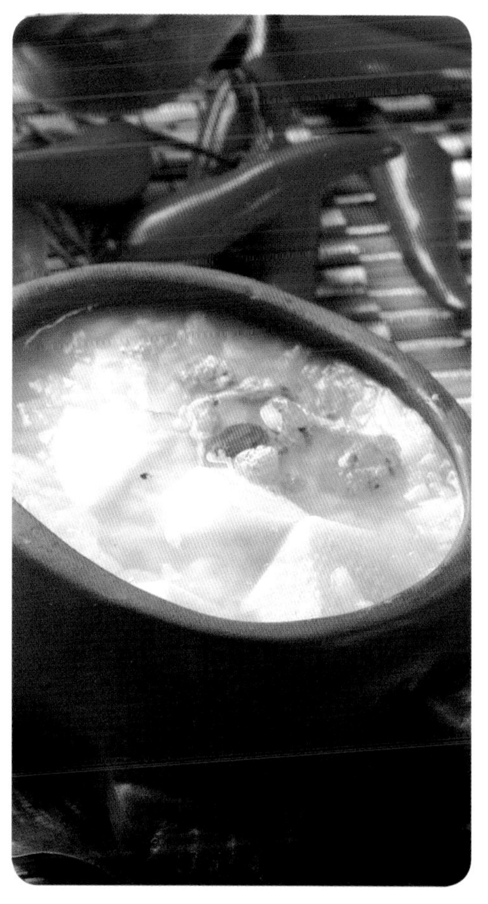

◆ 党参枸杞茶

配　方：党参、枸杞子各10克，陈皮15克，黄芪30克。

做　法：将所有茶材放入锅中，加清水，煮30分钟，去渣取汁。

黄芪

调理气血消肿块

别　　名　绵芪、绵黄芪、黄蓍。

性味归经　味甘，性温；归肺、脾经。

用法用量　煎服，9 ~ 30 克；蜜炙可增强其补中益气作用。

营养成分

皂苷、蔗糖、多糖、氨基酸、叶酸、硒、锌、铜等。

护乳原理

黄芪中的多糖类和总黄酮类活性物质，有调节机体免疫功能，预防乳房疾病的作用，还有促进血液循环等作用，防治因血脉瘀滞而导致的乳腺肿块。

功用疗效

补气固表，利尿排毒，排脓，敛疮生肌。用于气虚乏力，食少便溏，中气下陷，久泻脱肛，便血崩漏，表虚自汗，气虚水肿，痈疽难溃，久溃不敛，血虚萎黄，内热消渴；慢性肾炎蛋白尿，糖尿病。

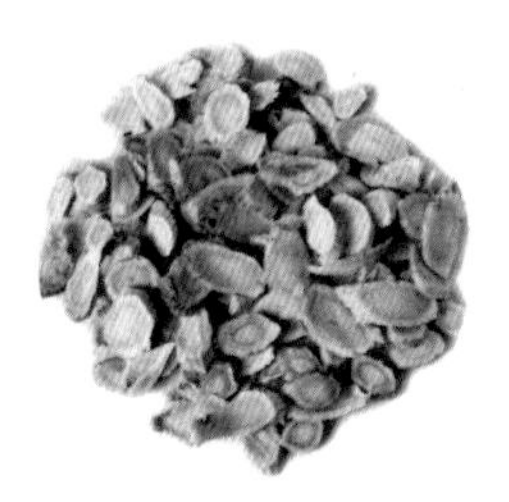

注意事项

实证和阴虚阳盛者忌用。

良方妙方

1. 急性乳腺炎溃破期：生黄芪、金银花各 30 克，全当归、连翘、牛蒡子各 15 克，穿山甲、皂角刺各 10 克，赤芍 12 克，水煎服，每日 2 次。

2. 乳腺炎成脓期：黄芪、当归、天花粉、穿山甲各 15 克，白芷、皂角刺、赤芍各 10 克，金银花 50 克，水煎服。

养生药膳

◆ 黄芪升麻茶

配　方：黄芪 30 克，郁李仁 10 克，升麻 5 克，防风 3 克，蜂蜜适量。

做　法：

1. 将黄芪、升麻、郁李仁、防风研为粗末，置杯中。
2. 将药末用沸水冲泡 20 分钟后，加入蜂蜜，即可饮用。
3. 每日 1 剂，频频代茶饮服。

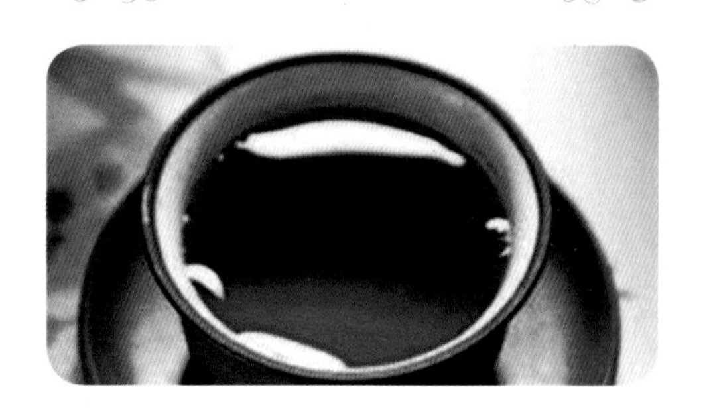

红枣

补气生血缓不适

别　　名	大枣、枣子。
性味归经	味甘，性平、温；归脾、胃经。
用法用量	每日5～10枚(50～100克)。

营养成分

蛋白质、膳食纤维、糖类、维生素C、桦木酸、山楂酸、光千金藤碱、黄酮苷、大枣皂苷、大枣多糖、磷、钾、钠、钙等。

护乳原理

大枣多糖是大枣补气生血的主要活性成分，对全血细胞有明显的改善作用，有助于有气血不足症状的乳腺病患者改善乏力、头晕等不适。也能用以治疗因气血不足导致的乳汁分泌不畅，预防因乳汁分泌异常而引起的乳腺病。

功用疗效

补中益气，养血安神。用于脾虚食少，乏力便溏，妇人脏躁。

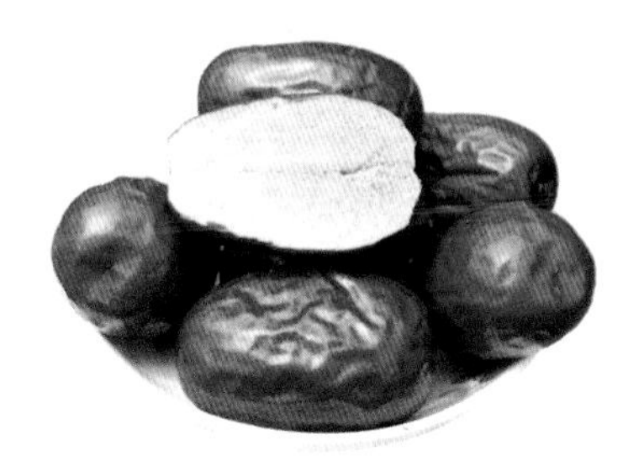

注意事项

凡有湿痰、积滞、齿病、虫病者，均不相宜。

良方妙方

脾胃虚弱，倦怠乏力，血虚萎黄，神志不安：红枣10～20枚，煎汤常服。

经典论述

《神农本草经》："主心腹邪气，安中养脾，助十二经。平胃气，通九窍，补少气、少津液，身中不足，大惊，四肢重，和百药。"

养生药膳

◆ 人参红枣茶

配　方：人参3～5克，大枣10颗。

做　法：在保温杯中放入人参片及去核的大枣，加沸水，盖上盖子，闷泡15分钟即可。

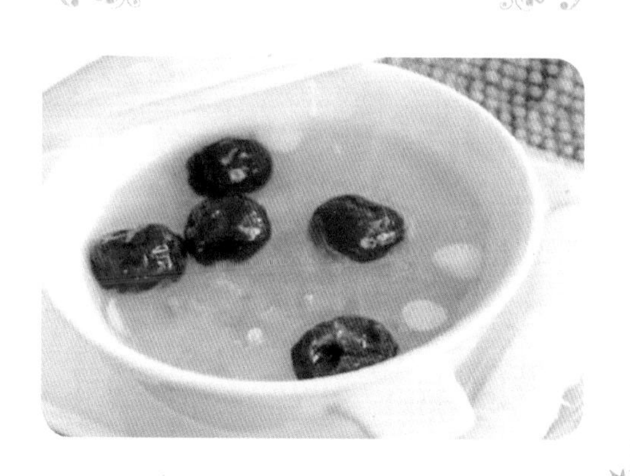

山药

补益固本防感染

别　　名　薯蓣、山芋、薯药。

性味归经　味甘，性平；归肺、脾、肾经。

用法用量　每餐100 ~ 250克。

营养成分

粗蛋白质、粗纤维、淀粉、糖、钾、磷、钙、镁、灰分、铁、锌、铜、锰等。

护乳原理

山药能诱导产生干扰素、增强人体免疫力功能、抗衰老、扩张血管、改善血液循环等，可促进乳腺病恢复、预防感染。

功用疗效

健脾止泻，补肺益肾。用于脾虚久泻，慢性肠炎，肺虚喘咳，慢性肾炎，糖尿病，遗精，遗尿，白带。

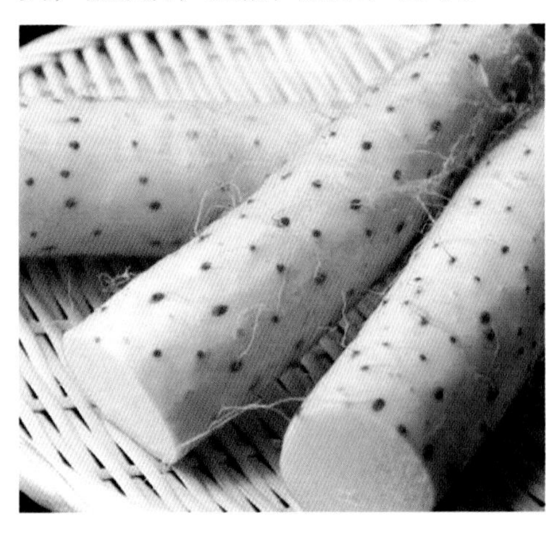

注意事项

湿盛中满，或有积滞、有实邪者不宜食用。

良方妙方

1. 乳腺炎：生山药捣烂外敷。

2. 虚劳咳嗽：山药捣烂半碗，加入甘蔗汁半碗，和匀，温热饮之，能起辅助治疗作用。

经典论述

《本草纲目》："益肾气，健脾胃，止泻痢，化痰涎，润皮毛。"

养生药膳

◆ 怀山药南瓜羹

配　方： 怀山药50克，南瓜150克，冰糖50克，糖桂花15克，枸杞子6克，淀粉适量。

做　法： 山药、南瓜切丁备用。锅中放水加冰糖、山药丁、南瓜丁、枸杞子煮至熟软勾芡，放糖桂花搅匀即可。

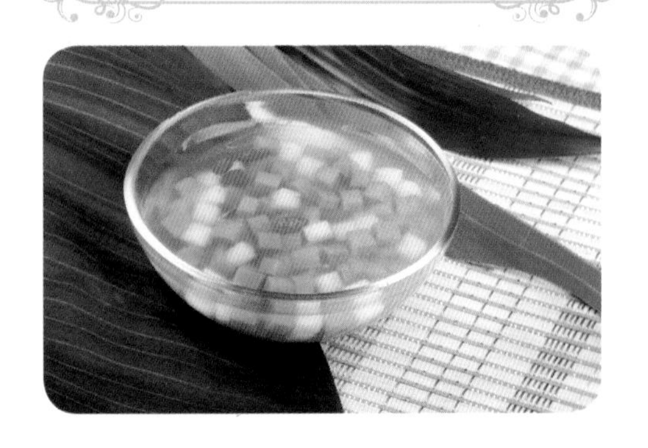

绞股蓝

养心安神理气血

别　　名　七叶胆、七叶参。

性味归经　味苦，性寒；归肺、脾、肾经。

用法用量　内服：煎汤，15 ~ 30克，研末，3 ~ 6克；或泡茶饮。

营养成分

蛋白质、脂肪、膳食纤维、氨基酸、胡萝卜素、维生素 B_1、维生素 B_2、烟酸、维生素 C、绞股蓝皂苷、黄酮、叶甜素、钙、磷、铁等。

护乳原理

绞股蓝含有多种人参皂苷类成分，具有类似人参的功能。民间称其为“神奇”的“不老长寿药草”，“星火计划”中将其列为“名贵中药材”之首位，主要用于调理乳腺病患者因不适而引起的失眠、早衰等症状。

功用疗效

清热解毒，止咳祛痰。用于慢性支气管炎，传染性肝炎，肾炎，胃肠炎。

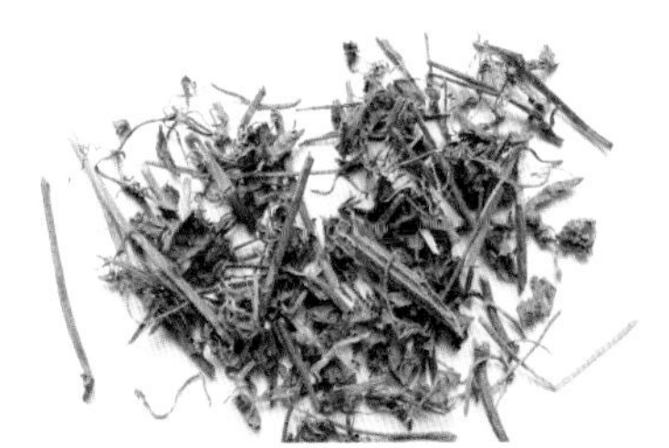

良方妙方

1. 慢性支气管炎：绞股蓝研末服。

2. 高血压：绞股蓝 15 克，杜仲叶 10 克。沸水冲泡，代茶饮。

经典论述

《明清中医临证小丛书》：“绞股蓝补气养阴，清肺化痰，养心安神，生精固精。”

养生药膳

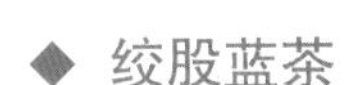

◆ 绞股蓝茶

配　方：绞股蓝 10 克，绿茶 2 克。

做　法：将烘焙过的绞股蓝与绿茶放入杯中，加沸水，闷泡 10 分钟即可。

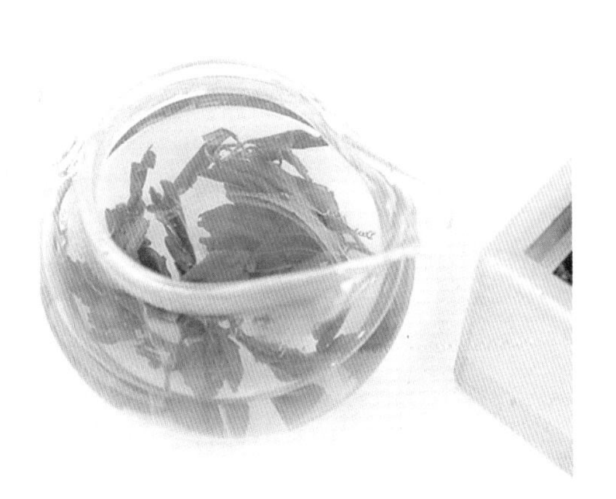

杜仲

补益肝肾缓不适

别　　名　思仲、思仙、木绵。

性味归经　味甘，性温；归肝、肾经。

用法用量　内服：煎汤，6 ~ 15克；或浸酒；或入丸、散。

营养成分

杜仲胶、糖苷、维生素C、生物碱、果胶、脂肪酸、树脂、有机酸、酮糖、醛糖、绿原酸、钾等。

护乳原理

杜仲主要针对肝肾不足的乳腺病患者，有补益肝肾等作用，在治疗疾病的同时，能很好地缓解腰膝酸软、头晕等不适。

功用疗效

补肝肾，强筋骨，安胎。用于肾虚腰痛，筋骨无力，妊娠漏血，胎动不安，高血压。

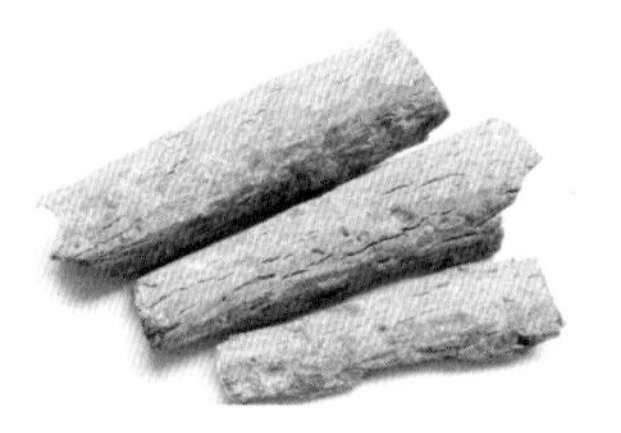

注意事项

杜仲恶蛇皮、元参。阴虚火旺者慎服。

良方妙方

1. 月经量少，腰痛：杜仲10克，响铃草30克，当归20克。水煎服。每日1剂。

2. 高血压：杜仲、黄芩、夏枯草各15克，水煎服。

经典论述

1.《神农本草经》："主腰脊痛，补中益精气，坚筋骨，强志，除阴下痒湿，小便余沥。"

2.《玉楸药解》："益肝肾，养筋骨，去关节湿淫。治腰膝酸痛，腿足拘挛。"

养生药膳

◆ 杜仲红茶

配　方：杜仲叶5克，红茶3克。

做　法：上述材料混合后用沸水冲泡5分钟即成。每日1剂，多次饮服。

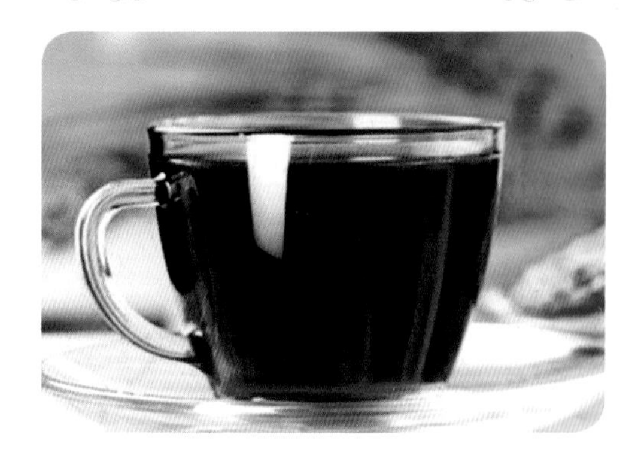

菟丝子

补益肝肾缓冷痛

别　　名　豆寄生、无根草。

性味归经　味辛、甘，性平；归肝、肾、脾经。

用法用量　内服：煎汤，6 ~ 12 克；或入丸、散。

营养成分

树脂苷、糖类、维生素 A、蒲公英黄质、叶黄素等。

护乳原理

菟丝子主要针对脾肾阳虚型乳腺病患者，其起到补益肝肾、温阳、治疗疾病作用的同时，缓解发冷、腰膝酸软、神疲乏力等不适。

功用疗效

补益肝肾，固精缩尿，安胎，明目，止泻；外用消风祛斑。用于肝肾不足，腰膝酸软，阳痿遗精，遗尿尿频，肾虚胎漏，胎动不安，目昏耳鸣，脾肾虚泻；外治白癜风。

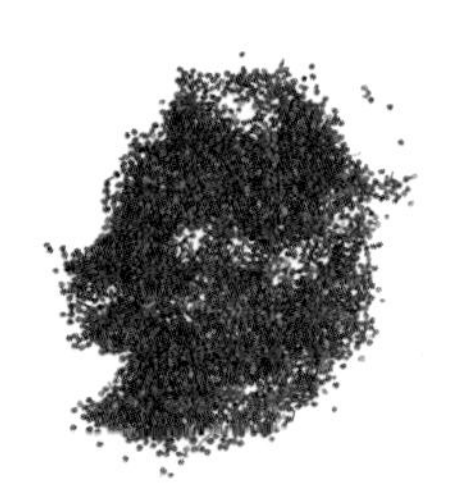

注意事项

阴虚火旺，大便燥结、小便短赤者不宜服。

良方妙方

腰膝冷痛：菟丝子（洗）、牛膝各 30 克。上药以酒浸 5 天，曝干，为末。以原浸酒调药末制丸，如梧桐子大。每服 20 丸，空腹以酒送下。

经典论述

《本草汇言》：“菟丝子，补肾养肝，温脾助胃之药也。但补而不峻，温而不燥，故入肾经，虚可以补，实可以利，寒可以温，热可以凉，湿可以燥，燥可以润。”

养生药膳

◆ 菟丝子杜仲炖赤肉

配　方：菟丝子 15 克，杜仲 12 克，赤肉 250 克。

做　法：菟丝子、杜仲洗净；赤肉切小块氽水一起放入锅中加清水调味烧开，煮至赤肉软烂即可。

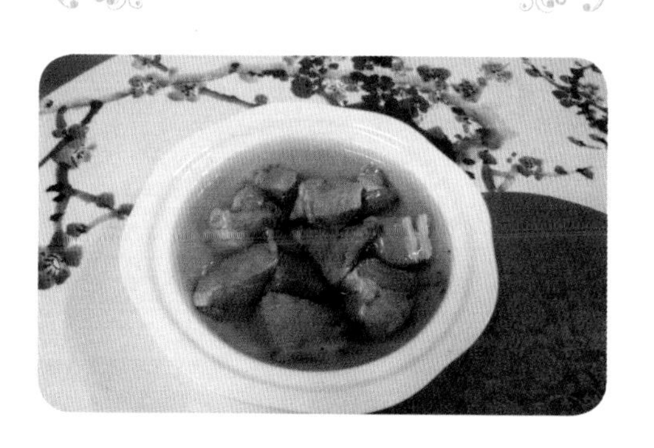

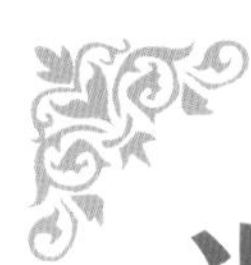

当归

补血活血散肿结

别　　名　干归、云归、马尾归。

性味归经　味甘、辛，性温；归肝、心、脾经。

用法用量　煎汤，6 ~ 12 克；或入丸、散；或浸酒。

营养成分

挥发油、蔗糖、维生素 B_{12}、维生素 A 类物质、油酸、亚油酸、谷甾醇、亚叶酸、凝胶因子、生物素等。

护乳原理

当归有益气补血、活血等功效，调补妇女的血气效果佳，活血的功能有助于乳腺肿块的消散。

功用疗效

补血活血，调经止痛，润肠通便。用于血虚萎黄，眩晕心悸，月经不调，经闭痛经，虚寒腹痛，肠燥便秘，风湿痹痛，跌扑损伤，痈疽疮疡。酒当归活血通经。用于闭经痛经，风湿痹痛，跌扑损伤。

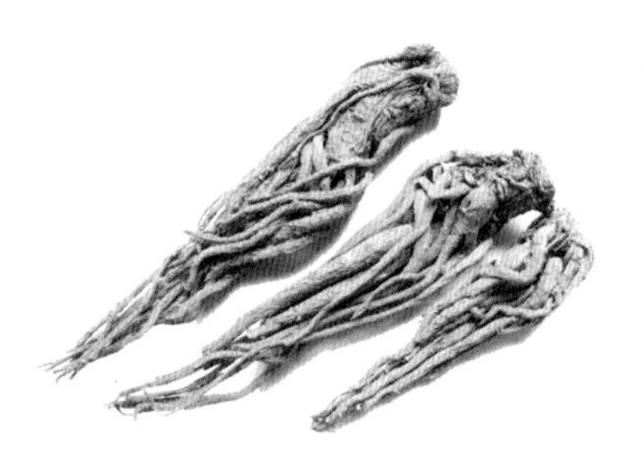

注意事项

湿阻中满、大便溏泄者慎服。

良方妙方

急性乳腺炎溃烂及成脓期：金银花、生黄芪各 15 克，当归 10 克，甘草 3 克，水煎服。每日 2 ~ 3 次，或代茶频饮。

经典论述

1.《神农本草经》：“主咳逆上气，温疟寒热翕翕在皮肤中，妇人漏下，绝子，诸恶疮疡金疮，煮饮之。”

2.《本草纲目》：“治头痛，心腹诸痛，润肠胃筋骨皮肤。治痈疽，排脓止痛，和血补血。”

3.《日华子本草》：“治一切风，一切血，补一切劳，破恶血，养新血及主癥癖。”

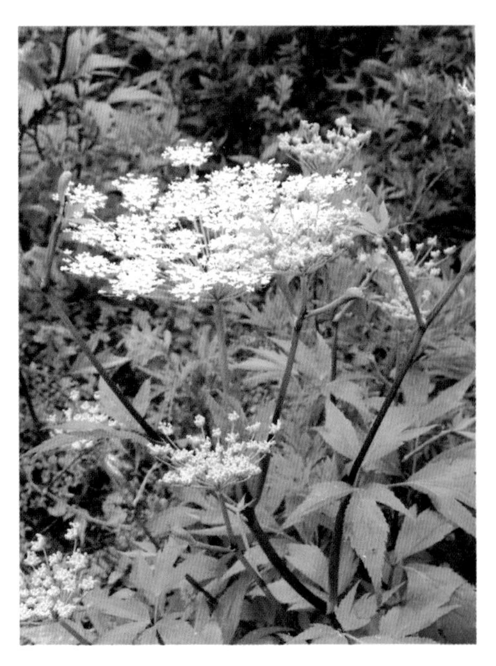

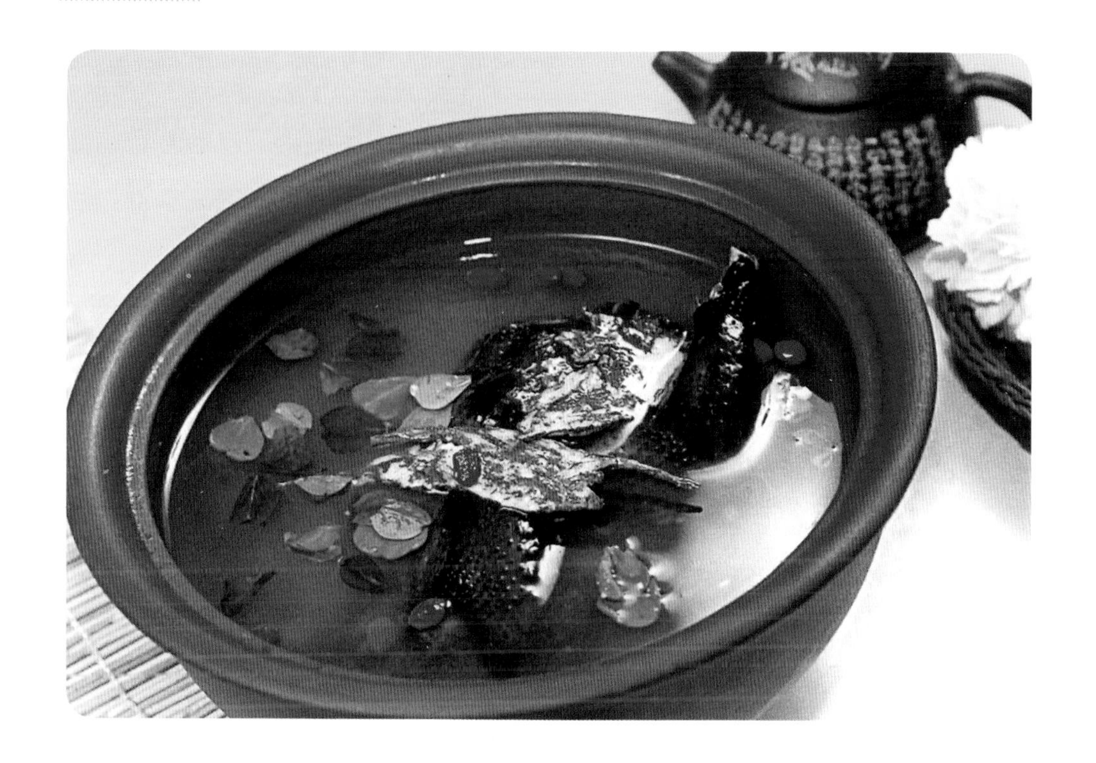

◆ 当归乌鸡汤

配　方：乌骨鸡肉 250 克，当归 20 克，田七 8 克，盐 5 克，味精 3 克，酱油 2 毫升，香油 5 毫升。

做　法：

1. 把当归、田七用水洗干净，然后用刀剁碎。
2. 把乌骨鸡肉用水洗干净，用刀剁成块，放入开水中煮 5 分钟，再取出过冷水。
3. 把所有的材料放入炖锅中，加水，慢火炖 3 小时，最后加盐、味精、酱油、香油调味即可。

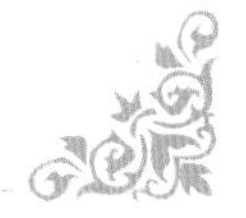

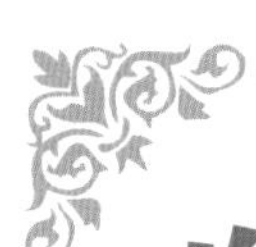

白芍

养血柔肝能护乳

别　　名	生白芍、白芍药、杭芍。
性味归经	味苦、酸，性微寒；归肝、脾经。
用法用量	内服：煎汤，5 ~ 12 克；或入丸、散。

营养成分

芍药苷、氧化芍药苷、白芍苷、药苷无酮、芍药新苷、芍药内酯、胡萝卜苷、右旋儿茶精、挥发油。

护乳原理

乳腺病的发生，中医认为和肝体不疏也有密切关系。白芍具有养血柔肝的功效，能有助于调节肝体，从而治疗乳腺病。

功用疗效

平肝止痛，养血调经，敛阴止汗。用于头痛眩晕，胁痛，腹痛，四肢挛痛，血虚萎黄，自汗盗汗，月经不调，崩漏，带下。

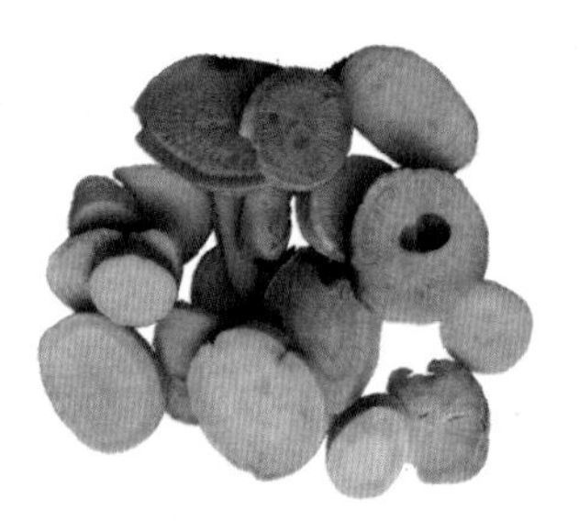

注意事项

虚寒腹痛泄泻者慎服。

良方妙方

1. 乳腺增生：白芍 10 克，当归、制香附各 9 克，青皮 6 克，柴胡、枳壳各 5 克，每日 1 剂，分 2 次煎服。

2. 痛经：白芍 100 克，干姜 40 克。上药共为细末，分成 8 包。月经来时，每日服 1 包，以黄酒为引，连服 3 个星期。

经典论述

《神农本草经》："主邪气腹痛，除血痹，破坚积，治寒热疝瘕，止痛，利小便，益气。"

养生药膳

◆ 当归白芍茶

配　方：当归 10 克，白芍 15 克。

做　法：将上述材料一起放入杯中，冲入沸水，盖上盖子，闷泡约 15 分钟后饮用。

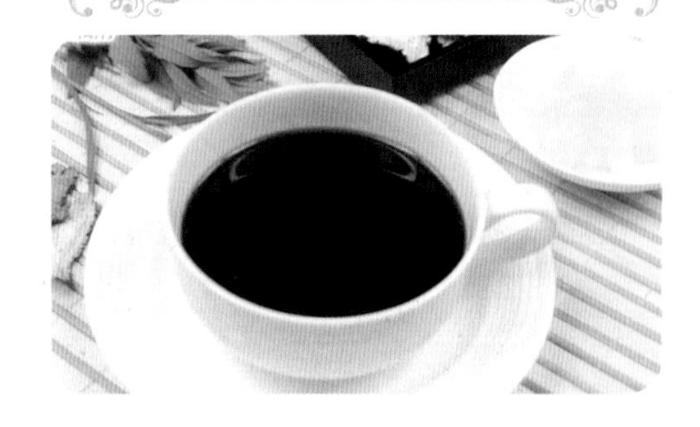

阿胶

补肝益血又滋阴

别　　名　驴皮胶、盆覆胶。

性味归经　味甘，性平；归肝、肺、肾经。

用法用量　5 ~ 10 克；炒阿胶可入汤剂或丸、散。

营养成分

甘氨酸、脯氨酸、谷氨酸、丙氨酸、精氨酸、天冬氨酸、赖氨酸、苯丙氨酸、丝氨酸、组氨酸、钾等。

护乳原理

一般女性疾病都源于精血虚、肝肾不足，所以治疗原则为补肝益血。阿胶有滋阴补血止血，益气补虚、补肾填精等功效，可改善乳腺病患者出现的血虚头晕、心悸、烦热等不适。

功用疗效

补血滋阴，润燥，止血。用于血虚萎黄，眩晕心悸，肌痿无力，心烦不眠，虚风内动，肺燥咳嗽，劳嗽咯血，吐血尿血，便血崩漏，妊娠胎漏。

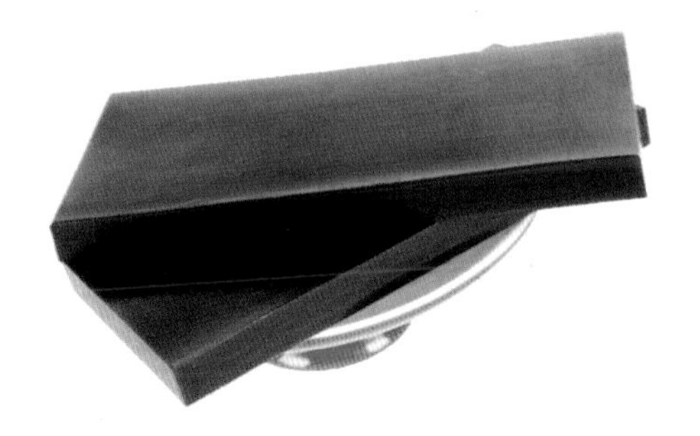

注意事项

作为一般滋补品，阿胶宜在饭前服用。咳嗽痰多者慎用。

良方妙方

妇人漏下不止：阿胶、鹿茸各 90 克，乌贼骨、当归各 60 克，蒲黄 30 克。上药治下筛。空心酒服 2 克，每日 3 次，夜间服 1 次。

经典论述

《神农本草经》：“主心腹内崩，劳极洒洒如疟状，腰腹痛，四肢酸痛，女子下血，安胎。”

养生药膳

◆ 阿胶桂圆茶

配　方：桂圆 5 克，阿胶 3 克，红枣 1 颗。

做　法：将茶材放入杯中，加沸水，盖上盖子，闷泡 10 分钟，取汁饮。

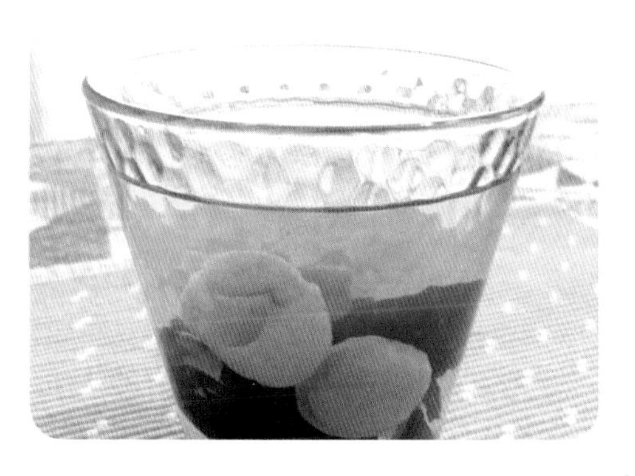

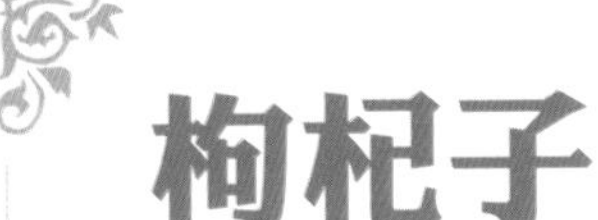

枸杞子

滋补肝肾调气血

别　　名　枸杞豆、血杞子。

性味归经　味甘，性平；归肝、肾经。

用法用量　煎汤，5 ~ 15 克；或入丸、散、膏、酒剂。

营养成分

氨基酸、枸杞子多糖、胡萝卜素、硫胺素、维生素 B_2、烟酸、维生素 C、甜菜碱、玉蜀黍黄质、酸浆果红素、隐黄质、东莨菪素等。

护乳原理

枸杞子有补益肝肾之功，能增强免疫力、改善造血功能、抗衰老、护肝等，可促进乳腺病患者后期的康复起到固本的功效，也能缓解眩晕、耳鸣、内热等不适。

功用疗效

滋补肝肾，益精明目。用于虚劳精亏，腰膝酸痛，眩晕耳鸣，内热消渴，血虚萎黄，目昏不明。

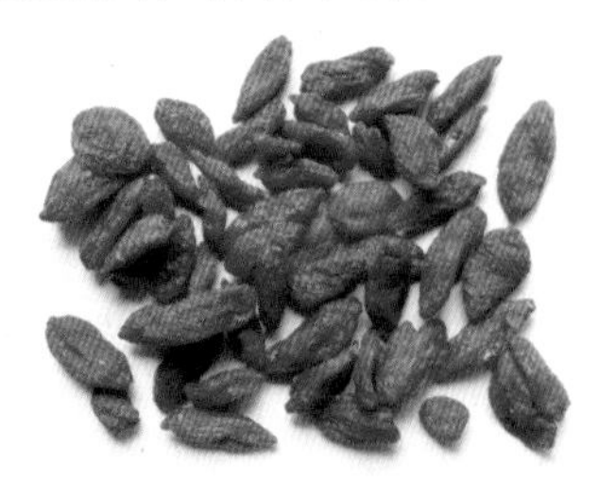

注意事项

外邪实热，脾虚有湿及泄泻者忌服。

良方妙方

1. 闭经：枸杞子 24 克，女贞子 21 克，红花 9 克，水煎服，每日 2 次。

2. 闭经：枸杞子、黄芪各 30 克，乳鸽 1 只（去毛和内脏），放炖盅内加水适量，隔水炖熟，吃肉饮汤。适用于气血不足者。

经典论述

1.《本草纲目》："滋肾，润肺，明目。"

2.《药性论》："能补益精诸不足，易颜色，变白，明目，安神。"

3.《食疗本草》："坚筋耐老，除风，补益筋骨，能益人，去虚劳。"

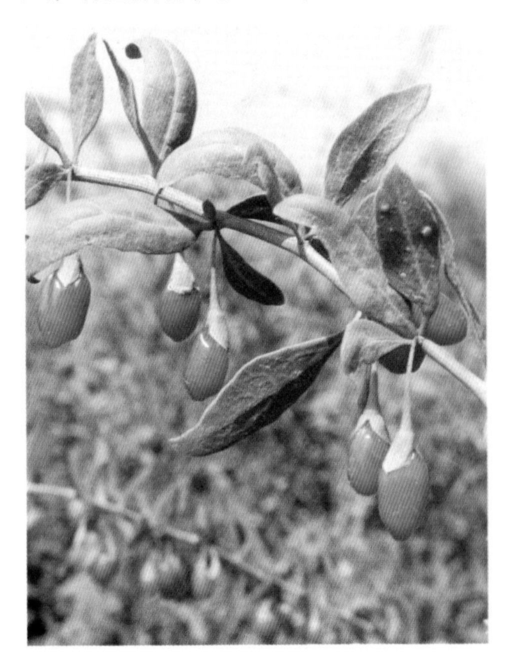

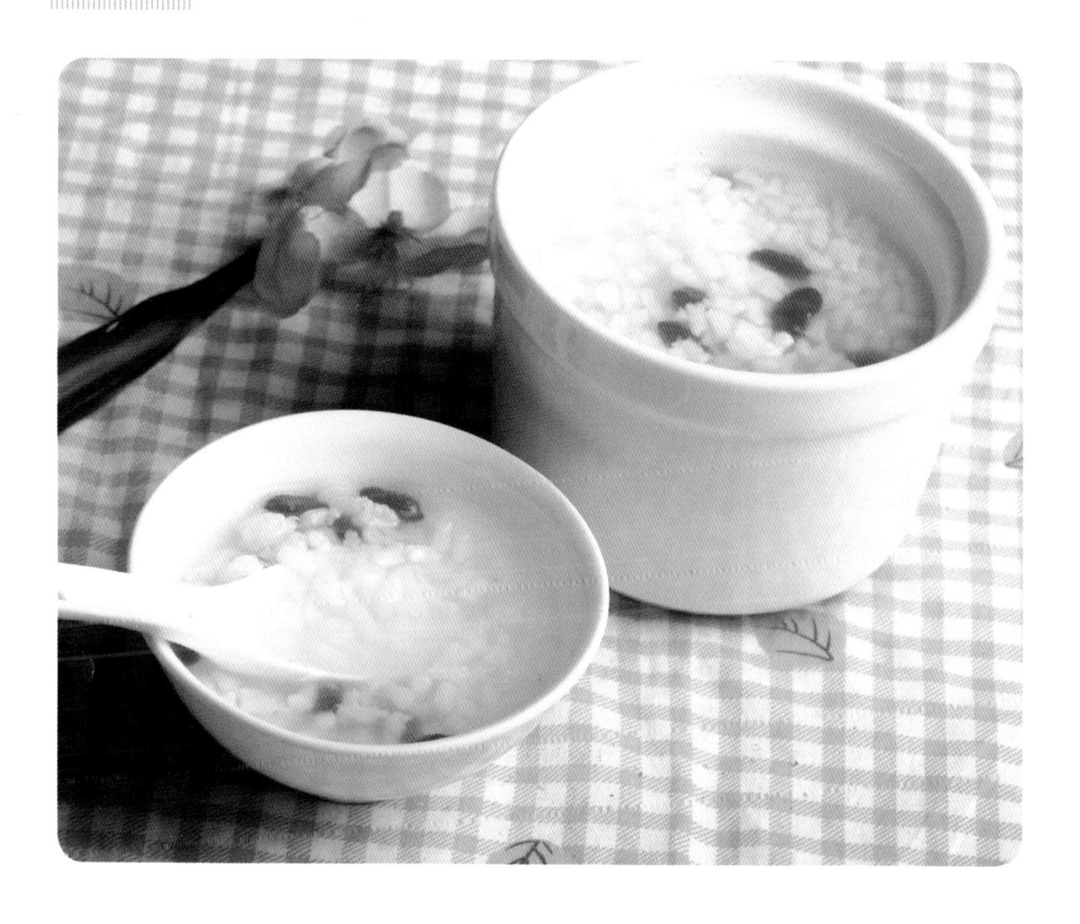

◆ 枸杞粳米粥

配　方：枸杞子 15 克，粳米 100 克，白糖 20 克。

做　法：

1. 将枸杞子、粳米洗净备用。

2. 锅中放水 600 毫升，开锅后加粳米，文火煮 15 分钟后加枸杞子、白糖煮至黏稠即可。

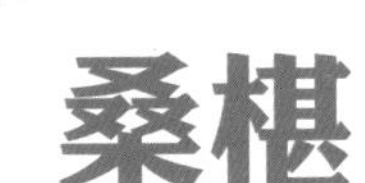

桑椹

养阴补血益肝肾

别　　名	桑实、乌葚、文武实。
性味归经	味甘，性寒；归心、肝、肾经。
用法用量	10 ~ 15 克；或熬膏、浸酒、生啖。

营养成分

葡萄糖、鞣酸、苹果酸、维生素 B_1、维生素 B_2、维生素 C、胡萝卜素、脂肪酸、钙、铁、锌等。

护乳原理

桑椹含有多种人体必需氨基酸及钙、铁、锌等多种矿物元素，具有补血滋阴、补肾填精，增强免疫力，促进新陈代谢的功效，有助于乳腺病患者抗病或病后身体的恢复。

功用疗效

补血滋阴，生津润燥。用于眩晕耳鸣，心悸失眠，须发早白，津伤口渴，内热消渴，血虚便秘。

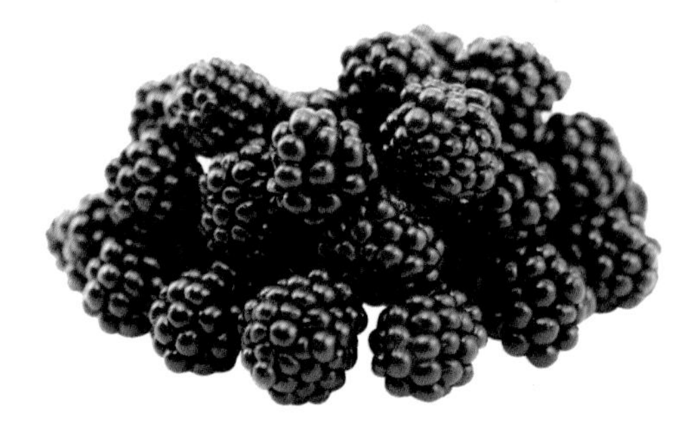

注意事项

桑椹不可多食久服，否则易致鼻出血。脾胃虚寒腹泻的人勿服。孕妇忌用。

良方妙方

1. 心肾衰弱不寐，或习惯性便秘：鲜桑椹 50 ~ 100 克，加水适量，煎服。

2. 淋巴结核：鲜桑椹 30 克。水煎服，每日 3 次。

3. 神经衰弱，失眠健忘：桑椹子 30 克，酸枣仁 15 克。水煎服，每晚 1 次。

经典论述

1.《本草纲目》：“捣汁饮，解酒中毒，酿酒服，利水气，消肿。”

2.《滇南本草》：“益肾脏而固精，久服黑发明目。”

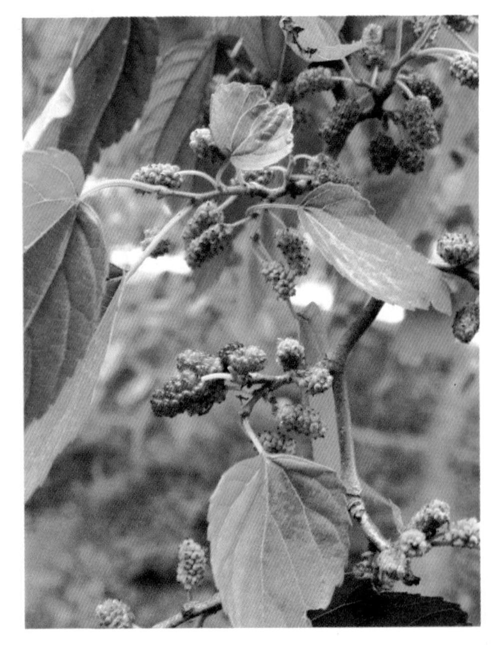

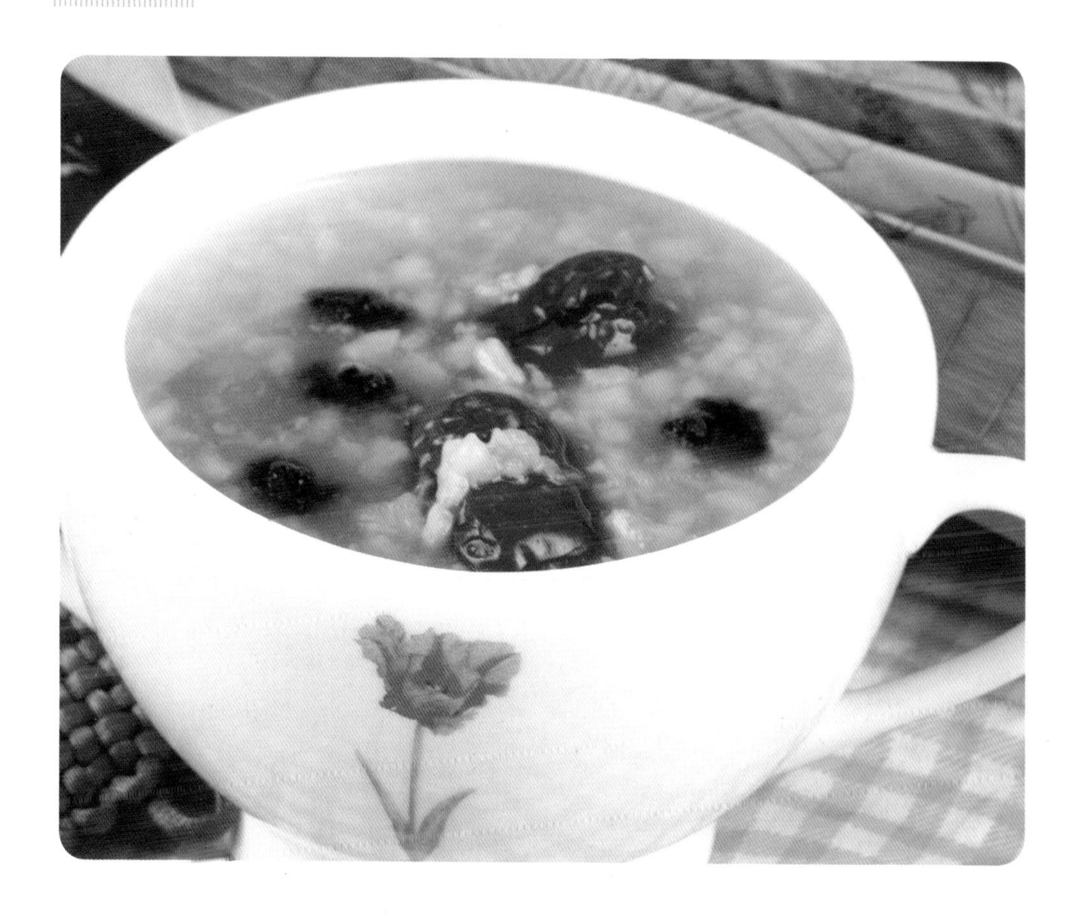

◆ 桑椹红枣粥

配　方： 桑椹 20 克，红枣 10 颗，冰糖 20 克，粳米 100 克。

做　法：

1. 桑椹去杂质洗净，红枣洗净去核。

2. 将粳米、桑椹、红枣放入锅中，置于武火上烧开，再用文火煮 20 分钟，加入冰糖，熬化即可。

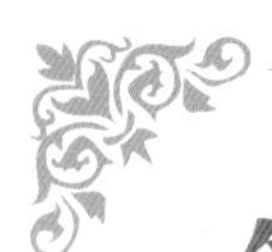

第三节　清热消炎类药材

夏枯草

清肝散结又消肿

别　　名　麦穗夏枯草。

性味归经　味辛、苦，性寒；归肝、胆经。

用法用量　煎服，9 ~ 15 克。或熬膏服。

营养成分

三萜皂苷、芸香苷、金丝桃苷、熊果酸、咖啡酸、游离齐敦果酸、飞燕草素、矢车菊素的花色苷、d– 樟脑、d– 小茴香酮等。

护乳原理

夏枯草为清肝火、散郁结的要药，它所主治的大多是肝经的病症，临床上也多用于治疗乳腺炎、乳腺增生等乳腺病。

功用疗效

清肝泻火，明目，散结消肿。用于目赤肿痛，目珠夜痛，头痛眩晕，瘰疬，瘿瘤，乳痈，乳癖，乳房胀痛。

注意事项

脾胃虚弱者慎服。

良方妙方

1. 乳痈初起：夏枯草、蒲公英各等份。酒煎服，或作丸亦可。

2. 乳腺增生：夏枯草、玄参、生牡蛎各 30 克，昆布 15 克，姜半夏、海藻各 12 克，青皮、陈皮各 9 克，三棱、莪术各 6 克。

经典论述

1.《神农本草经》："主寒热、瘰疬、鼠瘘、头疮，破癥。散瘿结气，脚肿湿痹。"

2.《本草纲目》："夏枯草治目疼，用砂糖水浸一夜用，取其能解内热，缓肝火也。楼全善云，夏枯草治目珠疼至夜则甚者，神效，或用苦寒药点之反甚者，亦神效。盖目珠连目本，肝系也，属厥阴之经。夜甚及点苦寒药反甚者，夜与寒亦阴故也。夏枯禀纯阳之气，补厥阴血脉，故治此如神，以阳治阴也。"

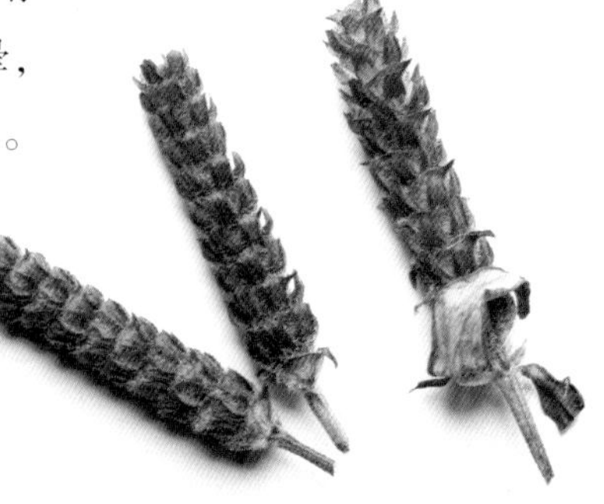

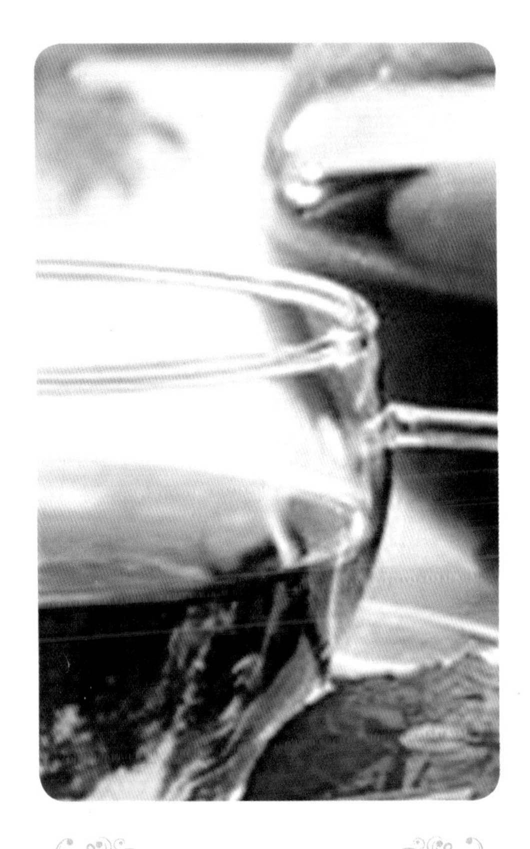

◆ 夏枯草黑豆汤

配　方：黑豆 50 克，夏枯草 15 克，冰糖适量。

做　法：

1. 夏枯草浸泡，洗净，用纱布或煲汤袋装好。
2. 黑豆浸软，洗净，两者一起放进瓦煲内，加入清水 1250 毫升（约 5 碗量），大火煲沸后改小火煲约 30 分钟，调入适量冰糖即可。

◆ 夏枯草茶

配　方：夏枯草 10 克，洞庭碧螺春 3 克，枸杞子 5 克，蜂蜜适量。

做　法：

1. 夏枯草、洞庭碧螺春、枸杞子放入杯中。
2. 用沸水冲泡，15 分钟以后，加入蜂蜜即可。
3. 每日 1 剂，不拘时，代茶饮。

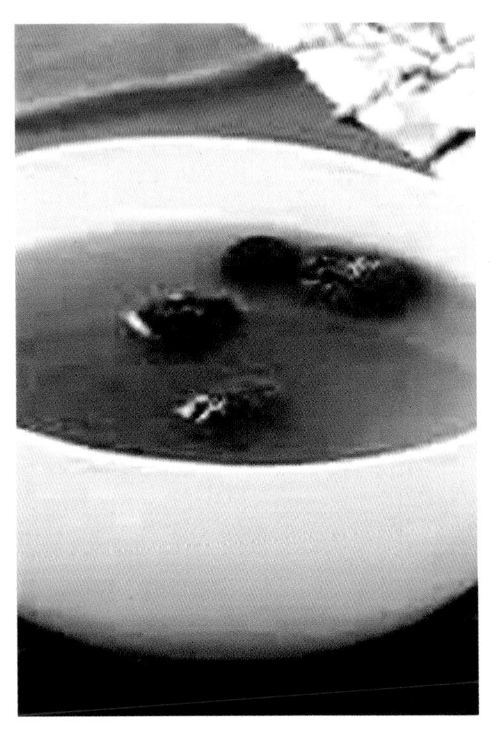

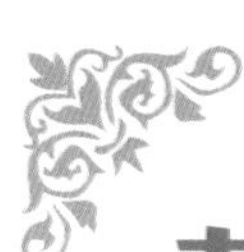

黄柏

抗菌消炎又燥湿

别　　名　檗木、檗皮、黄檗。

性味归经　味苦，性寒；归肾、膀胱经。

用法用量　内服：煎汤，4.5 ~ 9 克；或入丸、散。

营养成分

小檗碱、药根碱、木兰花碱、黄柏碱、掌叶防己碱、蝙蝠葛碱等生物碱；另含黄柏酮、黄柏内酯、白鲜交酯、黄柏酮酸、青荧光酸等。

护乳原理

黄柏含有小檗碱、黄柏酮，有抗菌、收敛、消炎等作用，对乳腺炎症有一定的防治作用。其具有清热燥湿的功效，对治疗乳房湿疹也有一定的疗效。

功用疗效

清热，燥湿，泻火，解毒。治热痢，泄泻，消渴，黄疸，痿躄，梦遗，淋浊，痔疮，便血，亦白带下，骨蒸劳热，目赤肿痛，口舌生疮，疮疡肿毒。

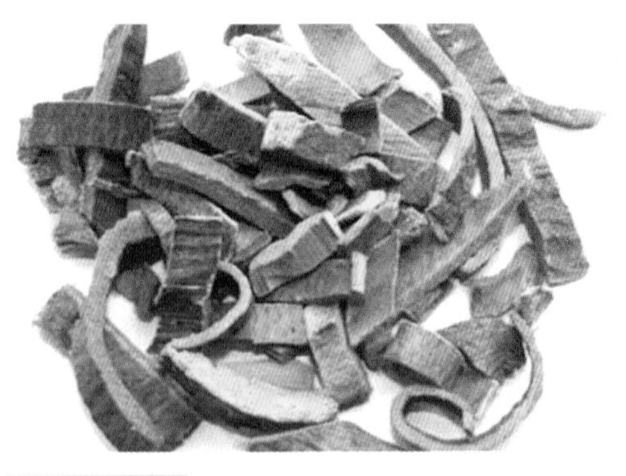

注意事项

脾虚泄泻、胃弱食少者忌服。

良方妙方

1. 急性乳腺炎：黄柏、大黄、黄芩各等份，研成细面，用凉开水、蜂蜜或等量凡士林调成膏，外敷。

2. 乳腺增生：用大黄、黄柏、乳香、没药各等份，冰片少量，共研细末，以鸡蛋清调好，敷于患处，外盖纱布，以胶布固定。2 天换药 1 次。

经典论述

1.《神农本草经》：“主五脏肠胃中结热，黄疸，肠痔；止泻痢，女子漏下赤白，阴伤蚀疮。”

2.《名医别录》：“疗惊气在皮间，肌肤热赤起，目热赤痛，口疮。”

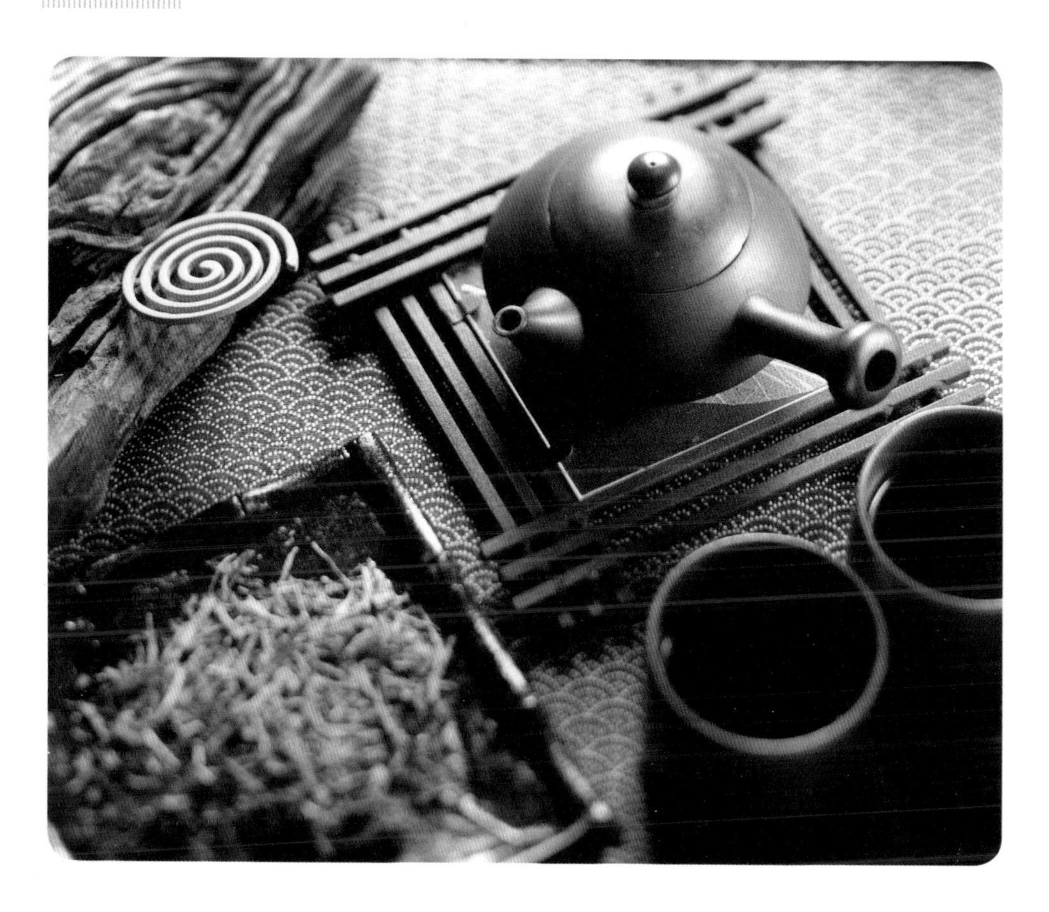

◆ 二妙茶

配　方：苍术、黄柏各 8 克。

做　法：将上述药洗净后切碎，放入茶杯中，用沸水冲泡，取汁。代茶饮用。

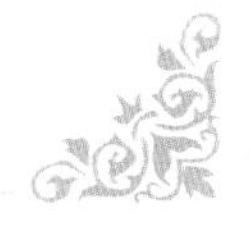

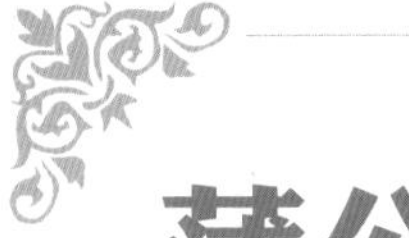

蒲公英

清热解毒散肿结

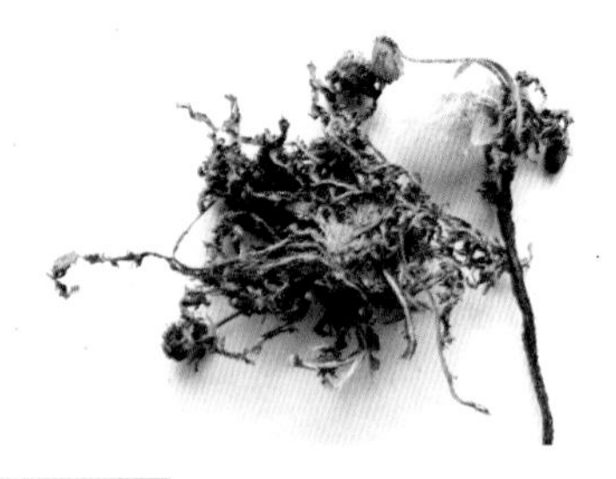

别　　名　凫公英、蒲公草、耩褥草。

性味归经　味苦、甘，性寒；归肝、胃经。

用法用量　内服：煎汤，10 ~ 30 克，大剂量 60 克；或捣汁；或入散剂。外用：适量，捣敷。

营养成分

有机酸、果糖、蔗糖、葡萄糖、葡萄糖苷、维生素 C、胡萝卜素、维生素 B_2、蒲公英甾醇、胆碱、菊糖和果胶等。

护乳原理

蒲公英有清热消炎、消肿散结及催乳等作用，无论是内服还是捣泥外敷，对治疗乳腺炎都十分有效。

功用疗效

清热解毒，消肿散结，利尿通淋。用于疔疮肿毒、乳痈、瘰疬、目赤、咽痛、肺痈、肠痈、湿热黄疸、热淋涩痛等症。

注意事项

个别人服用蒲公英制剂会出现头晕、皮肤苍白、皮疹等不良反应。阳虚外寒、脾胃虚弱者忌用。

良方妙方

1. 急性乳腺炎：蒲公英 30 克，金银花 20 克，每日 1 剂，水煎分 2 次服用。

2. 急性乳腺炎：鲜蒲公英 60 ~ 120 克，葱白 30 ~ 60 克，捣烂成糊状，敷于患处，用绷带或三角巾扎紧，每日换药 1 次。

3. 乳腺炎：蒲公英 60 克，紫地丁、野菊花各 30 克，水煎服，每日 2 次。

4. 乳腺炎化脓期：蜂房 10 克，蒲公英 50 克，紫地丁 20 克，水煎服。

5. 急性乳腺炎气血壅结证：金银花、蒲公英各 30 克，连翘、漏芦、赤芍各 12 克，丹参、鸡血藤各 20 克，青皮 10 克，通草 8 克。水煎服，每日 1 剂，连用 7 天。

经典论述

《本草纲目》：“乌须发，壮筋骨。”

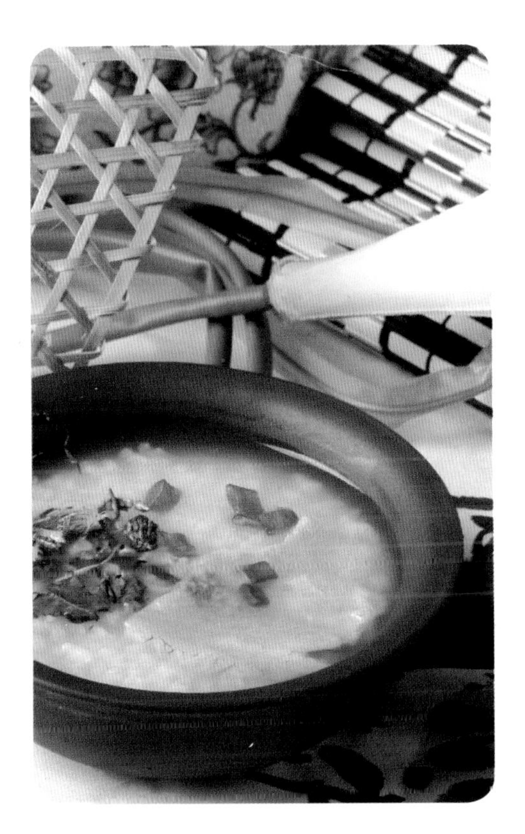

◆ 蒲公英茶

配　方：蒲公英 20 克，茶叶 3 克，枸杞子 5 克，蜂蜜适量。

做　法：

1. 将蒲公英、枸杞子放入锅中，用水煎煮，去渣取汁。

2. 用药汁冲泡茶叶，温热时加入蜂蜜，即可饮用。

3. 每日 1 剂，不拘时，代茶饮。

◆ 蒲公英鱼片粥

配　方：蒲公英 50 克，粳米 100 克，鱼片 80 克，盐、味精、香葱各适量。

做　法：

1. 蒲公英去杂质洗净，煎取浓汁。

2. 粳米洗净放入锅内加适量水入浓缩药汁煮粥，待粥黏稠时加入鱼片、盐、味精、香葱即可。

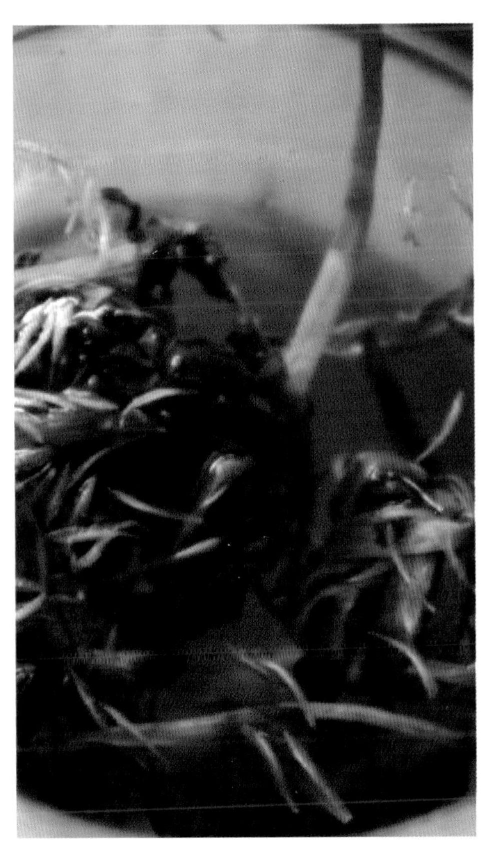

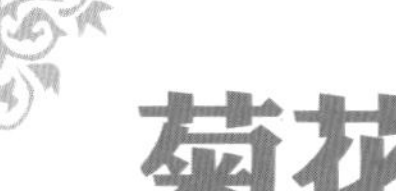

菊花

平抑肝阳防炎症

别　　名　白菊花、杭菊、贡菊。
性味归经　味甘、苦，性微寒；归肺、肝经。
用法用量　内服：煎汤，10 ~ 15 克；或入丸、散；或泡茶。

营养成分

菊苷、氨基酸、类黄酮、维生素 B_1、龙脑、樟脑、菊油环酮、腺嘌呤、胆碱、水苏碱等。

护乳原理

菊花的提取物对金黄色葡萄球菌、结核杆菌等细菌均有抑制作用，能预防乳腺炎和乳腺结核等疾病。

功用疗效

散风清热，平肝明目。用于风热感冒，头痛眩晕，目赤肿痛，眼目昏花。

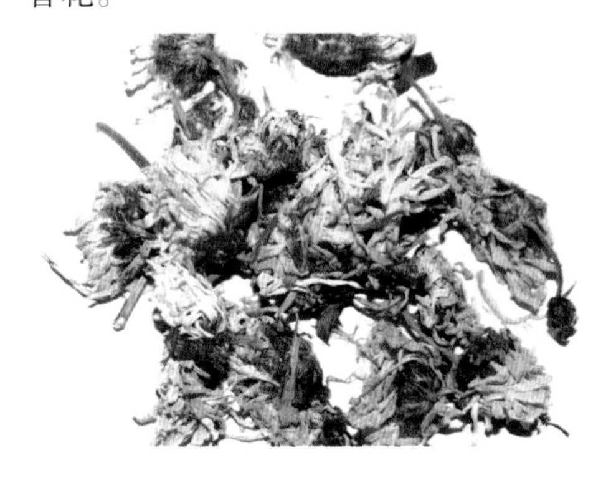

注意事项

气虚胃寒、食少泄泻的人少用为宜。关节炎恶寒者忌用。

良方妙方

乳腺增生：菊花、玫瑰花各 10 克，青皮 6 克，开水冲泡代茶饮。

经典论述

《本草衍义补遗》："菊花，能补阴，须味甘者，若山野苦者勿用，大伤胃气。"

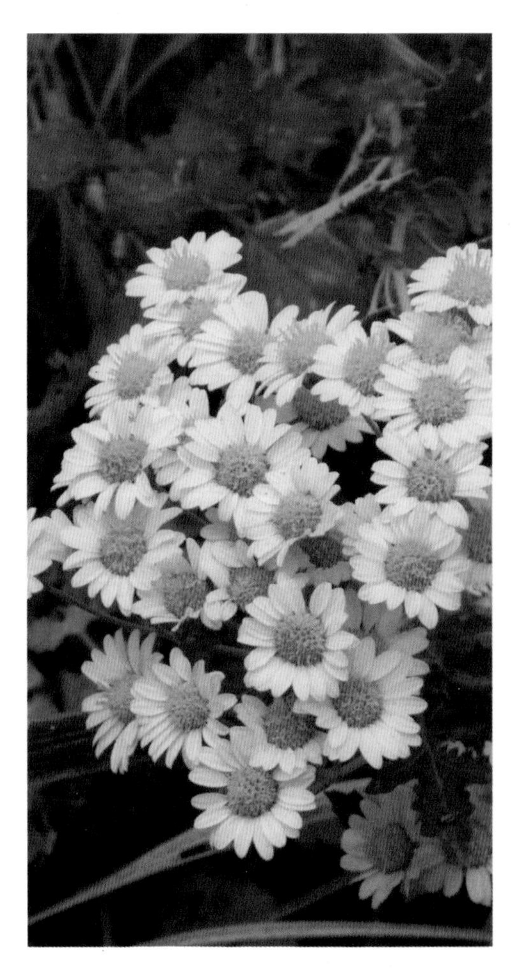

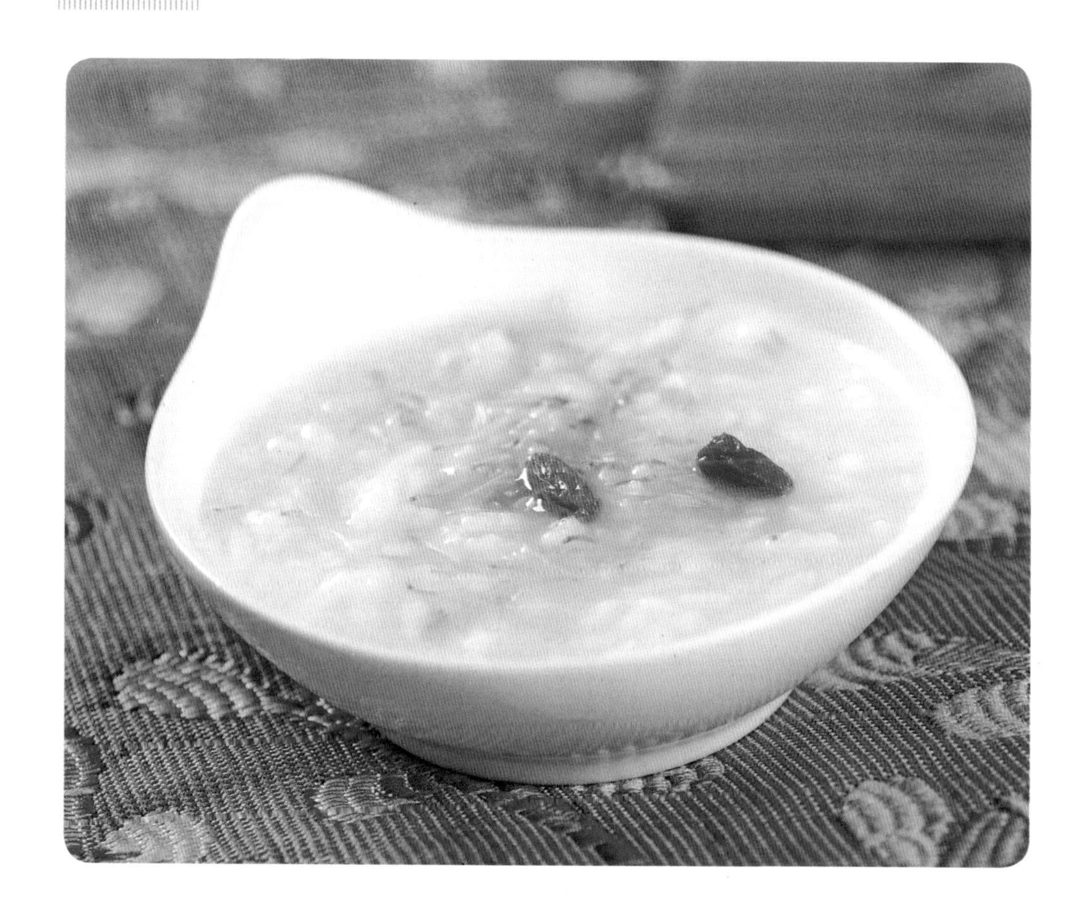

◆ 菊花粳米粥

配　方：菊花 50 克，粳米 150 克，冰糖 20 克，矿泉水适量。

做　法：

1. 菊花碾碎去蒂，加少许清水泡软。
2. 锅上火，加水，放入洗干净的粳米煮 20 分钟放入菊花同煮成粥，最后加冰糖即可食用。

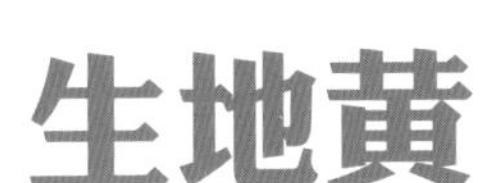

生地黄

清热凉血又滋阴

别　　名　生地、地黄、怀生地。

性味归经　味甘，性寒；归心、肝、肾经。

用法用量　煎汤，10 ~ 15 克。

营养成分

葡萄糖、蔗糖、维生素 A 类物质、氨基酸、地黄素、梓醇、甘露醇、生物碱。

护乳原理

生地黄有滋养肝肾阴的功效，对应的肝肾阴不足表现为盗汗发热、头晕目眩等症状的乳腺病，生地黄还能够清热凉血，有助于缓解乳腺炎症。

功用疗效

清热凉血，养阴，生津。用于热病舌绛烦渴，阴虚内热，骨蒸劳热，内热消渴，吐血，衄血，发斑发疹。

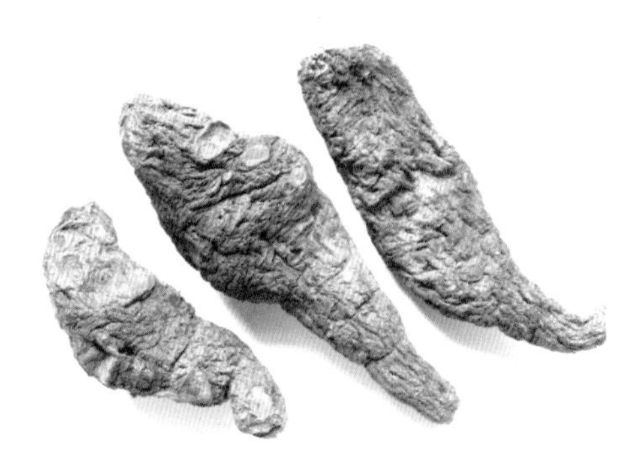

注意事项

脾虚泄泻、胃寒食少的人慎服。胸膈有痰者慎服。

良方妙方

乳腺炎：生地黄、当归、栀子、赤茯苓、白芍各 9 克，柴胡、川芎、甘草各 3 克，贝母 4.5 克，牡丹皮、天花粉、连翘各 6 克。

经典论述

1.《名医别录》：“主妇人崩中血不止，及产后血上薄心，闷绝，伤身，胎动下血，胎不落，堕坠腕折，瘀血留血，鼻衄吐血，皆捣饮之。”

2.《药性论》：“解诸热，破血，通利月水闭绝，亦利水道，捣薄心腹，能消瘀血。病人虚而多热，加而用之。”

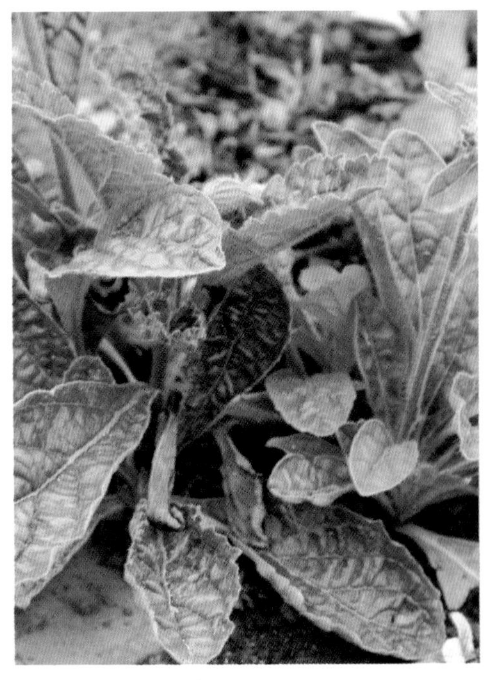

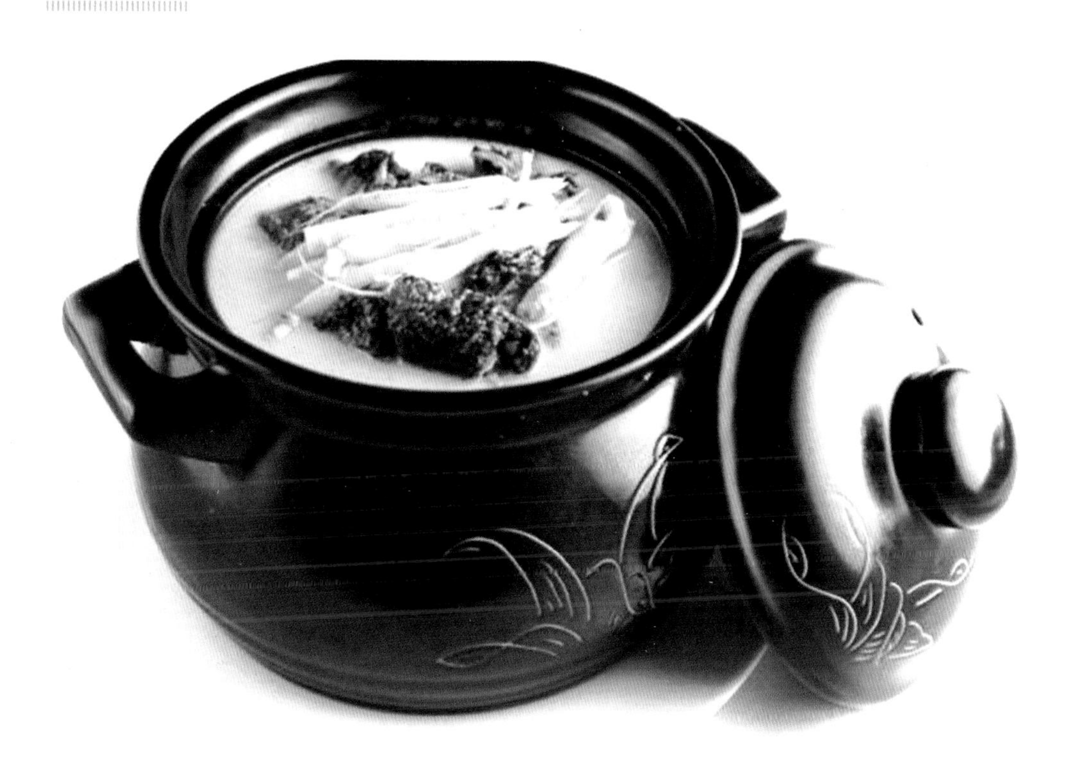

◆ 地黄乌鸡汤

配　方：乌骨鸡1只，猪肉100克，生地黄10克，红枣10颗，姜、葱、盐、味精、料酒各适量。

做　法：

1. 生地黄浸泡5小时，猪肉切片，乌骨鸡去内脏，切成小块，用热水汆烫去除血水。
2. 锅置火上，放入乌鸡块、猪肉片、生地黄片、红枣、姜，烧开后加入盐、料酒、味精、葱调味即可。

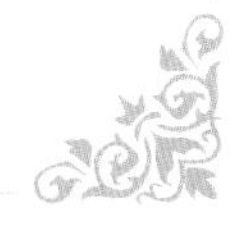

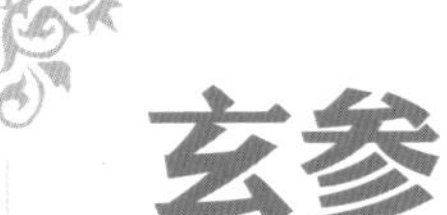

玄参

凉血消炎除烦热

别　　名　元参、浙玄参、黑参。

性味归经　味甘、苦、咸，性微寒；归肺、胃、肾经。

用法用量　内服：煎汤，9 ~ 15 克；或入丸、散。

营养成分

挥发油、植物甾醇、油酸、亚麻酸、糖类、左旋天冬酰胺、生物碱等。

护乳原理

玄参有凉血功效，因此能消散乳腺炎症，有滋阴养阴的功效，还可很好地缓解乳腺炎症患者出现的烦热、口干口渴等不适。

功用疗效

凉血滋阴，泻火解毒。用于热病伤阴，舌绛烦渴，温毒发斑，津伤便秘，骨蒸劳嗽，目赤，咽痛，瘰疬，白喉，痈肿疮毒。

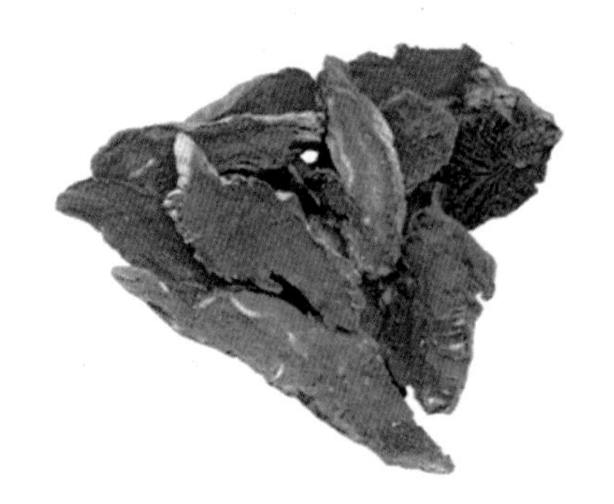

注意事项

脾胃有湿及脾虚便溏者忌服。

良方妙方

瘰疬初期：玄参（蒸）、牡蛎（醋煅，研）、贝母（去心，蒸）各 200 克。共为末，炼蜜为丸。每服 15 克，开水送下，每日 2 次。

经典论述

1.《本草纲目》:“滋阴降火，解斑毒，利咽喉，通小便血滞。”

2.《医学启源》:“治心懊侬烦而不得眠，心神颠倒欲绝，血滞小便不利。”

3.《药性论》:“能治暴结热，主热风头痛，伤寒劳复，散瘤瘿瘰疬。”

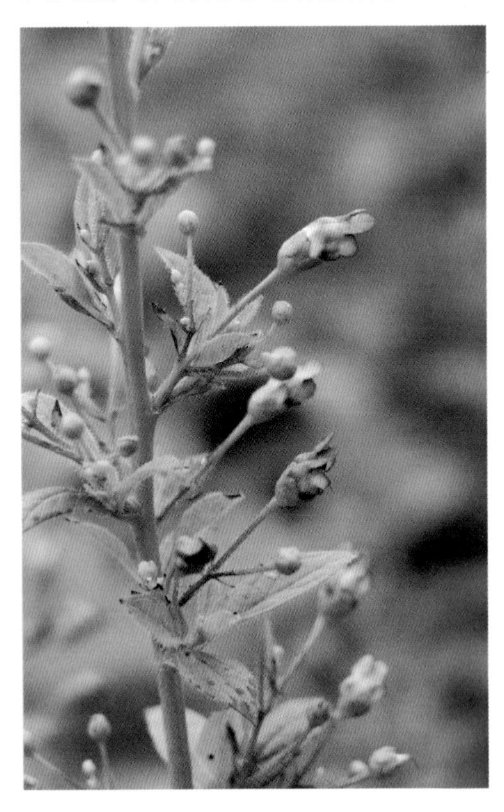

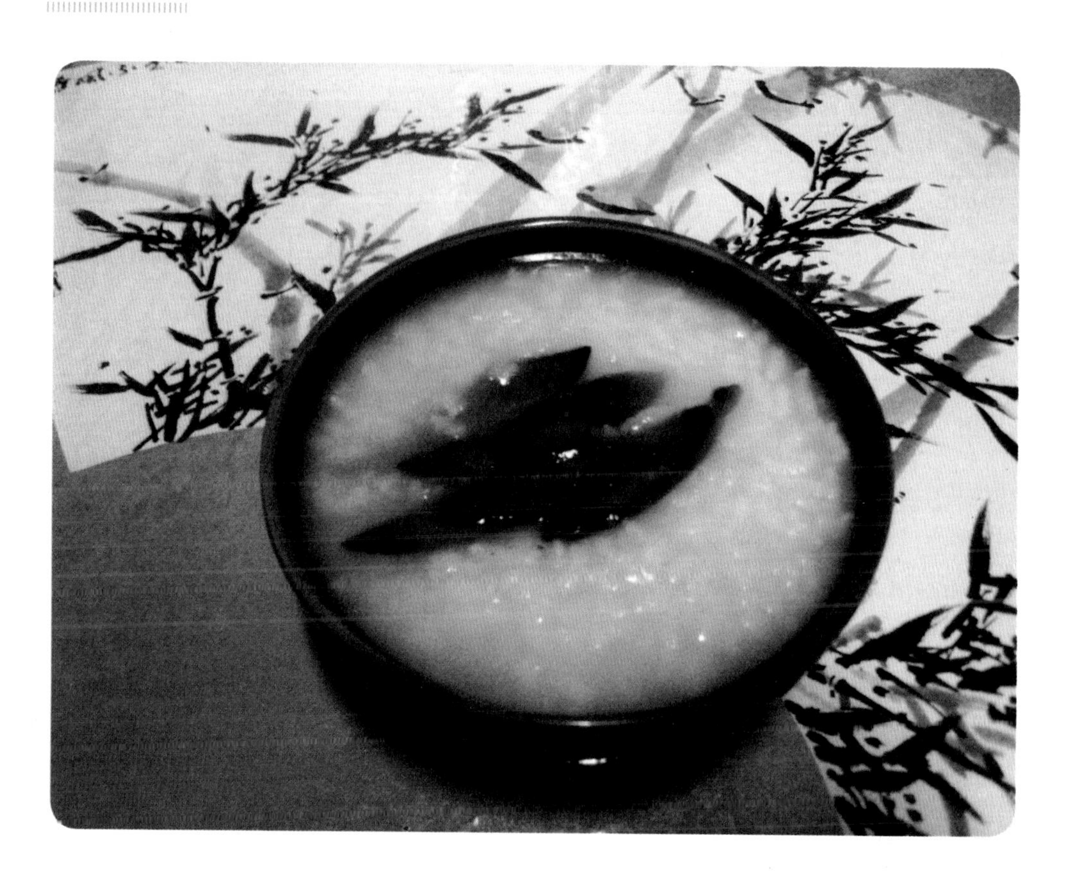

◆ 玄参猪肝粥

配　方：玄参 12 克，猪肝 100 克，粳米 130 克，盐适量。

做　法：

1. 猪肝切片洗净备用。
2. 玄参、粳米洗净加水熬至黏稠，入猪肝煮至断生，入盐调味即可。

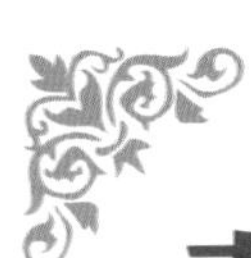

赤芍

凉血调经不留瘀

别　　名	山芍药、木芍药、草芍药。
性味归经	味苦，性微寒；归肝经。
用法用量	煎汤，5～15克；或入丸、散。

营养成分

芍药苷、氧化芍药苷、苯甲酰芍药苷、白芍苷、芍药新苷、胡萝卜苷、挥发油。

护乳原理

赤芍凉血、活血、散瘀，是不可多得的凉血而又不留瘀的中药，因此能很好地治疗乳腺肿块和血热引起的发炎症状。

功用疗效

清热凉血，散瘀止痛。用于温毒发斑，吐血衄血，目赤肿痛，肝郁胁痛，经闭痛经，癥瘕腹痛，跌扑损伤，痈肿疮疡。

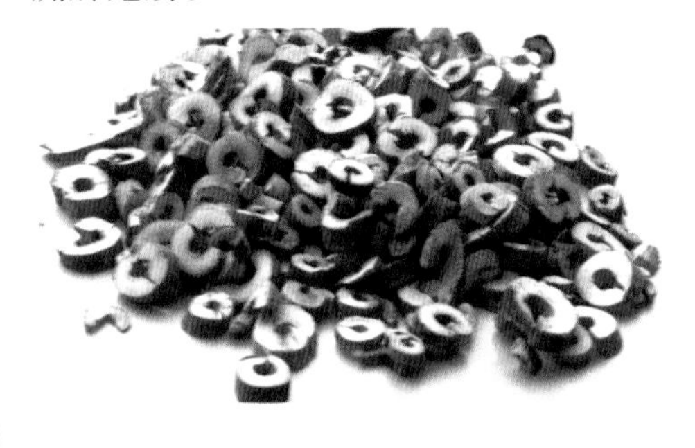

注意事项

血虚者慎服。

良方妙方

1. 急性乳腺炎：赤芍 30 克，生甘草 6 克。水煎服。如发热加黄芩，另用白蔹根、食盐少许捣敷患处。

2. 妇人血崩不止，赤白带下：香附子、赤芍药各等份。上药为末，入盐少许，加水 400 毫升，煎至 200 毫升，去渣。饭前服。

经典论述

1.《本草经疏》：“赤芍药破血，故凡一切血虚病，及泄泻，产后恶露已行、少腹痛已止，痈疽已溃，并不宜服。”

2.《日华子本草》：“治风补劳，主女人一切病并产前后诸疾，通月水，退热除烦，益气，天行热疾，瘟瘴惊狂，妇人血运，及肠风泻血；痔瘘，发背，疮疥，头痛，明目，目赤，胬肉。”

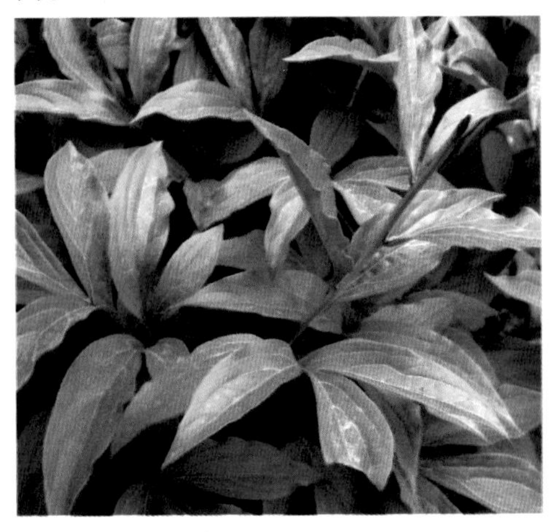

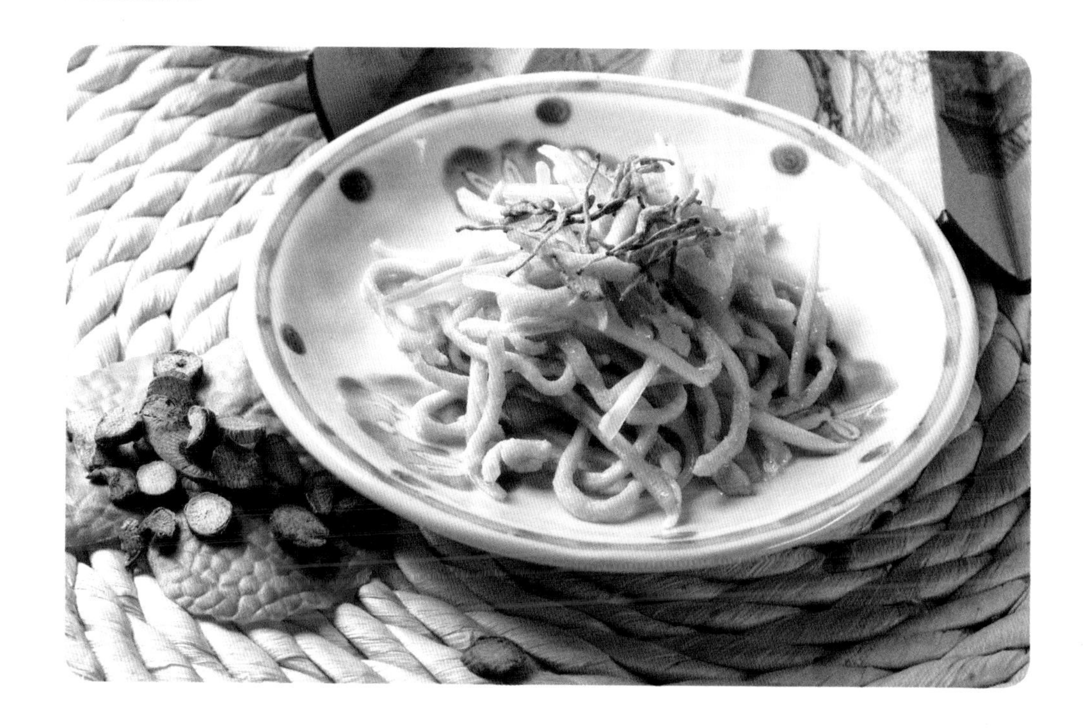

◆ 赤芍双花炒肉丝

配　方：赤芍 30 克，金银花、西芹各 50 克，里脊肉 150 克，葱、姜、盐、味精、胡椒粉、植物油各适量。

做　法：

1. 赤芍、金银花放入锅内，加水适量，煎煮 15 分钟，取药汁备用；里脊肉、西芹切成丝。

2. 锅置火上，放少许植物油，爆香葱姜，下肉丝炒熟，放入西芹丝、盐、味精、胡椒粉翻炒熟即可食用。

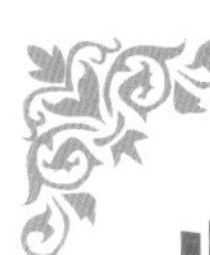

柴胡

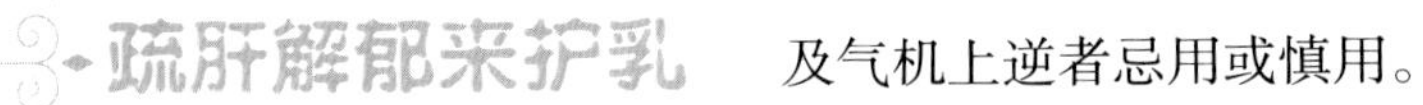

疏肝解郁来护乳

别　　名　芷胡、山菜、菇草、柴草。

性味归经　味辛、苦，性微寒；归肝、胆、肺经。

用法用量　3 ~ 10克，煎服。

营养成分

戊酸、乙酸、庚酸、2-庚烯酸、辛酸、2-辛烯酸、壬酸、2-壬酸、苯酚、邻-甲氧基苯酚、γ-辛内酯、γ-癸内酯、丁香油酚等。

护乳原理

柴胡有调理肝经的功效，疏通肝络，防治乳腺肿块，还能促进乳汁分泌，预防因乳汁瘀滞而导致的乳腺疾病。

功用疗效

疏散退热，疏肝解郁，升举阳气。用于感冒发热，寒热往来，胸胁胀痛，月经不调，子宫脱垂，脱肛。

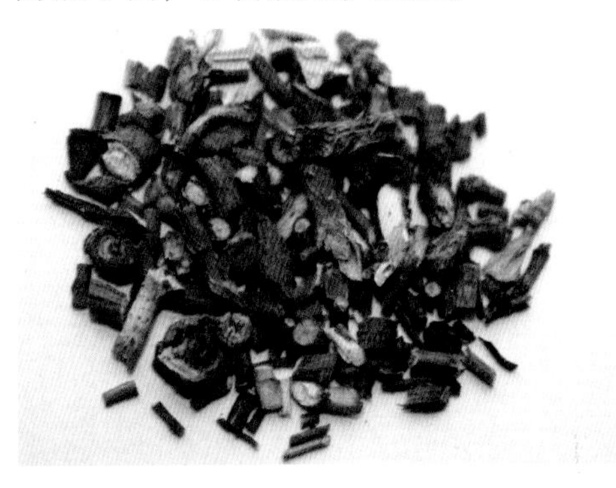

注意事项

肝阳上亢，肝风内动，阴虚火旺及气机上逆者忌用或慎用。

良方妙方

急性乳腺炎肝郁胃热证：蒲公英15 ~ 30克，全瓜蒌12克，连翘、当归各10克，青皮、橘叶、川贝各6克，柴胡、生甘草各3克。水煎服。寒热头痛加荆芥、防风；胸痞呕恶加半夏、陈皮；排乳不畅或乳汁不通加漏芦、王不留行、路路通。

经典论述

1.《滇南本草》:“伤寒发汗用柴胡，至四日后方可用；若用在先，阳证引入阴经，当忌用。”

2.《本经逢原》:“柴胡，小儿五疳羸热，诸疟寒热，咸宜用之。痘疹见点后有寒热，或胁下疼热，于透表药内用之，不使热留少阳经中，则将来无咬牙之患。”

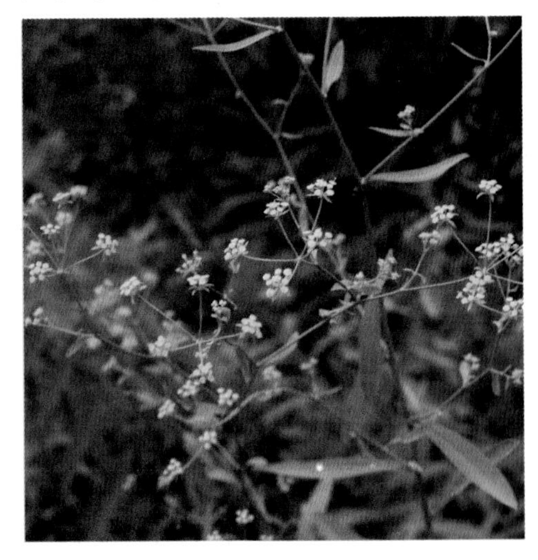

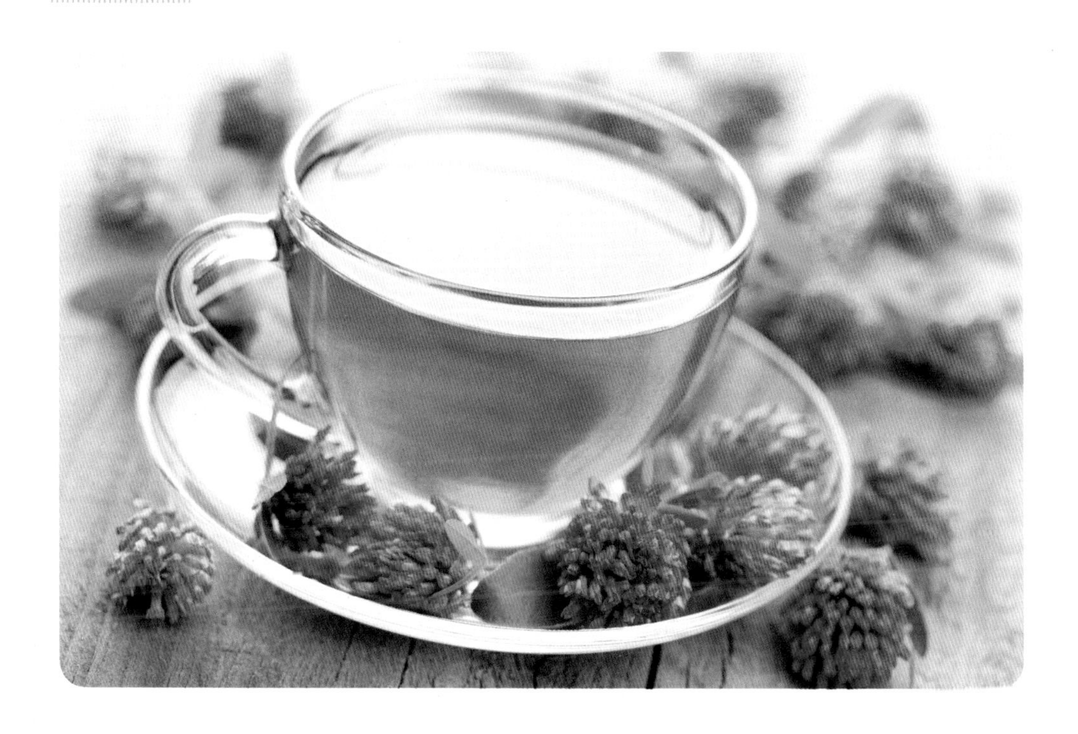

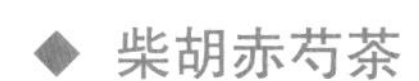

◆ 柴胡赤芍茶

配　方：柴胡 5 克，赤芍 4 克，枳壳 3 克，甘草、花茶各 2 克，蜂蜜适量。

做　法：

1. 将柴胡、赤芍、枳壳、甘草、花茶用水冲泡 10 分钟后，加入蜂蜜，即可饮用。
2. 每日 1 剂，不拘时，代茶饮。

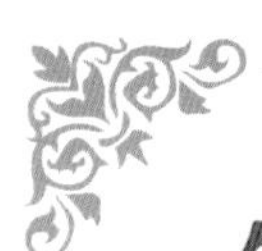

第四节　活血化瘀类药材

三七

散瘀消肿防增生

别　　名　田七、滇七、参三七。
性味归经　味甘、微苦，性温；归肝、胃经。
用法用量　煎汤，3 ~ 9克；研末，1 ~ 3克；或入丸、散。

营养成分

人参皂苷、三七皂苷、三七素、人参炔三醇、谷氨酸、精氨酸、赖氨酸、三七多糖、铁、铜、锰、锌、镍、钒、钼、氟等。

护乳原理

三七有活血的功效，具有调节血液微循环等作用，能防治乳腺因血液循环异常而导致的疾病。

功用疗效

散瘀止血，消肿定痛。用于咯血，吐血，衄血，便血，崩漏，外伤出血，胸腹刺痛，跌扑肿痛。

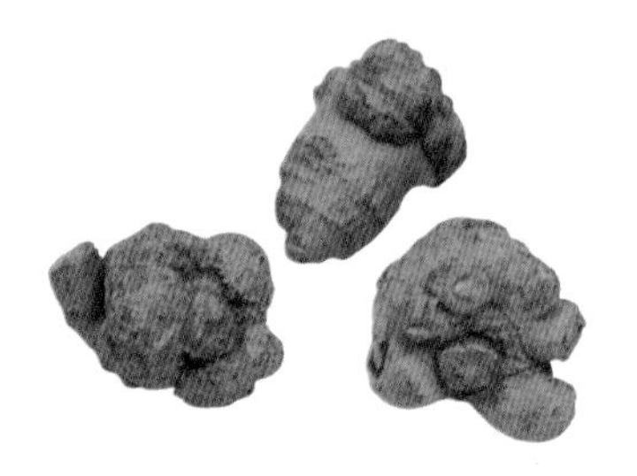

注意事项

大剂量服用三七会出现中毒反应。一些人服用三七粉会出现皮肤过敏反应。孕妇忌服。

良方妙方

吐血，衄血：三七3克，自嚼，米汤送下。

经典论述

《医学衷中西录》：“三七，诸家多言性温，然单服其末数钱，未有觉温者。善化瘀血，又善止血妄行，为血衄要药。”

养生药膳

◆ 三七花茶

配　方：三七花3 ~ 5克，冰糖适量。

做　法：在杯中放入三七花，冲入沸水，闷泡5分钟，调入冰糖即可。

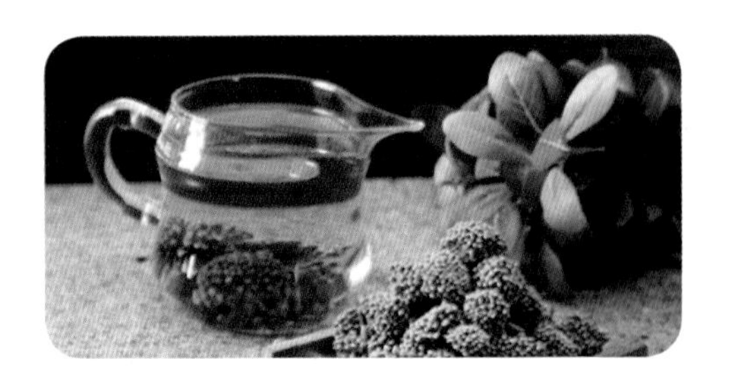

月季花

行气祛瘀兼止痛

别　　名　四季花、月月红。

性味归经　味甘，性温；归肝、肾经。

建议食用量　煎汤或开水泡服，3 ~ 6 克，鲜品 9 ~ 15 克。

营养成分

挥发油、牻牛儿醇、橙花醇、香茅醇、葡萄糖苷、没食子酸、槲皮苷、鞣质、色素等。

护乳原理

月季花具有疏肝活血、调理肝气和血络的作用，可从两方面调节女性乳腺病。且乳腺病的发生和月经不调相关，而月季花在临床上也常用于调节月经，因而有助于乳腺病的防治。

功用疗效

活血调经，疏肝解郁。用于气滞血瘀，月经不调，痛经，闭经，胸胁胀痛。

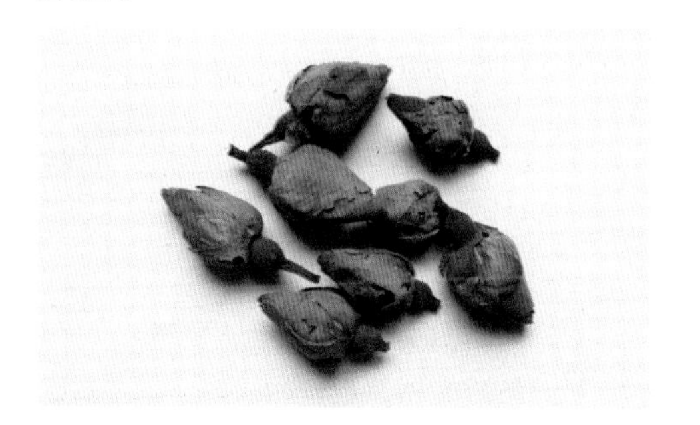

注意事项

用量不宜过大，多服久服可引起腹痛及便溏腹泻。孕妇慎用。

良方妙方

1. 月经不调：鲜月季花每次 15 ~ 21 克，开水泡服，连服数次。

2. 赤白带下：月季花根 15 克，水煎服。

养生药膳

◆ 月季花茶

配　方：月季花干品 6 朵，代代花干品 3 克。

做　法：将月季花、代代花放入杯中，倒入沸水，盖上盖子，闷泡约 3 分钟后饮用。

功　效：调经活血，行气止痛。

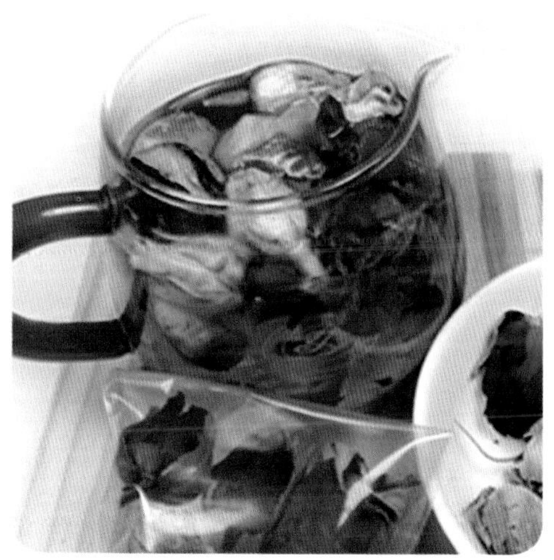

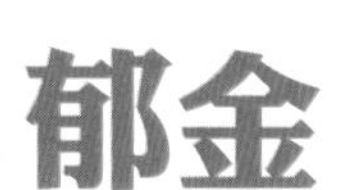

郁金

行气化瘀防郁结

别　　名　玉金、白丝郁金。
性味归经　味辛、苦，性寒；归肝、心、肺经。
用法用量　3 ~ 9 克。

营养成分

莰烯、樟脑、倍半萜烯、姜黄烯、姜黄素、脱甲氧基姜黄素、双脱甲氧基姜黄素、姜黄酮、芳基姜黄酮等。

护乳原理

郁金入肝经，有行气解郁、活血消肿等功效，能调理肝经的气机和乳腺相关血脉的运气，有助于防治乳腺病。

功用疗效

行气化瘀，清心解郁，利胆退黄。用于经闭痛经，胸腹胀痛、刺痛，热病神昏，癫痫发狂，黄疸尿赤。

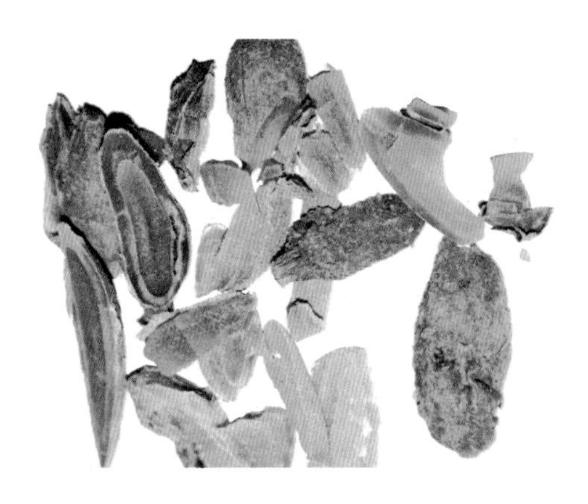

注意事项

阴虚失血及无气滞血瘀者忌服，孕妇慎服。

良方妙方

妇人胁肋胀满，因气逆者：郁金、木香、莪术、牡丹皮。白汤磨服。

经典论述

1.《本草纲目》：“治血气心腹痛，产后败血冲心欲死，失心癫狂。”

2.《药性论》：“治女人宿血气心痛，冷气结聚，温醋摩服之。”

养生药膳

◆ 茵陈郁金茶

配　方：郁金 6 克，茵陈、绿茶各 3 克，蜂蜜或白糖适量。

做　法：

1. 将茵陈、郁金、绿茶洗净放入杯中。
2. 用热水冲泡后，加入蜂蜜或白糖即可。
3. 每日 1 剂，不拘时，代茶饮。

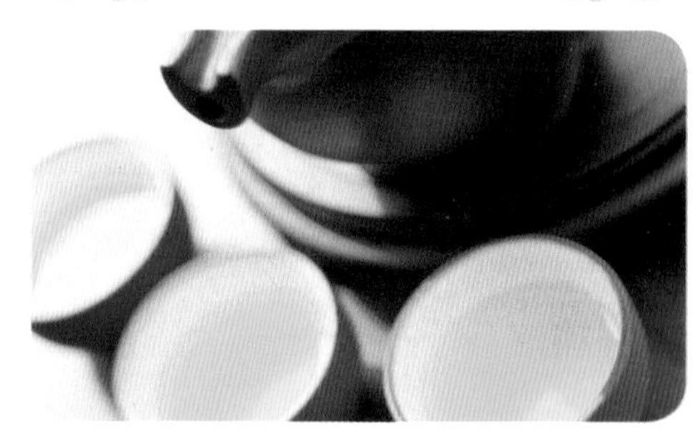

丹参

活血凉血消痈

别　　名	紫丹参、红丹参、红根。
性味归经	味苦，性微寒；归心、肝经。
用法用量	内服：煎汤，5 ~ 15克，大剂量可用至30克。

营养成分

丹参酮、隐丹参酮、异丹参酮、丹参内酯、丹参酸、原儿茶酸、琥珀酸等。

护乳原理

丹参酮具有活血凉血消痈作用，能针对乳腺肿块发挥其药效，另外还具有凉血清心功效，能有助缓解病程中出现的烦热心悸等症状。

功用疗效

祛瘀止痛，活血通经，清心除烦。用于月经不调，经闭痛经，癥瘕积聚，胸腹刺痛，热痹疼痛，疮疡肿痛，心烦不眠；肝脾肿大，心绞痛。

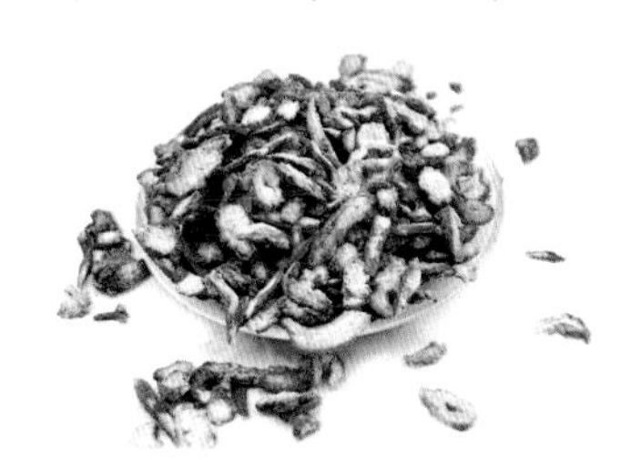

注意事项

无瘀血者、妊娠妇女、大便不实者忌服。

良方妙方

乳腺增生：丹参、白芷、芍药各10克，切细，以米醋淹泡一夜，加猪油250克，微火煎成膏。去渣，取浓汁敷乳上。

经典论述

1.《本草纲目》："活血，通心包络。治疝痛。"

2.《神农本草经》："主心腹邪气，肠鸣幽幽如走水，寒热积聚；破癥除瘕，止烦满，益气。"

养生药膳

◆ 丹参茶

配　方： 丹参2克，绿茶3克。

做　法： 在杯中放入丹参、绿茶及适量沸水，盖上盖子，闷泡5分钟即可。

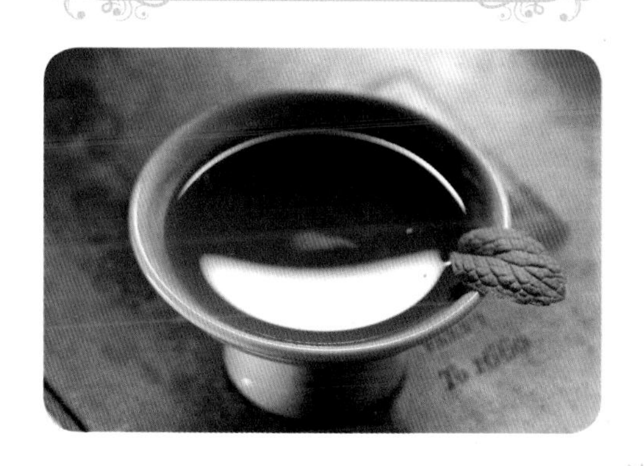

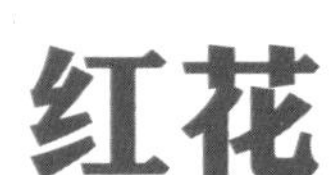

红花

活血通经散瘀痛

别名	草红花、红蓝花、刺红花。
性味归经	味辛，性温；归心、肝经。
用法用量	内服：煎汤，3 ~ 10克。

营养成分

红花黄色素、红花苷、红花油、脂肪油等。

护乳原理

红花具有活血散瘀的功效，对消散乳腺肿块有一定的功效，也可通过发挥调节月经等作用，来调节内分泌，从而防治乳腺病。

功用疗效

活血通经，散瘀止痛。用于经闭，痛经，恶露不行，癥瘕痞块，胸痹心痛，瘀滞腹痛，胸胁刺痛，跌扑损伤，疮疡肿痛。

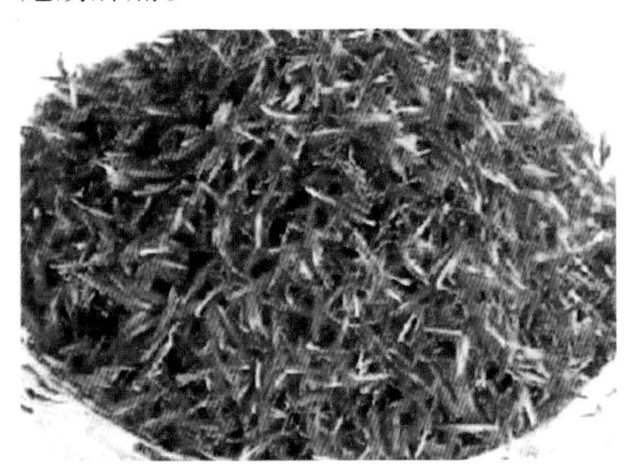

注意事项

孕妇忌用；溃疡病及出血性疾病者慎用。

妙方良方

1. 治一切肿：红花，熟揉捣取汁，服之。

2. 闭经：红花 9 克，黑豆 90 克，红糖 60 克，水煎服。适用于气滞血瘀者。

经典论述

1.《本草纲目》："活血，润燥，止痛，散肿，通经。"

2.《唐本草》："治口噤不语，血结，产后诸疾。"

养生药膳

◆ 红花玫瑰茶

配　方：红花 15 克，玫瑰花 10 朵。

做　法：将上述材料一起放入杯中，冲入沸水，盖上盖子，闷泡 3 ~ 5 分钟后饮用。

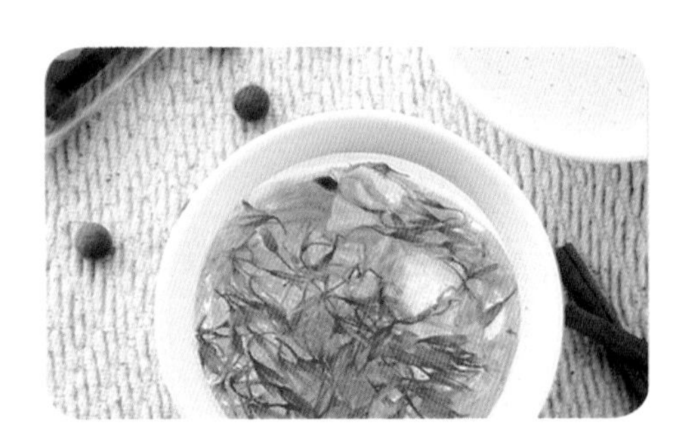

益母草

活血利尿调经

别　　名　益母、益母蒿、茺蔚。

性味归经　味苦、辛，性微寒；归肝、心包经。

用法用量　煎汤，10 ~ 15 克，熬膏或入丸、散。

营养成分

维生素 A、益母草碱、水苏碱、益母草宁、月桂酸、苯甲酸、氯化钾、亚麻酸、甾醇、油酸、芸香苷、精氨酸等。

护乳原理

益母草有活血的功效，能直接用丁调理乳腺肿块。临床上，益母草也常用于治疗月经不调和产后相关的疾病，而乳腺病和妇女的月经还与产后情绪密切相关，因此益母草也从以上方面入手，调理乳腺病。

功用疗效

活血调经，利尿消肿。用于月经不调，痛经，闭经，恶露不尽，水肿尿少；急性肾炎水肿。

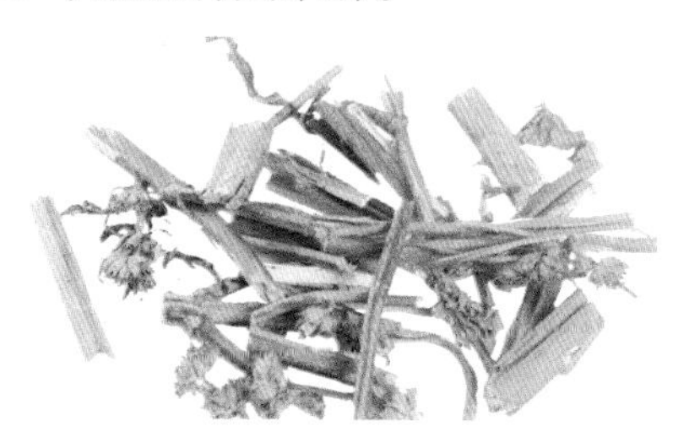

注意事项

阴虚血少者忌服；孕妇禁用。

良方妙方

乳结成痈：益母草，捣为细末，以新汲水调涂于乳房上，以物抹之，生者捣烂用之。

经典论述

1.《本草纲目》：“活血，破血，调经，解毒。治胎漏产难，胎衣不下，血晕，血风，崩中漏下，尿血，泻血，痢，疳，痔疾，打扑内损瘀血，大便、小便不通。”

2.《本草衍义》：“治产前产后诸疾，行血养血；难产作膏服。”

养生药膳

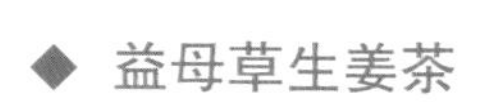

配　方：益母草 15 克，生姜 10 克。

做　法：将上述材料一起放入砂锅中，倒入适量清水，大火烧开后小火煎煮约 20 分钟，滤取汤汁，温热饮用。

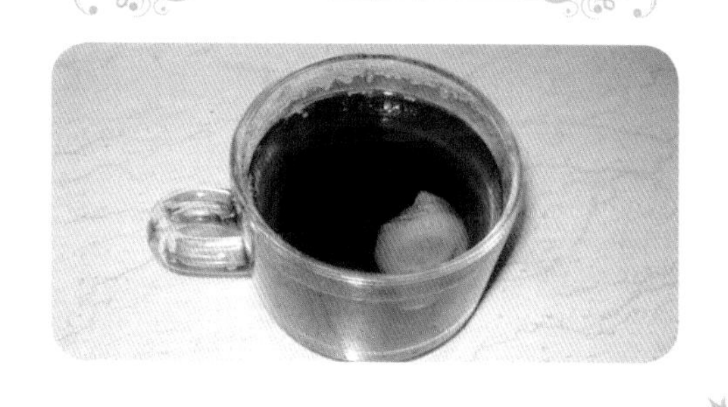

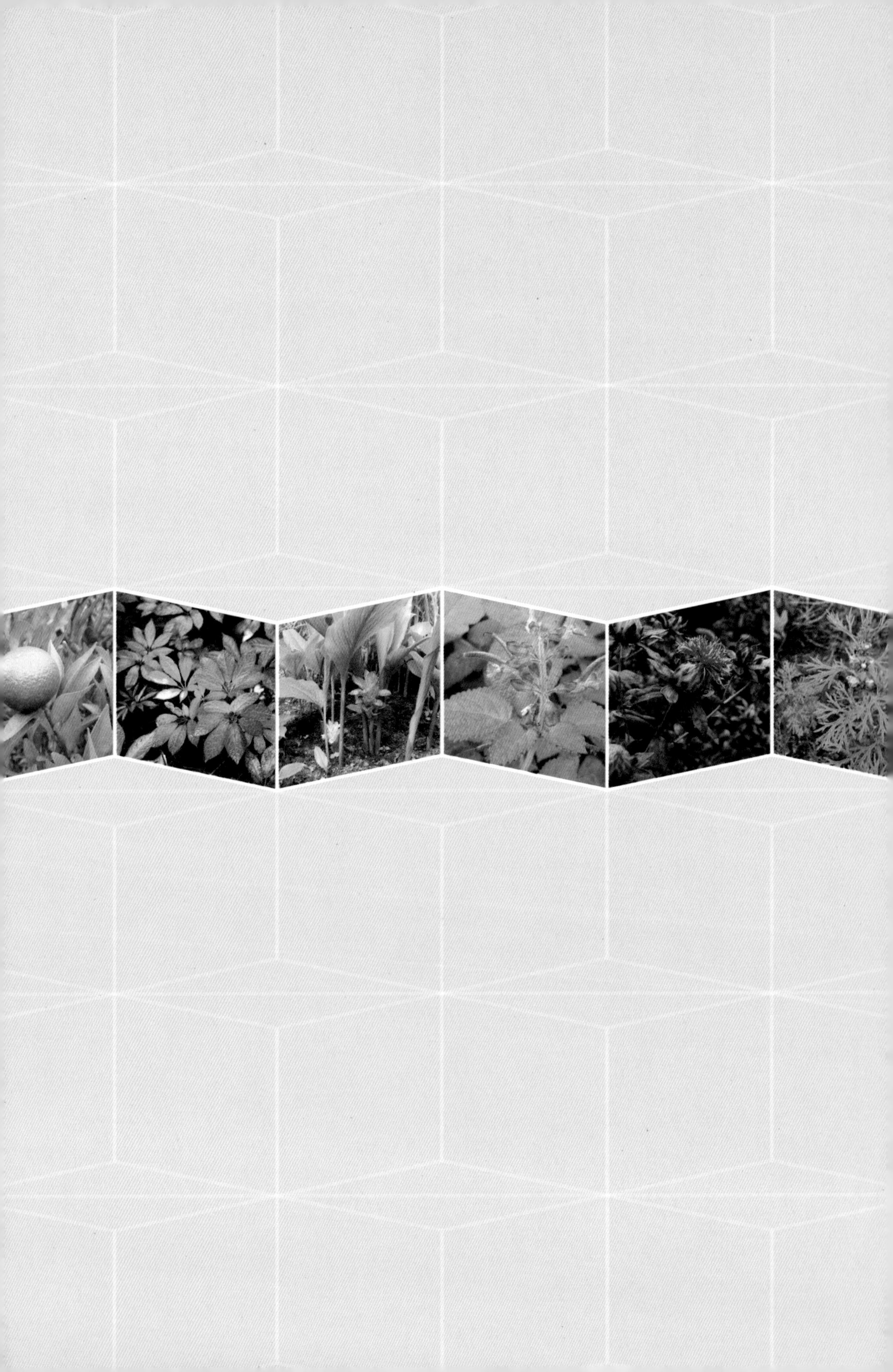

第四章

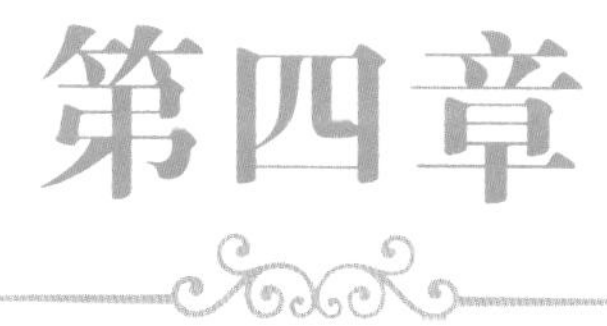

小穴位大功效——乳腺病一扫光

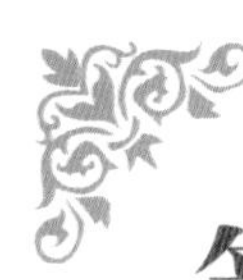

第一节　找准穴位的方法技巧

正确取穴对艾灸、拔罐、按摩、刮痧疗效的关系很大。因此，准确地选取腧穴，也就是腧穴的定位，一直为历代医家所重视。

骨度分寸法

骨度分寸法，始见于《灵枢·骨度》篇。是以骨节为主要标志测量周身各部的大小、长短，并依其比例折算尺寸作为定穴标准的方法。不论男女、老少、高矮、肥瘦都是一样。如腕横纹至肘横纹作 12 寸，也就是将这段距离划成 12 等份，取穴就以它作为折算的标准。常用的骨度分寸见常用骨度分寸表（见下页）。

手指比量法

以患者手指为标准来定取穴位的方法，又称“同身寸”。由于生长规律的缘故，人类机体的各个局部间是相互关联的。由于选取的手指不同，节段也不同，手指比量法可分作以下几种。

中指同身寸法：是以患者的中指中节屈曲时内侧两端纹头之间作为 1 寸，可用于四肢部取穴的直寸和背部取穴的横寸。

拇指同身寸法：是以患者拇指指关节的横度作为 1 寸，亦适用于四肢部的直寸取穴。

横指同身寸法：亦名“一夫法”，是令患者将食指、中指、无名指和小指并拢，以中指中节横纹处为准，四指横量作为 3 寸。

体表标志取穴法

根据人体表面所具特征的部位作为标志，而定取穴位的方法称为体表标志取穴法，又称自然标志取穴法。人体的自然标志有两种：

固定标志法

固定标志法即是以人体表面固定不移，又有明显特征的部位作为取穴标志的方法。如人的五官、爪甲、乳头、肚脐等作为取穴的标志。

活动标志法

活动标志法是依据人体某局部活动后出现的隆起、凹陷、孔隙等作为取穴标志的方法。如曲池屈肘取之。

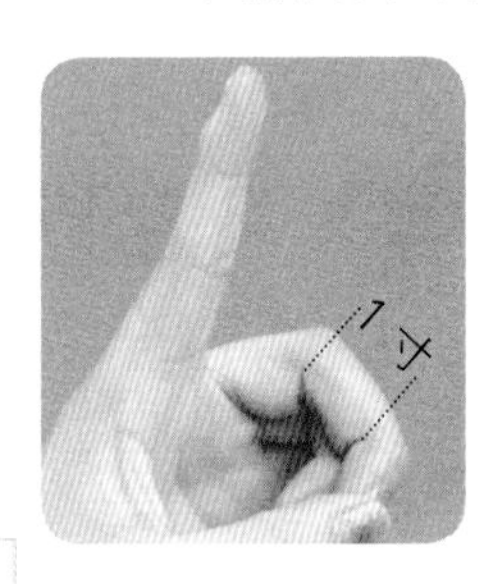

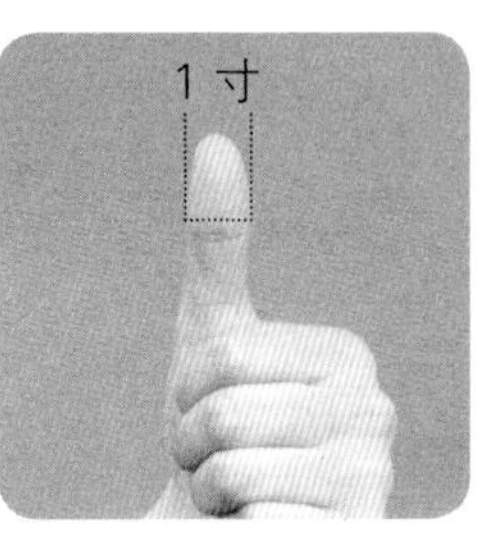

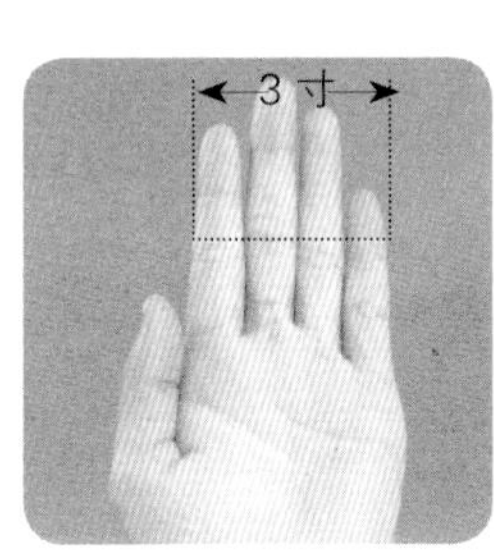

常用骨度分寸表

分部	起止点	常用骨度	度量法	说明
头部	前发际至后发际	12寸	直寸	如前后发际不明，从眉心量至大椎穴作18寸，眉心至前发际3寸，大椎穴至后发际3寸
	耳后两完骨（乳突）之间	9寸	横寸	用于量头部的横寸
胸腹部	天突至歧骨（胸剑联合）	9寸	直寸	胸部与肋部取穴直寸，一般根据肋骨计算，每一肋骨折作1寸6分（天突至璇玑可作1寸，璇玑至中庭，各穴间可作1寸6分计算）
	歧骨至脐中	8寸		
	脐中至横骨上廉（耻骨联合上缘）	5寸		
	两乳头之间	8寸	横寸	胸腹部取穴的横寸，可根据两乳头之间的距离折量。女性可用左右缺盆穴之间的宽度来代替两乳头之间的横寸
背腰部	大椎以下至尾骶	21椎	直寸	背部腧穴根据脊椎定穴。一般临床取穴，肩胛骨下角相当第7（胸）椎，髂嵴相当第16椎（第4腰椎棘突）
	两肩胛骨脊柱缘之间	6寸	横寸	
上肢部	腋前纹头（腋前皱襞）至肘横纹	9寸	直寸	用于手三阴、手三阳经的骨度分寸
	肘横纹至腕横纹	12寸		
侧胸部	腋以下至季胁	12寸	直寸	“季胁”指第11肋端下方
侧腹部	季胁以下至髀枢	9寸	直寸	“髀枢”指股骨大转子高点
下肢部	横骨上廉至内辅骨上廉（股骨内髁上缘）	18寸	直寸	用于足三阴经的骨度分寸
	内辅骨下廉（胫骨内髁下缘）至内踝高点	13寸		
	髀枢至膝中	19寸	直寸	用于足三阳经的骨度分寸；前面相当犊鼻穴，后面相当委中穴；臀横纹至膝中，作14寸折量
	臀横纹至膝中	14寸		
	膝中至外踝高点	16寸		
	外踝高点至足底	3寸		

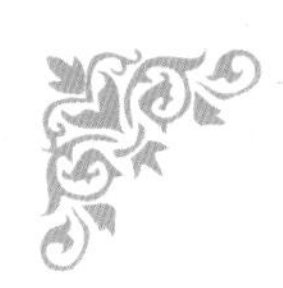

第二节　胸腹部穴位

乳根穴

治疗乳腺病的要穴

乳根穴是治疗乳腺病的要穴，刺激该穴能够通乳，促进乳房血液循环，防治因乳汁淤滞和血液瘀阻而导致的乳腺病。

【定位】

位于胸部，当乳头直下，乳房根部，当第 5 肋间隙，距前正中线 4 寸。

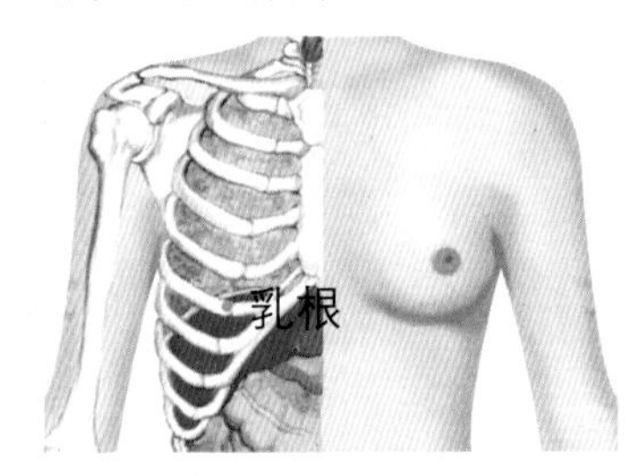

【主治】

咳嗽，气喘，呃逆；胸痛；乳痈，乳汁少。

【功效】

通乳化瘀，宣肺利气。

【日常保健】

按摩：将拇、食指分开，用虎口处轻轻上托乳房，食指或中指稍用力下压，缓慢点揉位于肋间隙内的乳根穴 5 ~ 10 分钟，动作宜轻柔缓和，逐渐用力。可治疗乳房胀痛、乳痈等。

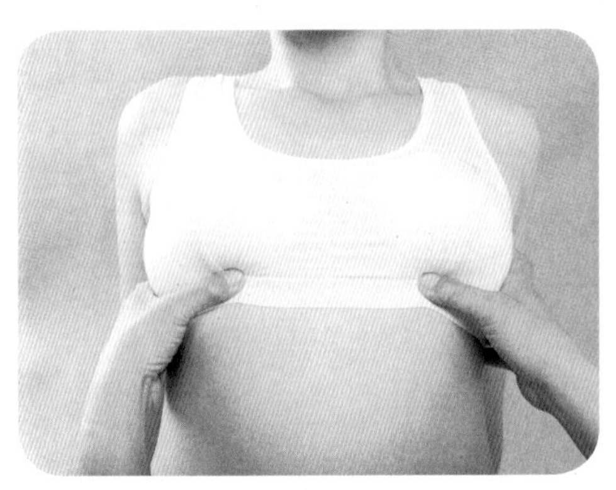

艾灸：宜采用艾条雀啄灸。每日灸乳根穴 1 次，每次灸 10 分钟左右，灸至皮肤产生红晕为止。可治疗乳腺炎、乳汁少等症。

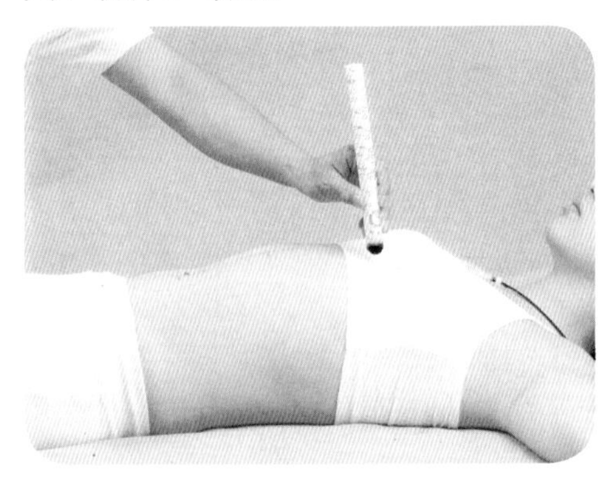

【配伍】

乳根 + 肩井 + 少泽

三穴配伍，有消炎通乳、止痛等作用，主治乳汁不足、乳腺增生、乳腺炎等。

乳根 + 膻中 + 少泽

三穴配伍，有通乳活络、清热消炎等作用，可治乳汁不足、乳腺增生、乳腺炎等。

膻中穴

宽胸理气防乳病

膻中穴属任脉，为八会穴之气会，适当刺激膻中穴可起到活血通络、宽胸理气等作用，通过调理胸腔部的气血，进而影响乳房处气血的调节，有助于乳腺病的预防和治疗。

【定位】

位于胸部，前正中线上，两乳头连线的中点。

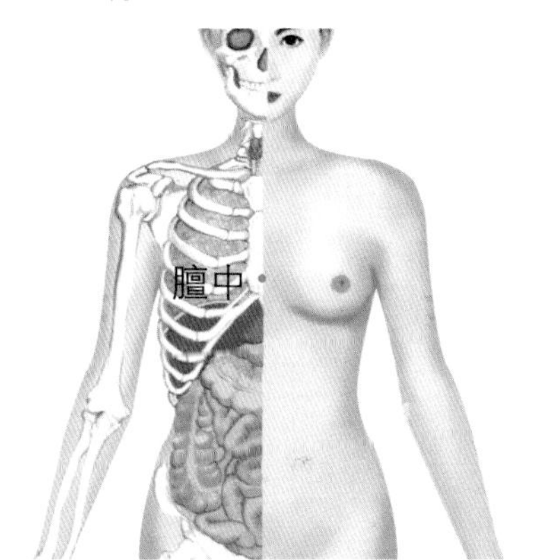

【主治】

咳嗽，气喘，胸闷，心痛，噎膈，呃逆；产后乳少，乳痈，乳癖。

【功效】

利上焦，宽胸膈，降气通络。

【日常保健】

按摩：用中指指腹揉按膻中 3 ~ 5 分钟，每日早晚各 1 次，可治疗乳腺增生、气喘、胸闷、心痛等。

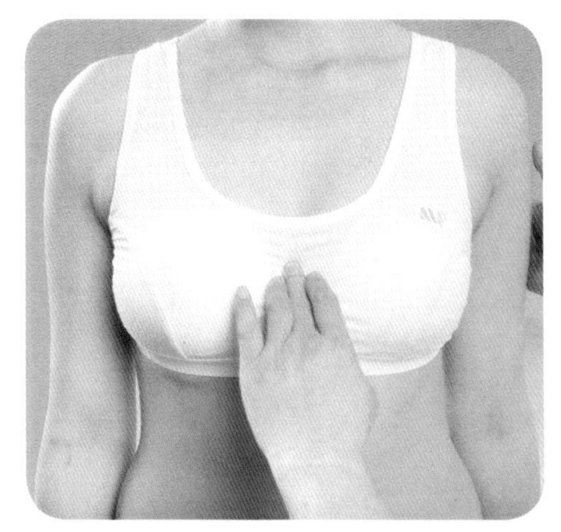

艾灸：用艾条温和灸膻中穴 5 ~ 10 分钟，每日 1 次，可治疗乳腺炎、头痛、心悸、心绞痛等。

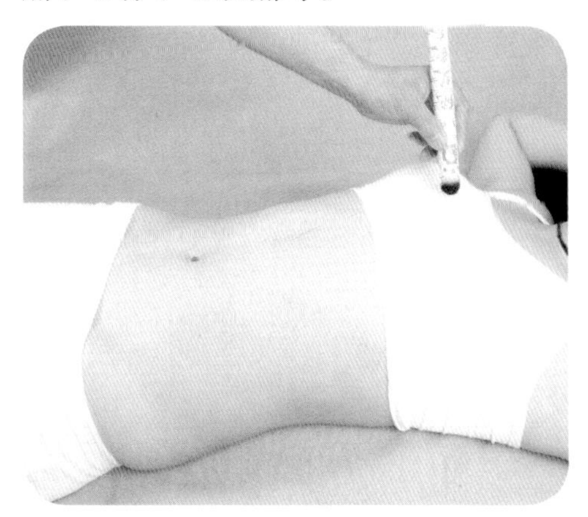

【配伍】

膻中 + 少泽 + 乳根

三穴配伍，有行气通乳消炎等作用，可治乳汁分泌不畅、乳腺炎等病症。

膻中 + 厥阴俞 + 肝俞

三穴配伍，有疏肝解郁、安定心神等作用，可改善肝气郁结导致的乳房胀痛、情绪不畅、心神不宁等。

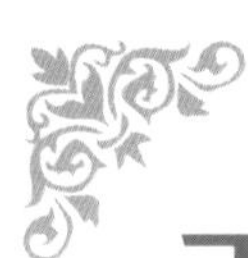

玉堂穴

治乳房肿痛疗效好

玉堂穴属于任脉，中医认为经常刺激玉堂穴可以增强胸腺的活力，起到清咽利喉、止咳平喘、宽胸止痛的功效，有助于乳腺炎症和乳房胀痛的治疗。

【定位】

位于胸部，横平第3肋间隙，前正中线上。

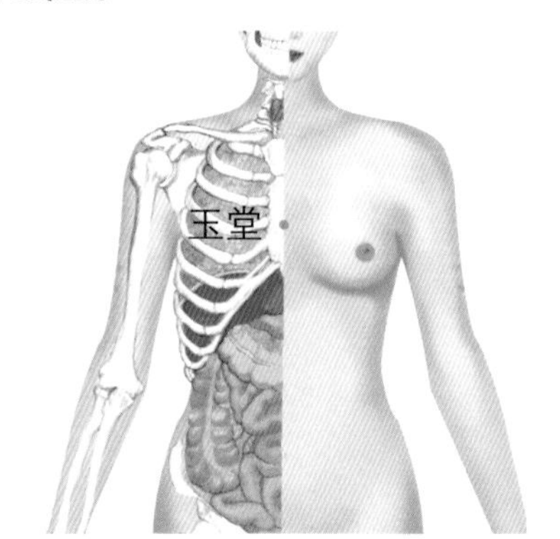

【主治】

咳嗽，气喘，胸闷，胸痛，乳房胀痛；呕吐。

【功效】

宽胸理气，止咳利咽。

【日常保健】

按摩：用手指指腹或指节向下按压，并作圈状按摩，可治呕吐、胸痛、乳房胀痛等气滞引起的疾病。

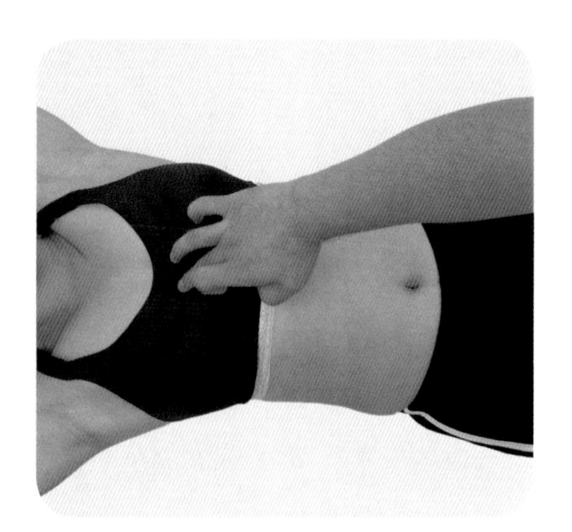

艾灸：宜采用艾条雀啄灸。每日灸玉堂穴1次，每次灸10分钟左右，灸至皮肤产生红晕为止。可治疗胸闷、胸痛、乳房胀痛等症。

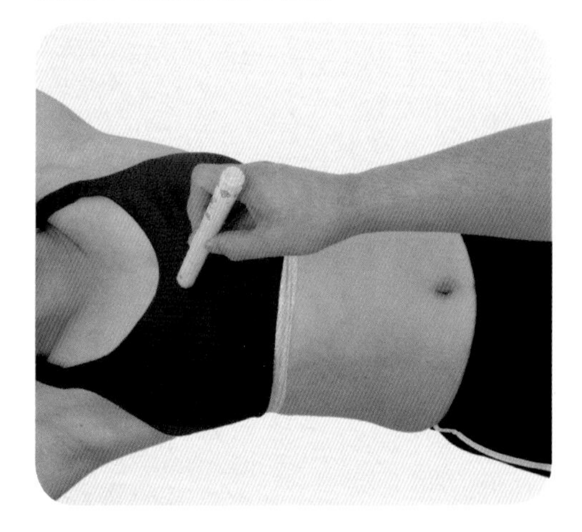

【配伍】

玉堂＋巨阙＋郄门

三穴配伍，有宽胸理气的作用，可治胸痛、乳房肿痛。

玉堂＋紫宫

二穴配伍，有行气通经的作用，主治胸膺疼痛、咳嗽。

膺窗穴

理气宽胸治乳痈

乳腺病大多时候都与心情不好、过分抑郁有关，膺窗穴位于胸部、乳房之上，可缓解乳房疼痛及胸痛等症状，对乳汁分泌不足或乳腺炎等症状也有改善效果。另外，也可用于呼吸系统及心脏疾病。

【定位】

位于胸部，当第 3 肋间隙，距前正中线 4 寸。

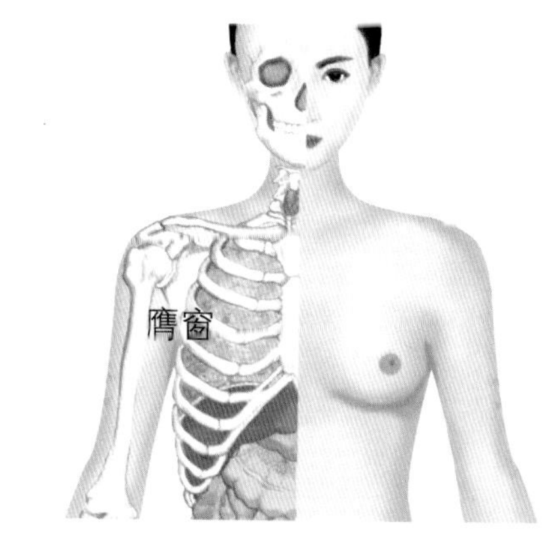

【主治】

咳嗽，气喘，胸胁胀痛；乳痈。

【功效】

宽胸理气，止咳平喘。

【日常保健】

按摩：以手指指腹或指节向下按压膺窗穴，并作圈状按摩。可治疗咳嗽气喘、胸胁胀满、乳痈等。

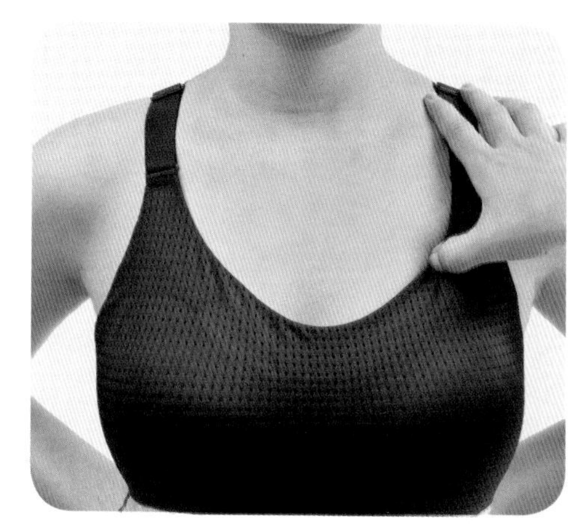

艾灸：宜采用艾条温和灸。每日灸膺窗穴 1 次，每次灸 10 分钟左右，灸至皮肤产生红晕为止。可治疗胸闷、胸痛、乳房胀痛等症。

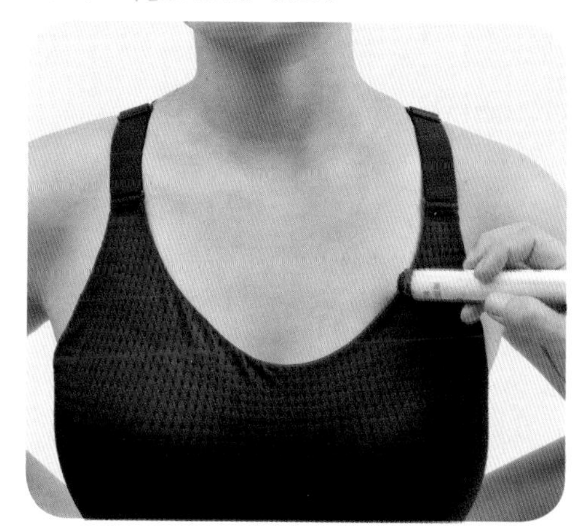

【配伍】

膺窗 + 屋翳

二穴配伍，有宽胸理气、消肿止痛的作用，治疗乳房部结块、肿胀疼痛。

乳根 + 神阙 + 冲门

三穴配伍，有宽胸理气、化湿消肿的作用，治乳腺炎。

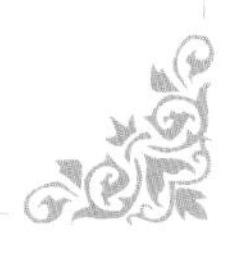

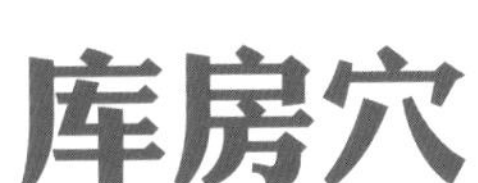

库房穴

理气宽胸兼清热

库房穴属足阳明胃经，具有理气宽胸、清热化痰的功效。临床中主要用于治疗胸满气逆、气喘、胸闷胀痛、胸胁胀痛、乳痈、乳癖等病症。

【定位】

位于胸部，第1肋间隙，前正中线旁开4寸。

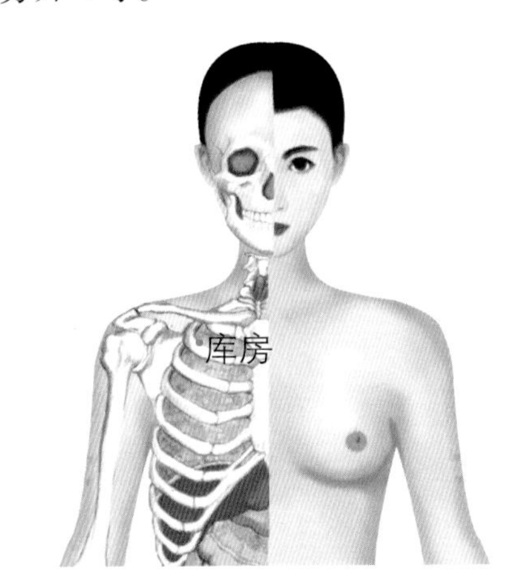

【主治】

咳嗽，气喘，咳唾脓血，胸胁胀痛；乳痈，乳癖。

【功效】

理气宽胸，清热化痰。

【日常保健】

按摩：用食指或中指点揉库房穴1～2分钟，每日3～5次，可治疗胸胁胀痛、气喘、乳腺增生等。

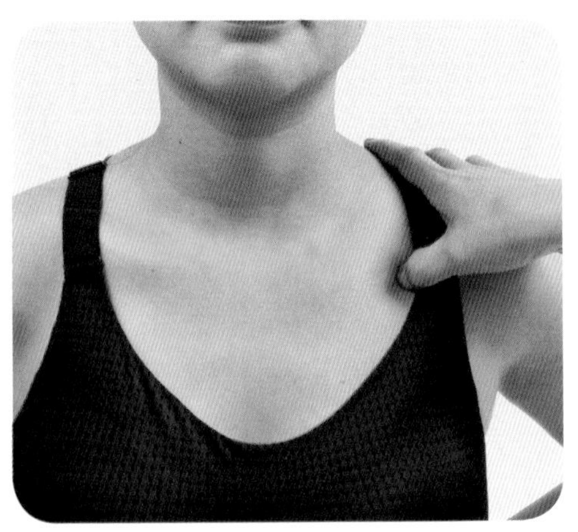

艾灸：艾炷灸3～5壮；艾条灸5～10分钟，可治疗胸胁胀痛、气喘、乳腺炎等。

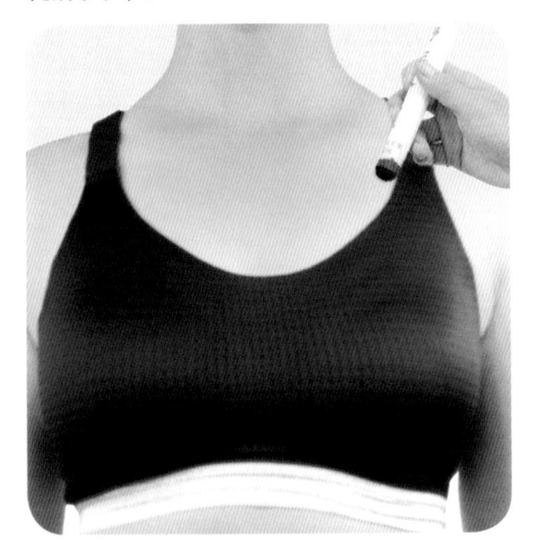

【配伍】

库房＋中府＋周荣＋尺泽

四穴配伍，有降气活血、清热解毒的作用，主治咳逆上气、唾脓血、乳腺炎。

库房＋肺俞＋尺泽＋孔最

四穴配伍，有肃肺降气、清热凉血的作用，主治咳嗽、咯血。

屋翳穴

散热消痈又止痛

屋翳穴属于足阳明胃经，刺激该穴，可以散化胸部之热，气血得热则行，从而能够行气通乳，缓解胸中郁结和乳腺肿块等症。

【定位】

位于胸部，第 2 肋间隙，前正中线旁开 4 寸。

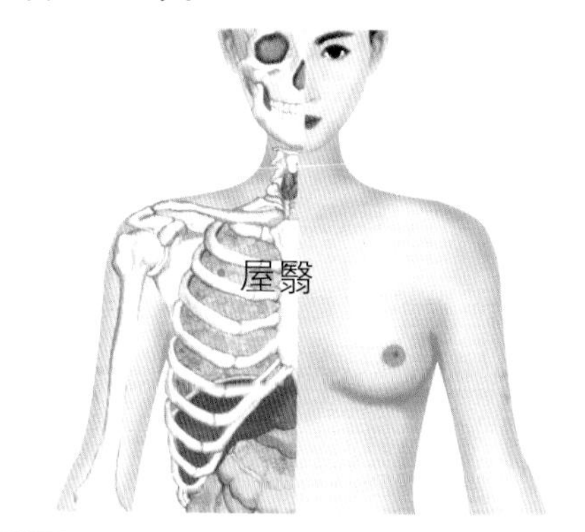

【主治】

咳嗽，气喘，咳唾脓血，胸胁胀痛；乳痈。

【功效】

降逆平喘，消痈止痛。

【日常保健】

按摩：用手掌大鱼际紧贴于屋翳穴，沿肋间左右轻擦，至微热为度，然后用拇指着力由轻至重，待产生酸、麻、胀、痛感为度，可治疗乳腺炎、乳腺增生。

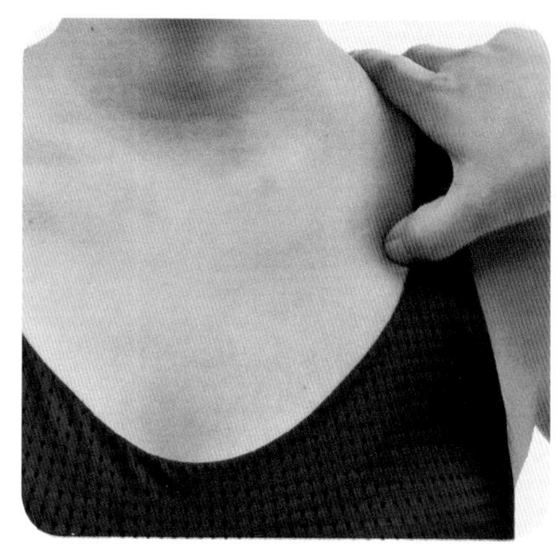

艾灸：艾炷灸 3 ～ 5 壮；艾条灸 5 ～ 10 分钟，可治疗胸胁胀痛、气喘、乳腺炎等。

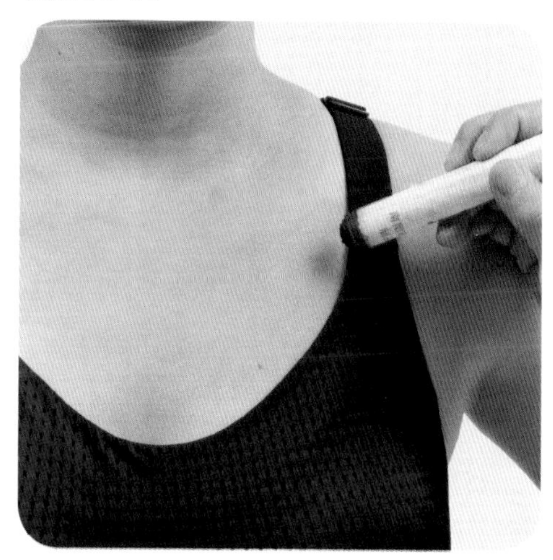

【配伍】

屋翳 + 肝俞 + 太冲

三穴配伍，有行气血、通乳等功效，能治疗肝气郁结引起的乳腺病。

屋翳 + 丰隆 + 中脘

三穴配伍，有行气健脾、化湿祛痰等功效，对应治疗痰块凝聚导致的乳腺病。

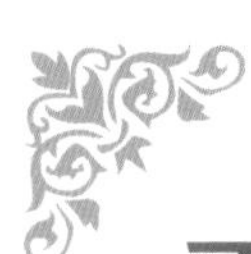

天池穴

活血化瘀通乳腺

天池穴是手厥阴心包经中的首个穴位，是手厥阴心包经与足少阳胆经之会穴。此处也正是乳腺癌的高发地带，深层次的气血不通是导致癌症发生的原因之一，经常按揉天池穴可以疏通局部气血，预防乳腺癌。

【定位】

位于胸部，第4肋间隙，前正中线旁开5寸。

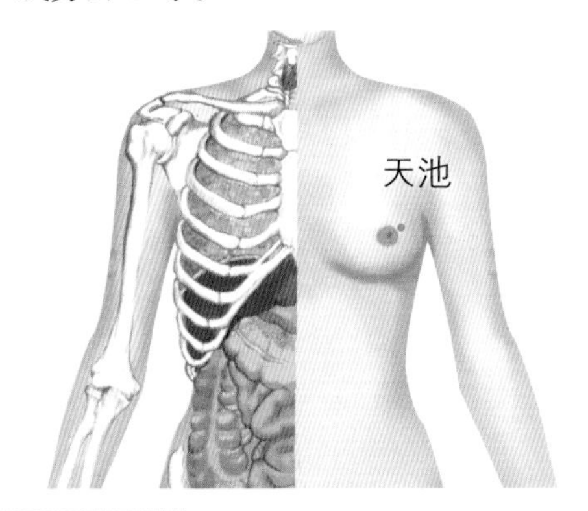

【主治】

咳嗽，痰多，胸闷，气喘，胸痛；腋下肿痛，乳痈；瘰疬。

【功效】

活血化瘀，宽胸理气。

【日常保健】

按摩：用拇指或中指指腹垂直下压揉按天池穴，持续3～5分钟为宜，可治乳腺增生、乳腺炎等疾病。

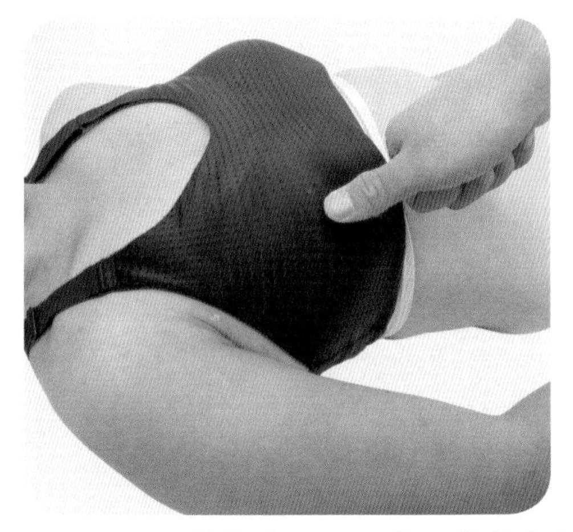

艾灸：艾炷灸3～5壮；艾条灸5～10分钟，可治疗咳嗽、痰多、胸闷、气喘、乳腺炎等。

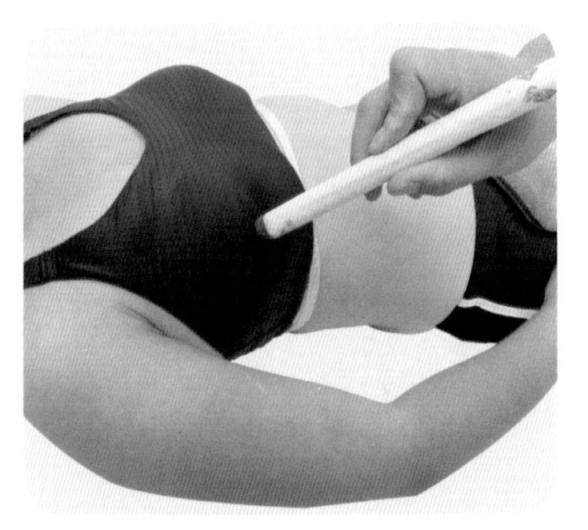

【配伍】

天池＋膻中＋乳根＋少泽

四穴配伍，有宽胸理气、活血散瘀的功效，主治乳腺炎、乳汁分泌不畅、胸闷等症。

天池＋心俞＋厥阴俞＋内关

四穴配伍，有活血散结、通经活络的功效，可用于治疗胸满、心烦、心痛、乳房肿痛等症。

中脘穴

行气健脾兼化湿

中脘穴属奇经八脉之任脉，有行气健脾化湿等功效，能调节胸部的气机，进而调理乳房处的气血，还能防治痰湿郁结胸中而生结块，并能改善食欲不佳等症。

【定位】

位于上腹部，脐中上4寸，前正中线上。

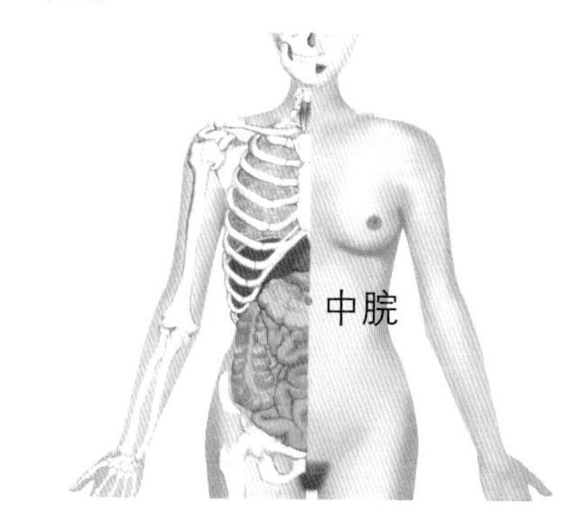

【主治】

胃痛，腹胀，纳呆，呕吐，吞酸，呃逆，小儿疳积；黄疸；癫狂，脏躁。

【功效】

和胃健脾，降逆利水。

【日常保健】

按摩：用拇指指腹按压中脘穴约30秒，然后按顺时针方向按揉约2分钟，以局部出现酸、麻、胀感觉为佳。长期坚持，可改善疳积、便秘等症。

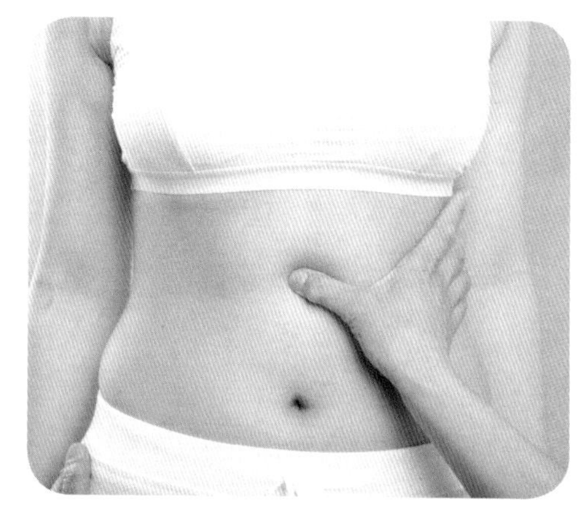

艾灸：用艾条温和灸灸中脘穴5 ~ 10分钟，每日1次。常灸中脘穴可以帮助调整食欲，使食欲趋于平衡。

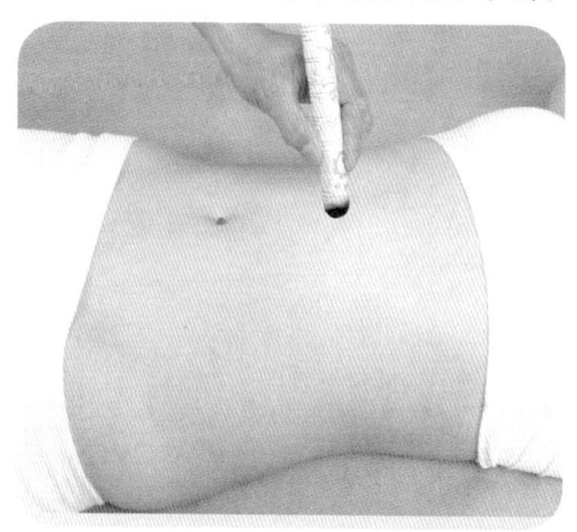

【配伍】

中脘 + 肝俞 + 脾俞

三穴配伍，有疏肝健脾、解郁化湿等功效，防治肝气郁结、痰湿凝聚而导致的乳腺病。

中脘 + 足三里 + 天溪

三穴配伍，有健脾化湿、理气宽胸的作用，防治痰湿瘀滞于胸中，并能改善恶心呕吐等肠胃不适。

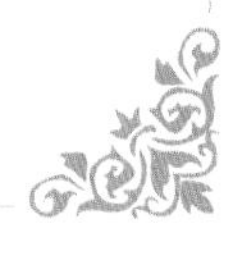

天枢穴

理气行滞助消肿

天枢穴是大肠之募穴，是阳明脉气所发，主疏调肠腑、理气行滞、消食，是腹部要穴。刺激该穴能助调全身气血循环，有利于活血消肿块。本穴也是调经常用穴，调理女性月经也有利于乳房乳腺病的防治。

【定位】

位于腹部，横平脐中，前正中线旁开 2 寸。

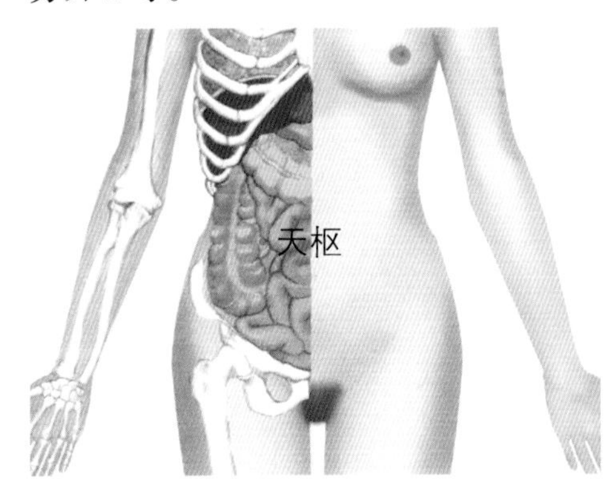

【主治】

腹痛，腹胀，便秘，腹泻，痢疾；月经不调，痛经。

【功效】

调理肠胃，利水消肿。

【日常保健】

按摩：用双手拇指指腹按揉天枢穴 1 ~ 3 分钟，每日坚持，能够改善便秘、消化不良等症状。

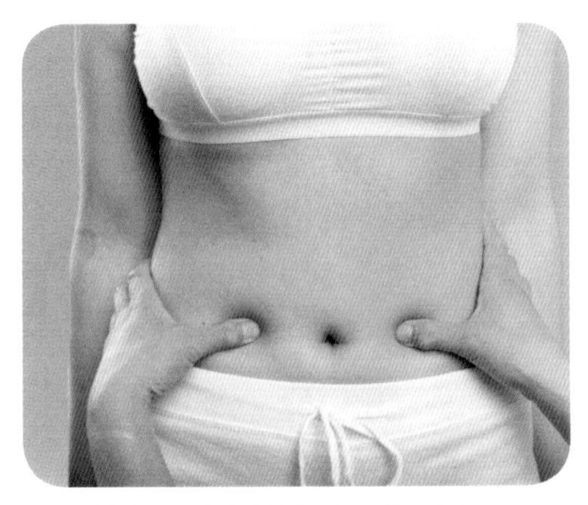

艾灸：艾条温和灸，每日灸 1 ~ 2 次，每次灸 20 分钟左右，灸至皮肤产生红晕为止。可治疗饮食不当造成的腹痛、腹胀等病症。

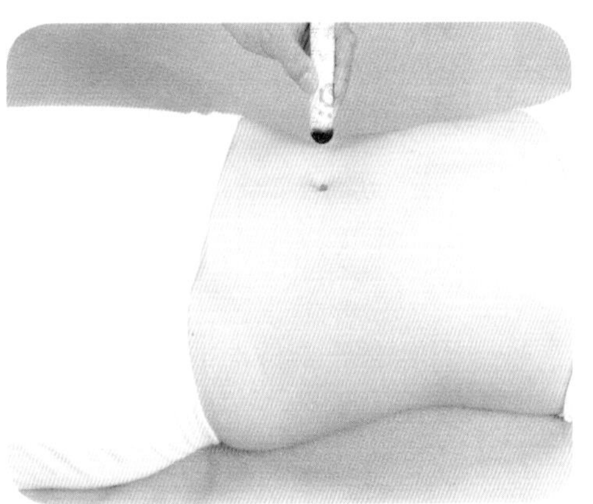

【配伍】

天枢 + 乳根 + 三阴交

三穴配伍，有健脾益气行血、通乳络等功效，有助于调理全身气血，并辅助改善泄泻、食欲下降等肠胃不适症状。

天枢 + 太冲

二穴配伍，有疏肝健脾、理气调血的功效，有利于调节全身气血，还能辅助调节心情，调理脾胃。

水道穴

• 利水消炎清湿热

水道穴属足阳明胃经，刺激该穴可利水消炎，能辅助改善乳腺炎，并能通过利水，起到祛湿止痒等功效，搭配相关穴位，有助于缓解乳房湿痒的不适。

【定位】

位于下腹部，脐中下 1.5 寸，前正中线上。

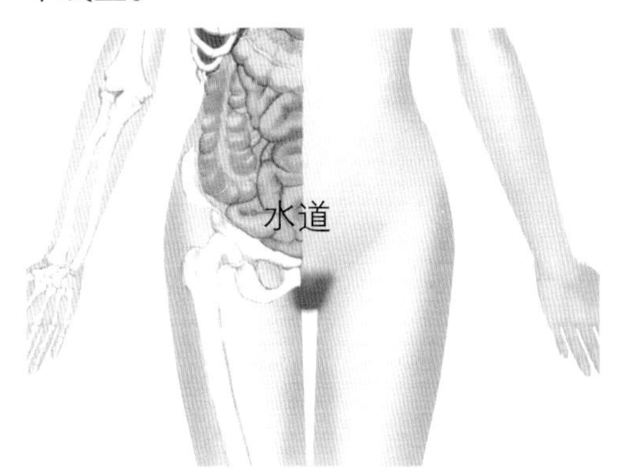

【主治】

少腹胀满，小便不利，疝气；痛经，不孕。

【功效】

清湿热，利膀胱，通水道。

【日常保健】

按摩：用双手拇指点按水道穴，每次 50 下左右，对湿热下注之小便淋漓涩痛，或小便不利、小腹胀痛、腹水等也有很好的治疗效果。

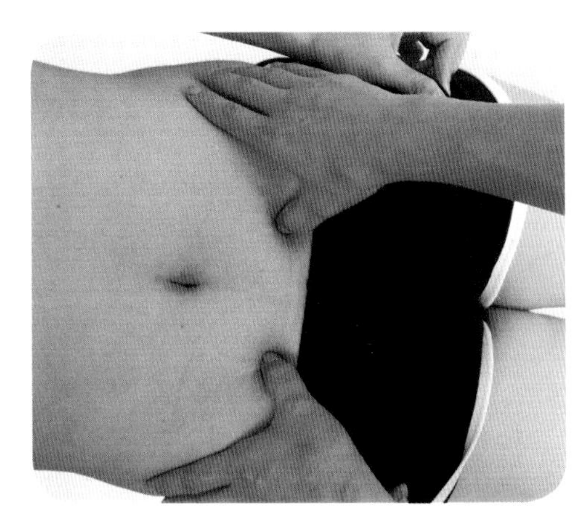

艾灸：艾炷灸 3 ~ 5 壮；艾条灸 5 ~ 10 分钟，可治疗小腹胀满、小便不利、乳腺炎等。

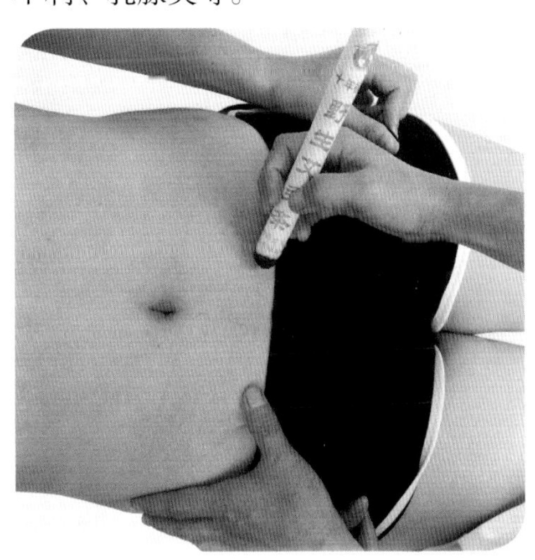

【配伍】

水道 + 然谷

二穴配伍，有利水消炎等功效，能辅助缓解乳腺炎症出现的不适，如皮肤红肿热痛等。

水道 + 三阴交 + 脾俞

三穴配伍，有健脾祛湿、利水消炎等功效，有助于缓解乳房湿痒等不适。

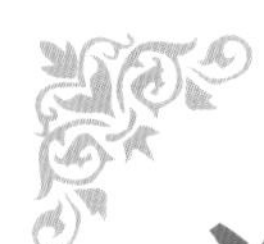

关元穴

益肾固本补元气

关元是小肠的募穴，刺激该穴有益肾固本培元等功效，可增强乳腺病患者的康复能力，并能通过调理月经来防治乳腺病。

【定位】

位于脐下 3 寸，腹正中线上。

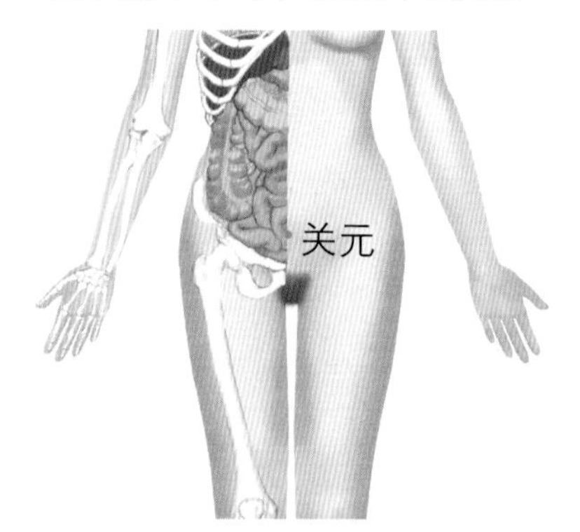

【主治】

中风脱证，虚劳冷惫，羸瘦无力；少腹疼痛，疝气；腹泻，痢疾，脱肛，便血；五淋，尿血，尿闭，尿频；遗精，阳痿，早泄，白浊；月经不调，痛经，闭经，崩漏，带下，阴挺，恶露不尽，胞衣不下。

【功效】

固本培元，益肾化阳。

【日常保健】

按摩：用拇指指腹按揉关元穴 100 ~ 200 次，不可以过度用力，按揉时只要局部有酸胀感即可。能够缓解腹疼，对经期延迟有效果。

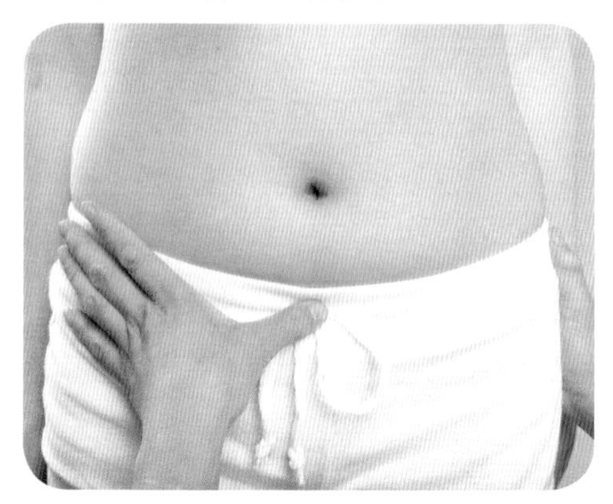

艾灸：艾炷灸或温针灸 5 ~ 7 壮；艾条温和灸灸 10 ~ 15 分钟。可治疗月经不调、痛经、失眠等症。

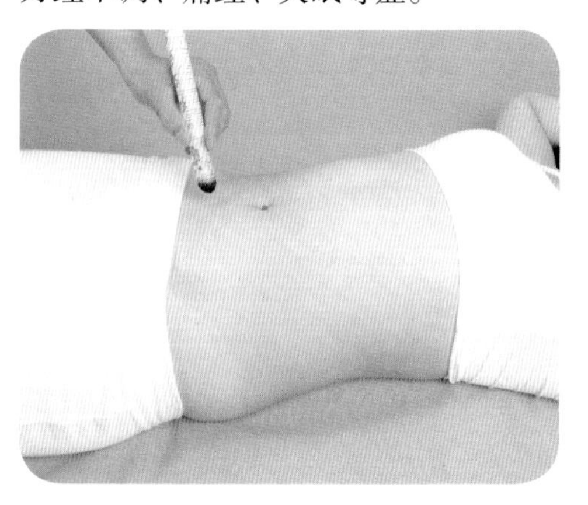

【配伍】

关元 + 气海 + 太冲

三穴配伍，能疏肝益肾、调理气血，有利于治疗乳腺病，也能通过调节月经预防乳腺病变。

关元 + 肾俞 + 然谷

三穴配伍，有益肾固本等作用，能增强患者体质对抗疾病，还有利尿消炎改善炎症之功效。

气海穴

益气补虚调经带

气海穴是任脉常用腧穴之一，穴居脐下，为先天元气之海。气海穴能通调一身的气血，配伍相关穴位有助于乳房气血的运行，从而治疗乳腺病。刺激该穴还能助阳调经，通过调理月经加强乳腺病的治疗效果。

【定位】

位于下腹部，前正中线上，当脐下 1.5 寸。

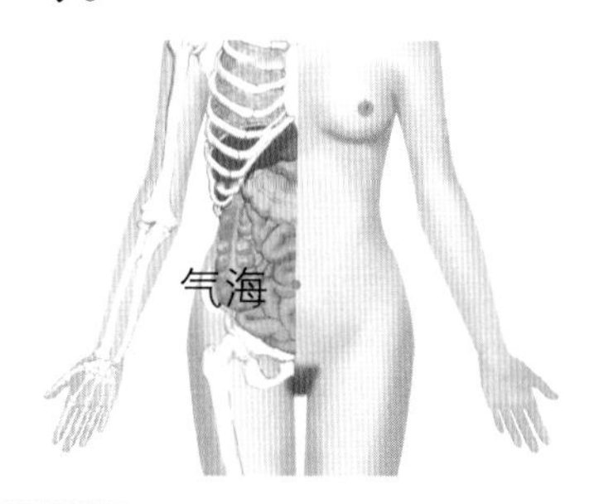

【主治】

虚脱，形体羸瘦，脏气衰惫，乏力；水谷不化，绕脐疼痛，腹泻，痢疾，便秘；小便不利，遗尿；遗精，阳痿，疝气；月经不调，痛经，经闭，崩漏，带下，阴挺，产后，胞衣不下。

【功效】

利下焦，补元气，行气散滞。

【日常保健】

按摩：用拇指指腹按压气海穴约 30 秒，然后沿顺时针方向按揉约 2 分钟，以局部出现酸、麻、胀感觉为佳。可治疗月经不调、痛经、闭经、下腹疼痛等症。

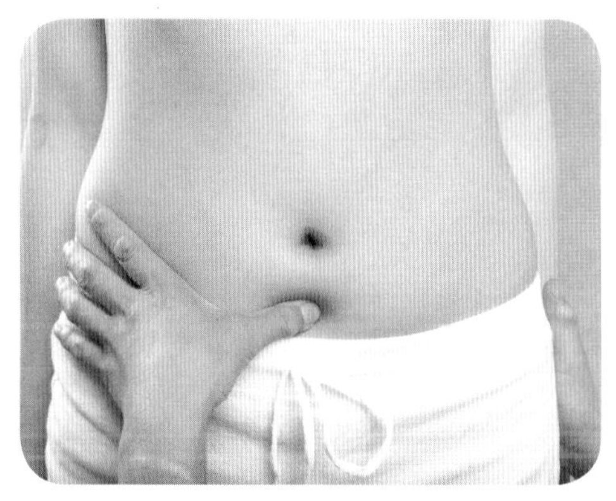

艾灸：每日温和灸灸气海穴 10 ~ 20 分钟，长期坚持，可治疗月经不调、痛经、崩漏、遗尿等病症。

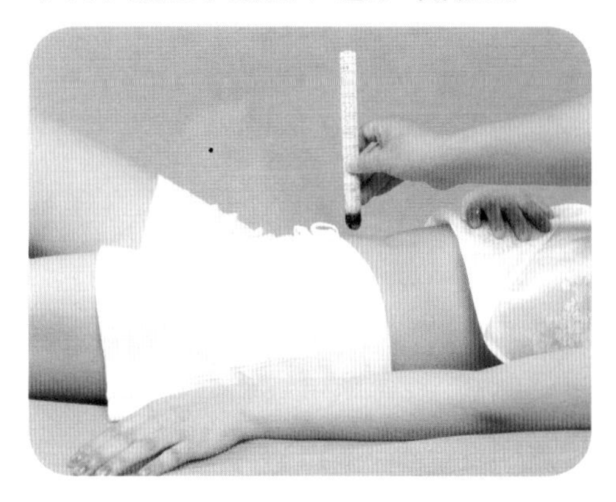

【配伍】

气海 + 肝俞 + 太冲

三穴配伍，有调补肝肾、疏肝理气等功效，能改善因气郁凝结而引发的乳腺胀痛和乳腺肿块。

气海 + 肾俞 + 关元

三穴配伍，有益肾固本、调节全身气机等功效，能增强人体的抗病修复能力。

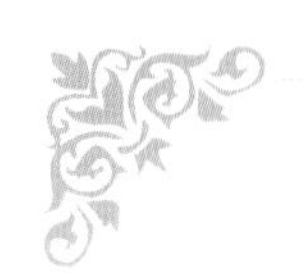

第三节　颈背腰部穴位

大椎穴

·温经清热行气血

大椎穴属奇经八脉之督脉，是督脉与十二正经中所有阳经的交汇点，刺激大椎穴有激发阳气、温经散寒等功效，血脉和气道温通，则有助于全身血气的运调，因此也能用来防治乳腺病，和相关穴位搭配进行理疗，可缓解手足肢冷、疲劳等不适。

【定位】

位于后正中线上，第 7 颈椎棘突下凹陷中。

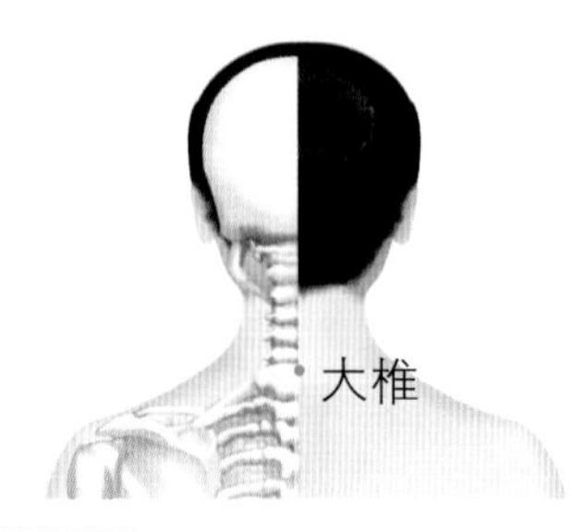

【主治】

热病，疟疾，恶寒发热，咳嗽，气喘；骨蒸潮热；癫狂痫，小儿惊风；项强，脊痛；风疹，痤疮。

【功效】

清热解表，截疟止痫。

【日常保健】

按摩：用拇指指腹揉按大椎穴 100 ~ 200 次，力度由轻至重再至轻，手法连贯。每日坚持，可治恶寒发热等。

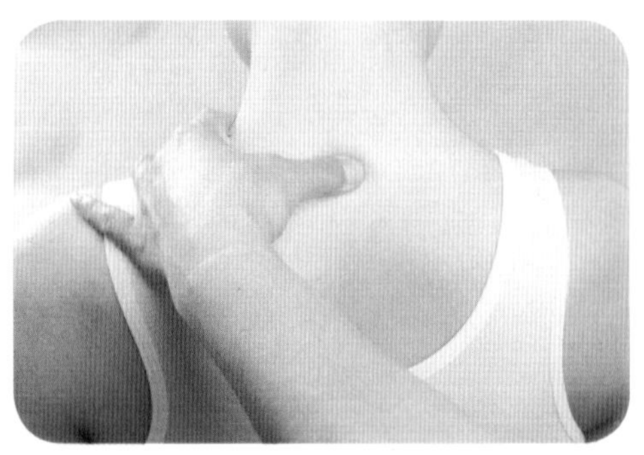

艾灸：艾条温和灸灸大椎穴，每日灸 1 次，每次灸 5 ~ 15 分钟。可治恶寒怕冷、腰酸冷痛、经期头痛等。

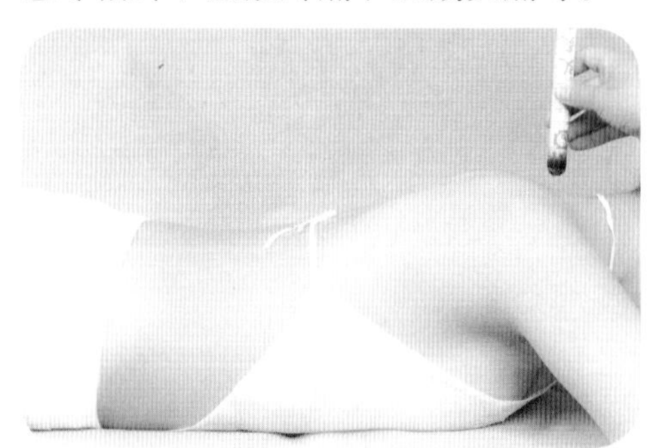

【配伍】

大椎 + 关元 + 三阴交

三穴配伍，有益肾助阳、温经通络等作用，有助于改善乳腺病患者身疲力乏、畏寒等不适。

大椎 + 天枢 + 合谷

三穴配伍，有温经、调气血、止痛等作用，能辅助缓解乳房胀痛、刺痛等不适。

肩井穴

——消炎止痛缓炎症

肩井穴属足少阳胆经，刺激肩井穴有消炎止痛的效果，现在常配伍相关的穴位治疗乳腺炎症，缓解乳房胀痛等病症。

【定位】

位于肩胛区，第 7 颈椎棘突与肩峰最外侧点连线的中点。

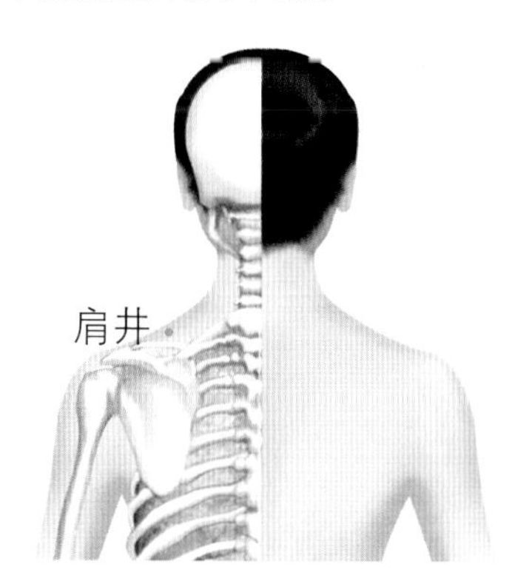

【主治】

颈项强痛，肩背疼痛，上肢不遂；滞产，乳痈，乳汁不下，乳癖；瘰疬。

【功效】

祛风清热，活络消肿。

【日常保健】

按摩：用拇指指腹按揉肩井穴 3 ~ 5 分钟，力度由轻至重再至轻，按摩至局部有酸胀感为宜，手法连贯。长期坚持，可改善乳腺炎、肩肘关节屈伸不利。

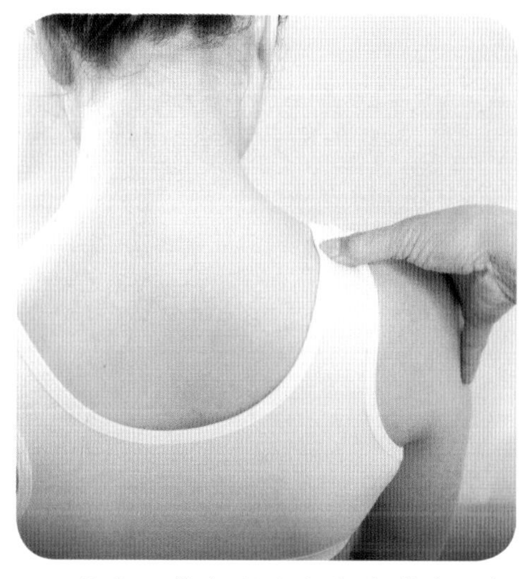

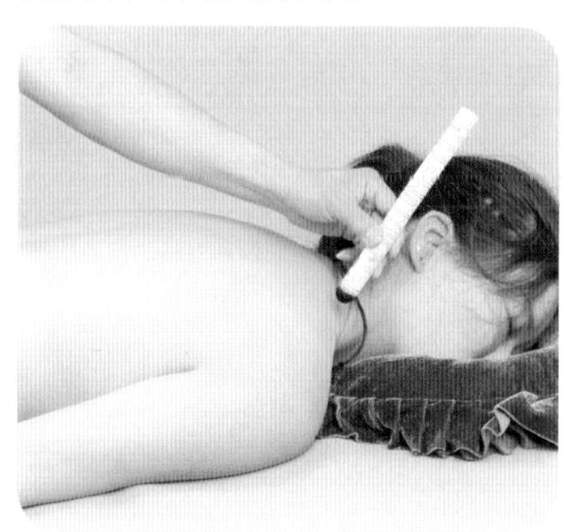

艾灸：艾条温和灸灸肩井穴，每日灸 1 次，每次灸 5 ~ 15 分钟。可治乳腺炎、中风、落枕等。

【配伍】

肩井 + 乳根 + 少泽

三穴配伍，有消炎通乳、止痛等作用，主治乳汁不足、乳腺炎、乳腺增生等。

肩井 + 乳根 + 足三里

三穴配伍，有疏调肝肾、消炎通乳等功效，能用以治疗急性乳腺炎。

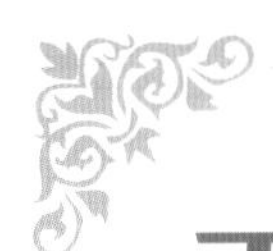

天宗穴

舒筋活络消肿痛

天宗穴属手太阳小肠经，刺激该穴有活血消肿、消炎止痛等功效，常配伍相关的穴位，用以治疗乳腺炎、乳腺增生等乳腺病。

【定位】

位于肩胛区，肩胛冈中点与肩胛骨下角连线上 1/3 与下 2/3 交点凹陷中。

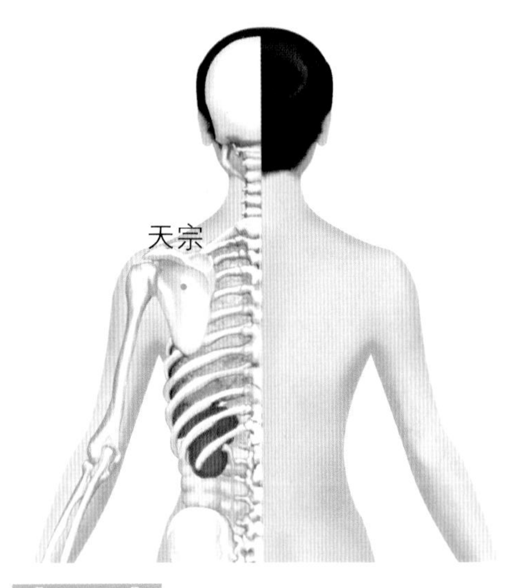

【主治】

肩胛疼痛，肩背部损伤；气喘。

【功效】

舒筋活络，理气消肿。

【日常保健】

按摩：常用中指指腹按揉天宗穴，每次 1 ~ 3 分钟，可使颈肩气血旺盛、胸部气血畅通。

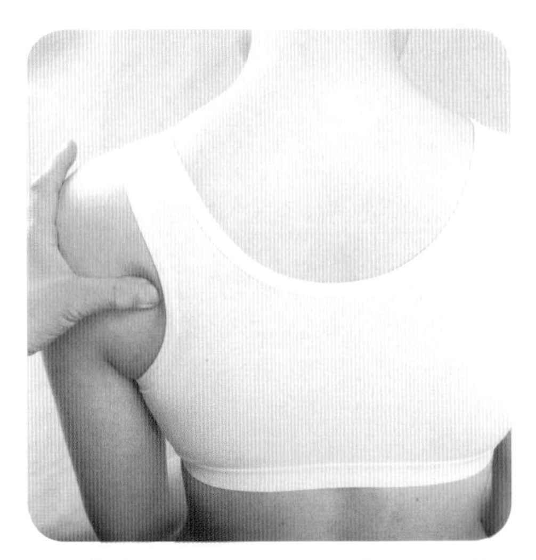

艾灸：艾炷灸或温针灸 3 ~ 5 壮，艾条灸 10 ~ 15 分钟。可改善乳腺炎、乳腺增生等。

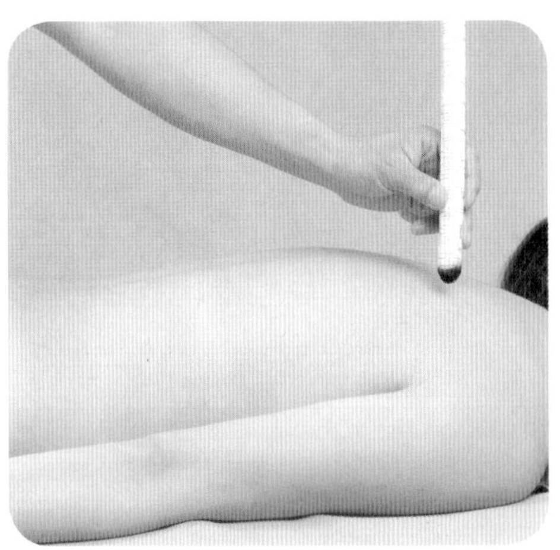

【配伍】

天宗 + 膻中 + 膺窗

三穴配伍，有理气、散结消肿等作用，能用以治疗乳房疼痛、乳腺增生等病症。

天宗 + 少泽 + 合谷

三穴配伍，有消炎止痛的作用，辅助改善乳腺炎症，减缓疼痛。

肝俞穴

疏肝理气缓焦虑

肝俞穴属足太阳膀胱经，穴名意指肝脏的水湿风气由此外输膀胱经，肝之背俞穴。中医临床研究证明，乳腺的健康和肝脏、肝经有密切的关系。肝血虚则乳汁少，肝的疏泄也影响乳汁分泌和乳腺处血液循环。通过刺激肝俞，调理肝脏和肝经，进而调理乳腺健康。

【定位】

位于背部，当第 9 胸椎棘突下，旁开 1.5 寸。

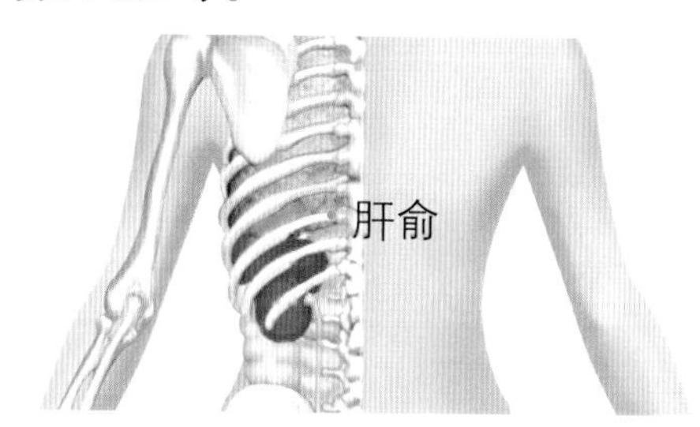

【主治】

胁痛，黄疸；目赤，目视不明，目眩，夜盲，迎风流泪；癫狂痫；脊背痛。

【功效】

疏肝养血，养肝明目。

【日常保健】

按摩：用拇指指腹按揉肝俞穴 100 ~ 200 次，每日坚持，可清肝明目，能够缓解乳房胀痛、更年期失眠多梦等。

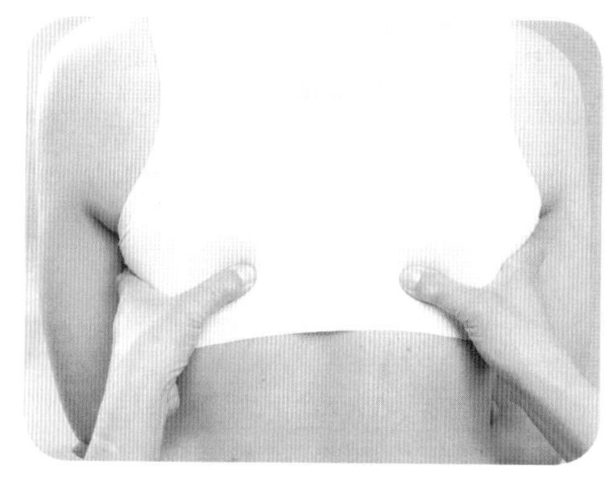

艾灸：艾条温和灸灸肝俞穴 3 ~ 5 分钟，每日灸 1 次。可清肝明目，能够缓解乳房胀痛、经行头痛等。

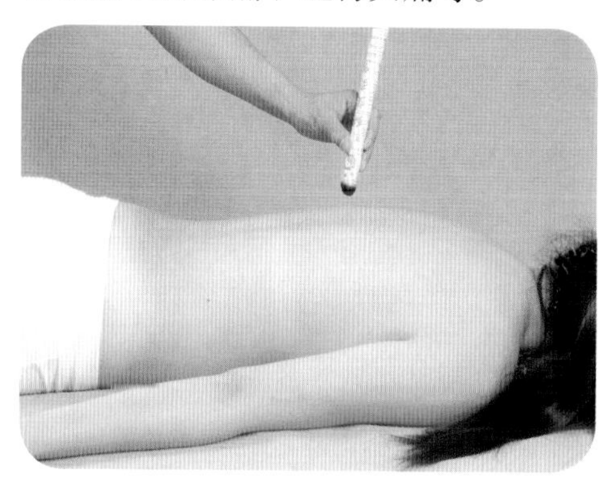

【配伍】

肝俞 + 乳根 + 肾俞

三穴配伍，具有调理肝肾、行气通乳等功效，治疗乳腺病的同时，缓解肝肾不足而导致的疲乏、头晕耳鸣等症。

肝俞 + 太冲 + 行间

三穴配伍，具有增强疏肝行气血等功效，通过调节肝脏功能和肝经，发挥护乳功效。

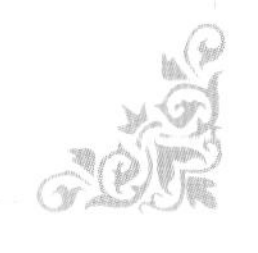

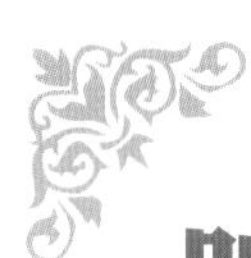

脾俞穴

补益气血治疗妇科病

脾俞穴属足太阳膀胱经，为脾之背俞穴，脾的运化关联体内水液和营养物质代谢，这些方面能影响乳汁分泌和胸中水液代谢，因此和乳房健康相关联。刺激脾俞穴，能健脾化湿，帮助调节乳腺组织的代谢，进而起到防治乳腺病等作用。

【定位】

位于背部，当第 11 胸椎棘突下，旁开 1.5 寸。

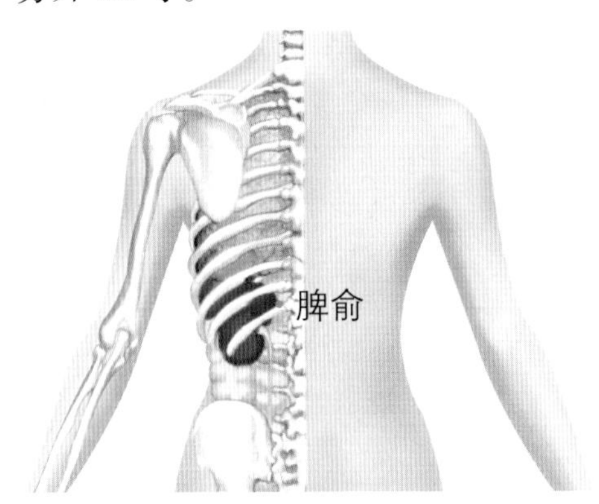

【主治】

腹胀，纳呆，呕吐，腹泻，痢疾，便血，水肿；多食善饥，身体消瘦；背痛。

【功效】

健脾和胃，利湿升清。

【日常保健】

按摩：用拇指指腹按揉脾俞穴 100 ~ 200 次，力度适中，每日坚持，能够治疗饮食不当造成的腹胀、呕吐、泄泻等病症。

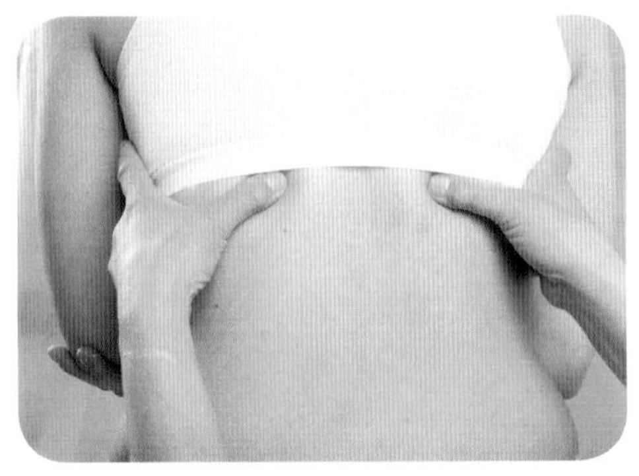

艾灸：艾条温和灸灸脾俞穴 10 分钟左右，灸至皮肤产生红晕为止，每日灸 1 ~ 2 次，对腹胀、便血、呕吐、水肿等有效。

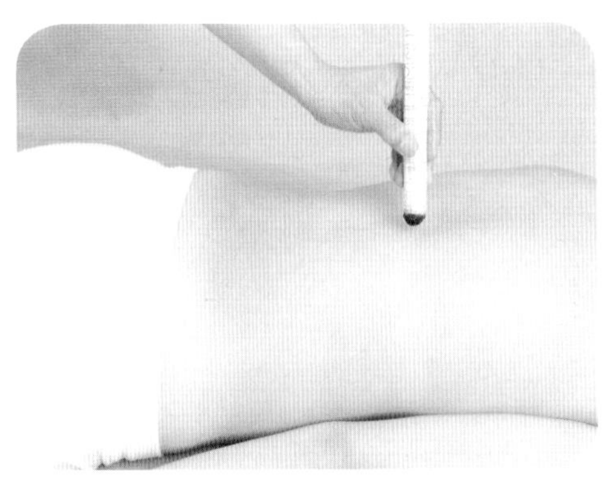

【配伍】

脾俞 + 足三里 + 丰隆

三穴配伍，有健脾化湿散结等功效，对应治疗因痰湿郁结胸中而导致的乳腺病，并能调节恶心厌食等症。

脾俞 + 肝俞 + 乳中

肝的疏泄和脾的运化与乳汁分泌密切相关，三穴配伍，能防治乳汁分泌不正常而导致的乳腺病。

肾俞穴

补益肾气助抗病

肾俞穴属足太阳膀胱经，为肾之背俞穴。肾藏精，精血是生命的根本，刺激肾俞穴，有调节体内精血和固本培元之效，增强乳腺病患者抗病能力。

【定位】

位于腰部，当第2腰椎棘突下，旁开1.5寸。

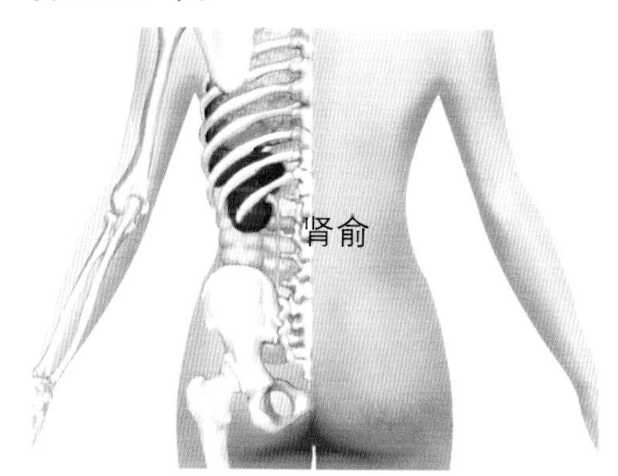

【主治】

头晕，耳鸣，耳聋，腰酸痛；遗尿，遗精，阳痿，早泄，不育；月经不调，带下，不孕；消渴。

【功效】

益肾助阳，强腰利水。

【日常保健】

按摩：用手指按揉肾俞穴，至出现酸胀感，且腰部微微发热，每日坚持，能够治疗月经量少、性欲减退、产后恶露不绝、血崩、腰膝酸软等症。

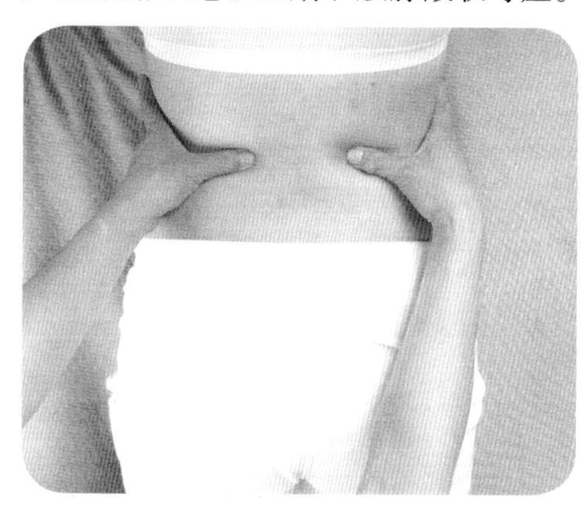

艾灸：艾炷灸或温针灸3～5壮，艾条灸10～20分钟，每日灸1次。具有滋阴补肾的功能，可改善腰膝酸软、水肿等症。

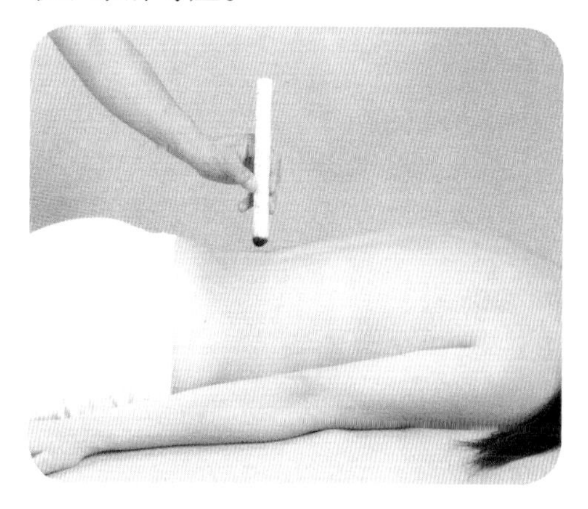

【配伍】

肾俞＋足三里＋脾俞

三穴配伍，有温阳化湿的作用，有助于治疗痰凝气滞导致的乳腺病，并改善恶心呕吐、食欲不佳等症。

肾俞＋然谷＋乳根

三穴配伍，有益肾固本通乳等功效，治疗乳腺病的同时，能改善手脚冷、小便不利等症状。

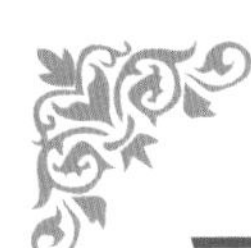

三焦俞穴

通调水液利水消炎

三焦俞穴是足太阳膀胱经的常用腧穴之一，为三焦背俞穴，善于外散三焦之热。刺激三焦俞，通调全身的水液代谢，配伍相关穴位，也有助于发挥利尿消炎等作用，辅助治疗乳腺炎症和乳腺湿疹等乳腺病。

【定位】

位于腰部，当第1腰椎棘突下，后正中线旁开1.5寸。

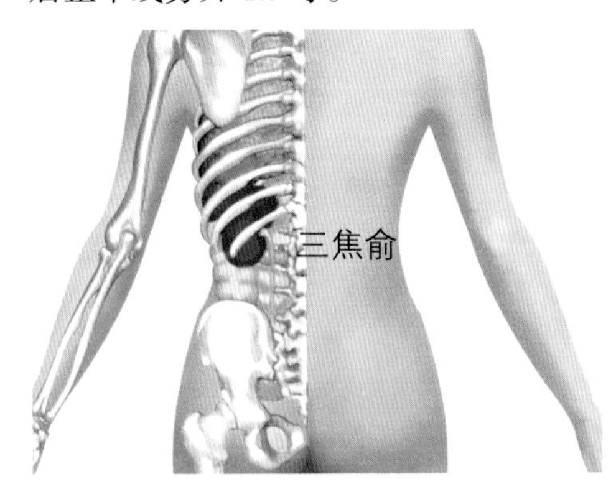

【主治】

肠鸣，腹胀，呕吐，腹泻，痢疾；小便不利，水肿；腰背强痛。

【功效】

通利三焦，温阳化湿。

【日常保健】

按摩：用双手拇指按顺时针方向按揉三焦俞穴约2分钟，然后按逆时针方向按揉约2分钟，以局部出现酸、麻、胀感觉为佳。每日1次，可缓解小便不利、水肿、泄泻等病症。

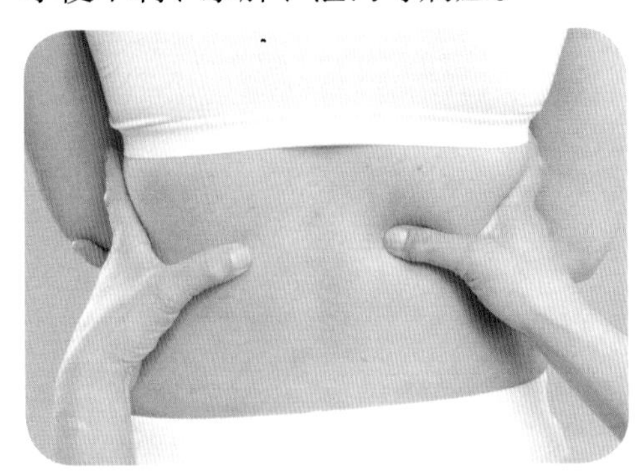

艾灸：手执艾条以点燃的一端对准施灸部位，距离皮肤1.5～3厘米，以感到施灸处温热、舒适为度。每日灸1次，每次灸10分钟左右，至皮肤产生红晕为止。可治疗腰痛、小便不利等病症。

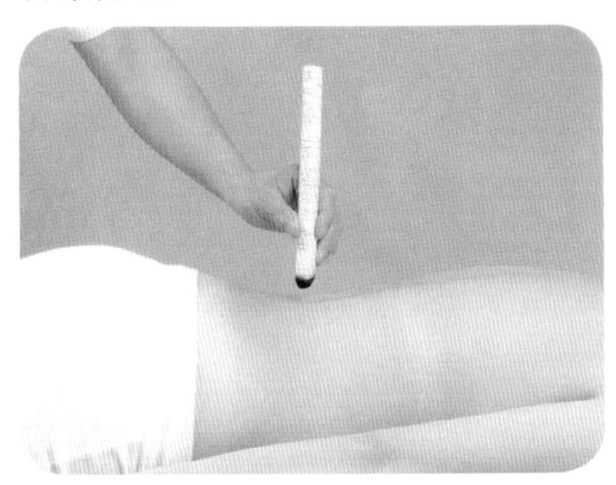

【配伍】

三焦俞＋脾俞＋乳根

三穴配伍，有健脾益肾、利水化湿、消炎等作用，辅助改善乳房红肿发炎等症。

三焦俞＋然谷＋肝俞

三穴配伍，有泻火利水消炎等功效，辅助改善乳房红肿热痛瘙痒等症。

厥阴俞穴

宽胸活血又止痛

厥阴俞穴属足太阳膀胱经，本穴是心包络之气转输于后背体表的部位。刺激厥阴俞穴能治疗心脏疾病，因其对胸部的气血有一定的调节作用，从而影响到乳房气血经络的调和，因此可发挥护乳功效。

【定位】

位于背部，当第 4 胸椎棘突下，后正中线旁开 1.5 寸。

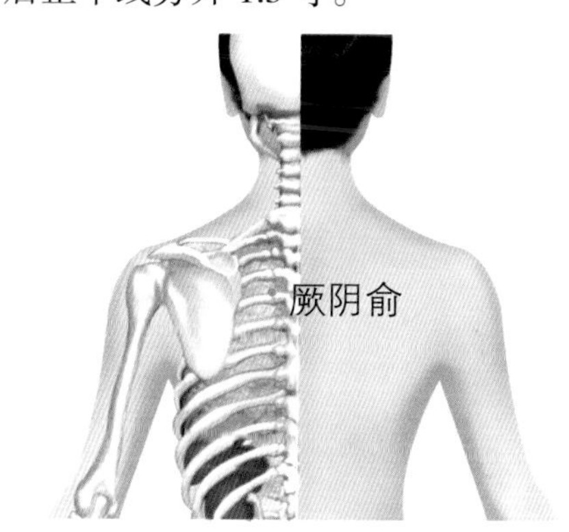

【主治】

心痛，心悸；咳嗽，胸闷；呕吐。

【功效】

宽胸理气，活血止痛。

【日常保健】

按摩：常用拇指指腹点按厥阴俞穴 30 ~ 60 下，可缓解胸闷、心痛、心悸等症。

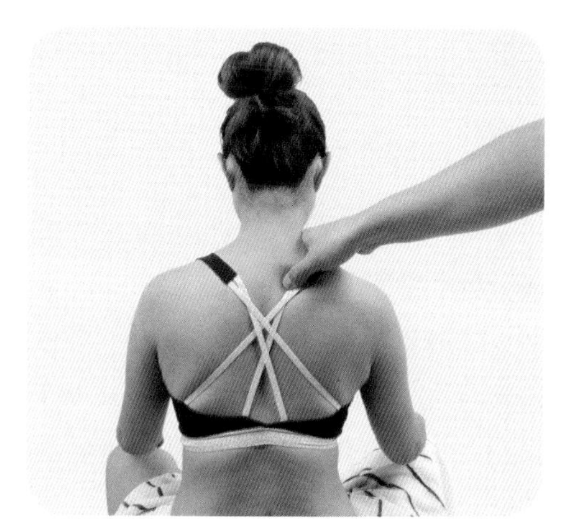

艾灸：艾炷灸或温针灸 3 ~ 5 壮，艾条灸 10 ~ 20 分钟，每日灸 1 次。可改善胸闷、咳嗽、心悸等。

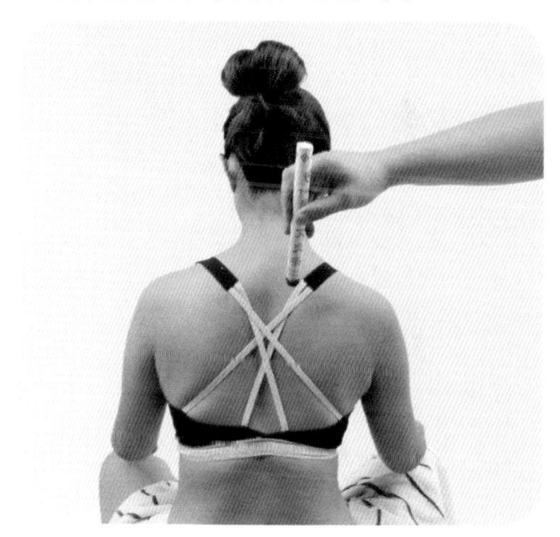

【配伍】

厥阴俞 + 膻中 + 少泽

三穴配伍，有宽胸理气、活血通络等作用，能缓解乳汁淤滞不畅、胸闷等症。

厥阴俞 + 屋翳 + 膺窗

三穴配伍，能很好地调理胸部气血经络，发挥护乳散结等功效。

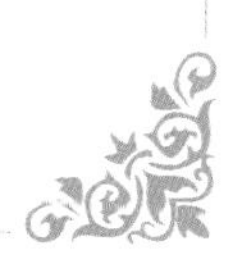

命门穴

补肾壮阳通经络

命门穴属奇经八脉之督脉，古称命门为“水火之府，为阴阳之宅，为精气之海，为死生之窦”，又言“命门中乎两肾”，故命门穴能温补元阳、补肾培元而强腰膝、补筋骨。刺激命门穴，有利于改善乳腺病患者出现的手足肢冷、腰痛、易疲劳等不适。

【定位】

位于腰部，当后正中线上，第2腰椎棘突下凹陷处。

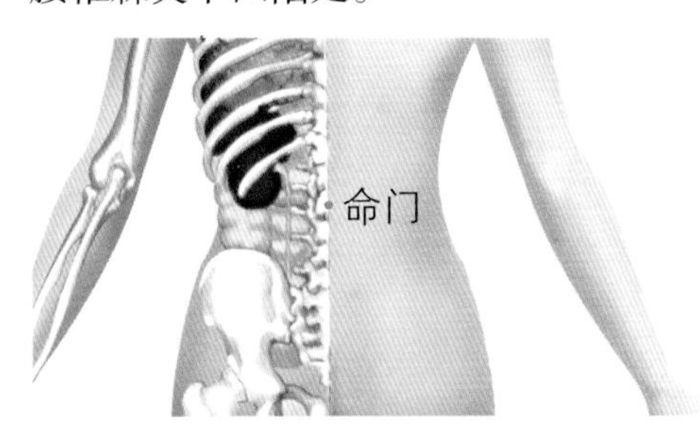

【主治】

腰脊强痛，下肢痿痹；月经不调，赤白带下，痛经，闭经，不孕；遗精，阳痿，精冷不育，小便频数；小腹冷痛，腹泻。

【功效】

固本温中，滋阴降火。

【日常保健】

按摩：用拇指揉按命门穴100～200次，力度先由轻至重，再由重至轻，手法连贯，以局部有酸、麻、胀感为宜。长期坚持，可治疗痛经、腰膝酸软等。

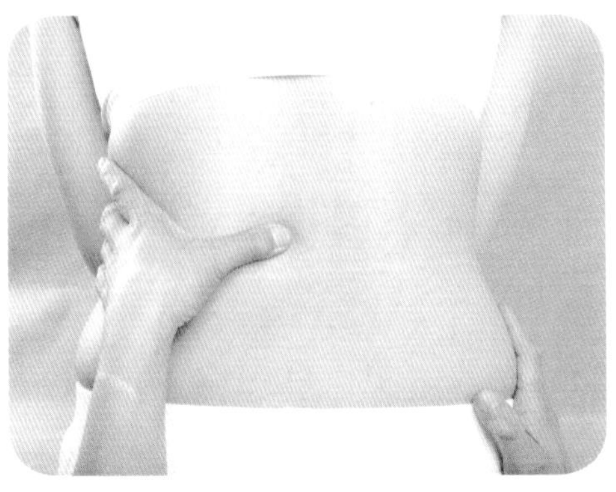

艾灸：艾炷灸或温针灸3～5壮，艾条灸10～20分钟，每日灸1次。可治疗小便频数、小腹冷痛、痛经、赤白带下等。

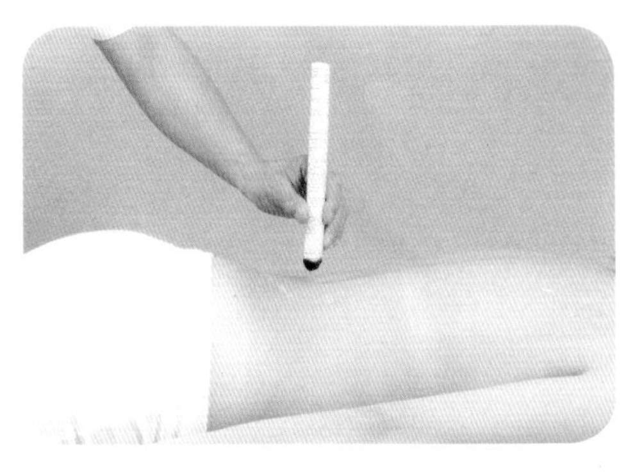

【配伍】

命门＋肾俞＋肝俞

三穴配伍，有补肝肾、调经血等作用，有利于改善头晕目眩、腰酸等不适。

命门＋三阴交＋关元

三穴配伍，有健脾补肾的功效，有助于改善头晕、食欲不振、身疲力乏等不适。

第四节 四肢穴位

灵道穴

宁心安神通经络

灵道穴属手太阴心经，刺激灵道穴，主要起到宁心安神、调节情绪的作用，防止不良情绪引发乳腺病或是加重原有病情。

【定位】

位于前臂前区，腕掌侧远端横纹上 1.5 寸，尺侧腕屈肌腱的桡侧缘。

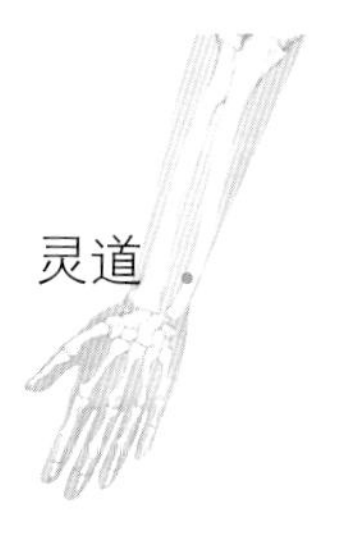

【主治】

心痛，悲恐善笑；暴喑；肘臂挛痛。

【功效】

宁心，安神，通络。

【日常保健】

按摩：用拇指指腹按揉灵道穴 3 ~ 5 分钟，以局部有明显酸胀感为度。每日 1 次，长期坚持按摩，可以有效地缓解前臂冷痛、胸闷、心痛等症。

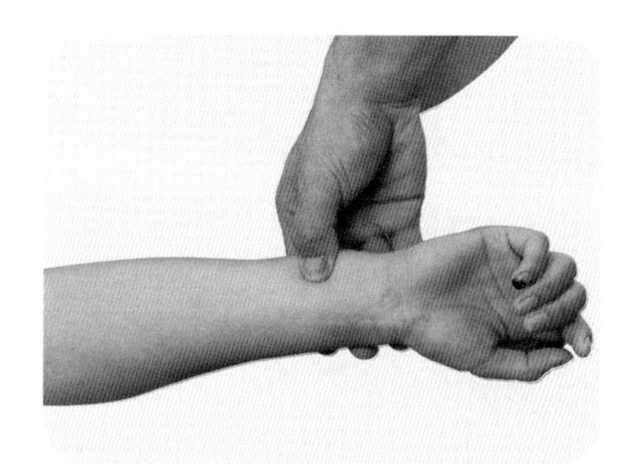

艾灸：艾条雀啄灸灸灵道穴 10 分钟，每日 1 次，长期坚持可有效地缓解前臂疼痛、腕臂痛、心悸、心痛、胸闷等病症。

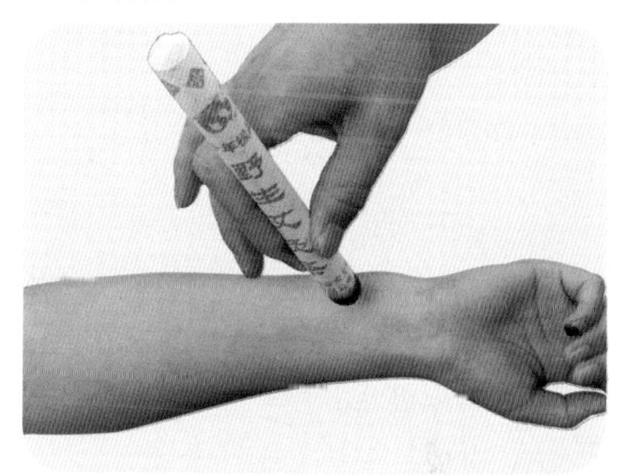

【配伍】

灵道 + 通里 + 神门

三穴配伍，有宁心安神、清热除烦等功效，辅助调节乳腺病患者的情绪和睡眠质量，有助于疾病的康复。

灵道 + 丰隆 + 脾俞

三穴配伍，有化湿祛痰、宁心安神等功效，辅助治疗痰湿凝结导致的乳腺肿块，还能改善情绪不畅等症。

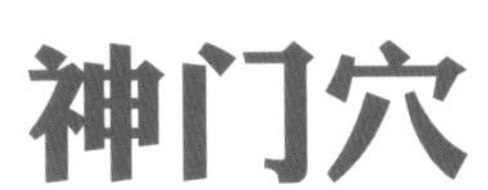

神门穴

调理气血安心神

神门穴属手少阴心经，是心经的原穴，刺激该穴有宁心安神等功效，常用于改善失眠、心悸、心烦等与神志相关的疾病，而调节神志有助于乳腺病的康复。

【定位】

位于腕部，腕掌侧横纹尺侧端，尺侧腕屈肌腱的桡侧凹陷处。

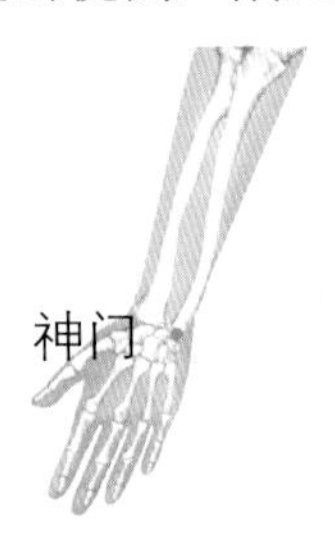

【主治】

心病，心烦，惊悸，怔忡，健忘，失眠，癫狂痫；胸胁痛。

【功效】

调理气血，安神定志。

【日常保健】

按摩：一手拇指掐住神门穴大约30秒，然后松开5秒，反复操作，直到出现酸、麻、胀感觉为止，左右手交替进行。能防治心烦、失眠、健忘等病症。

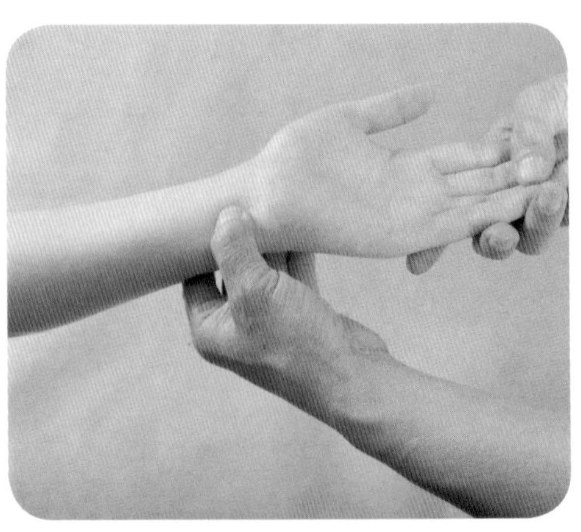

艾灸：艾条温和灸灸神门穴，每日灸1次，每次灸5 ~ 15分钟。可缓解健忘、失眠、癫狂等症状。

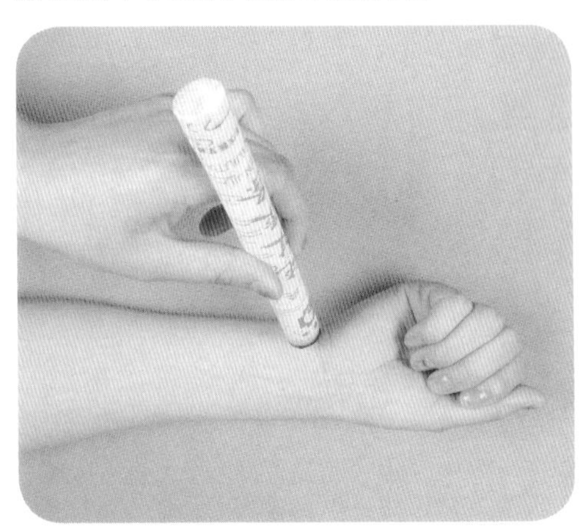

【配伍】

神门＋中脘＋足三里

三穴配伍，有健脾化湿、调理肠胃和睡眠等作用，而肠胃健和睡眠好有助于患者康复。

神门＋神门＋天溪

三穴配伍，有养心安神、宽胸理气等作用，有助于改善心烦失眠、胸闷等不适，防止病情恶化。

通里穴

安神助眠增疗效

通里穴属手少阴心经，是心经络穴，刺激通里穴能清热安神、缓解失眠、心神不安等症，通过调理睡眠和情绪来增强治疗乳腺病的效果。

【定位】

位于前臂掌侧，当尺侧腕屈肌腱的桡侧缘，腕横纹上 1 寸。

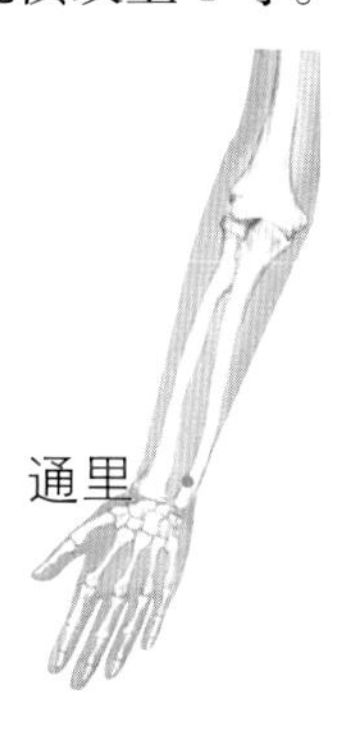

【主治】

心悸，怔忡；舌强不语，暴喑；腕臂痛。

【功效】

清热安神，通经活络。

【日常保健】

按摩：一手拇指掐住通里穴大约 30 秒，然后松开 5 秒，反复操作，直到出现酸、麻、胀感觉为止，左右手交替进行。能防治失眠、心神不安等病症。

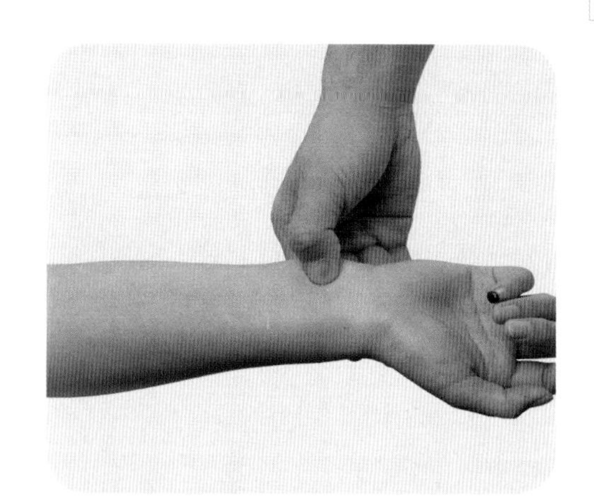

艾灸：艾条温和灸灸通里穴，每日灸 1 次，每次灸 5 ~ 15 分钟。可缓解失眠、头昏、心悸等症状。

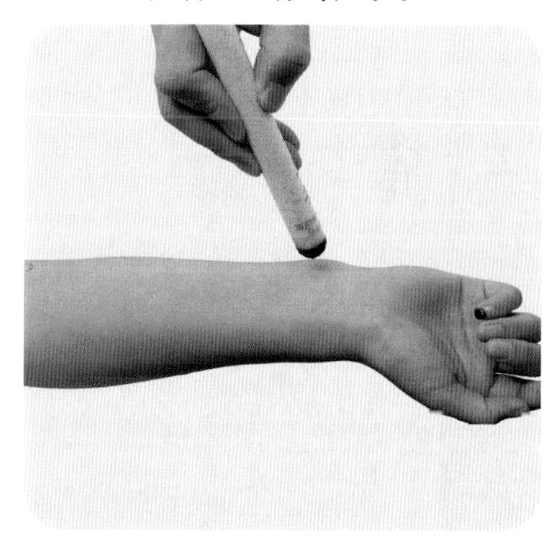

【配伍】

通里 + 神门

二穴配伍，有清热安神、疏肝行气、通经活络的功效，可改善睡眠、乳房胀痛等不适。

通里 + 三阴交 + 关元

三穴配伍，有调肝补肾、通经安神等作用，能从调理月经和心神两方面治疗乳腺病。

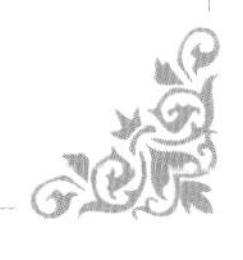

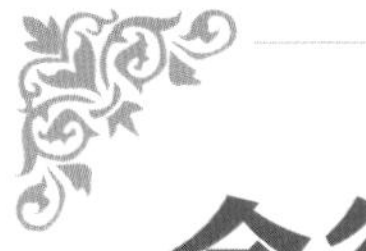

合谷穴

调理气血通经络

合谷穴属手阳明大肠经，刺激合谷穴可调节内分泌及体内激素水平，而乳腺病与体内的激素水平也有关系，因此刺激该穴能防治乳腺病。刺激合谷穴还能平衡免疫系统，增强抗病康复能力。

【定位】

位于第 1、第 2 掌骨间，当第 2 掌骨桡侧的中点处。

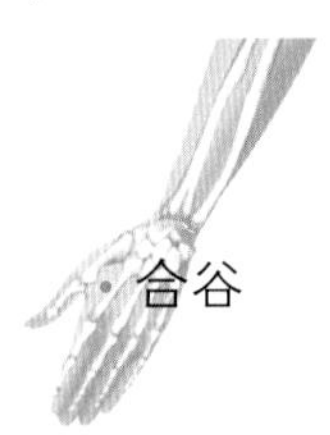

【主治】

头痛、目赤肿痛、齿痛、鼻衄、口眼㖞斜、耳聋等头面五官诸疾；发热恶寒等外感病症；热病无汗或多汗；闭经、滞产等妇产科病症；牙拔除术、甲状腺手术等口面五官及颈部手术针麻常用穴。

【功效】

祛风解表，开窍醒神，镇静止痛。

【日常保健】

按摩：大拇指垂直往下按，做一紧一按、一揉一松的按压，按压的力量要慢慢加强，频率为每分钟 30 次左右，按压穴位时以出现酸、麻、胀感觉为佳。可治疗头痛、耳鸣、痛经等。

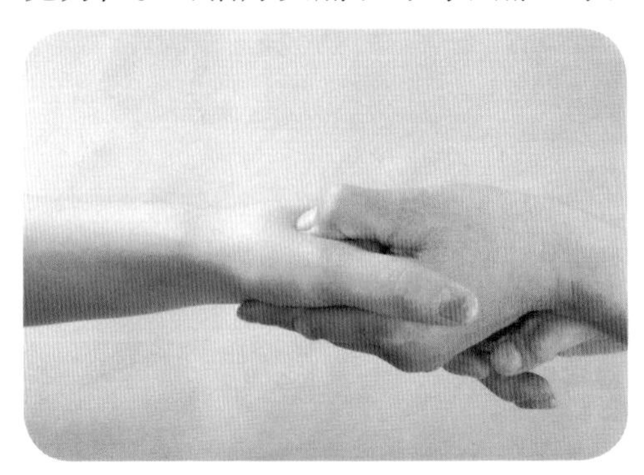

艾灸：艾条温和灸每日灸 1 ~ 2 次，每次灸 20 分钟左右，灸至皮肤产生红晕为止。可预防乳腺病、闭经等。

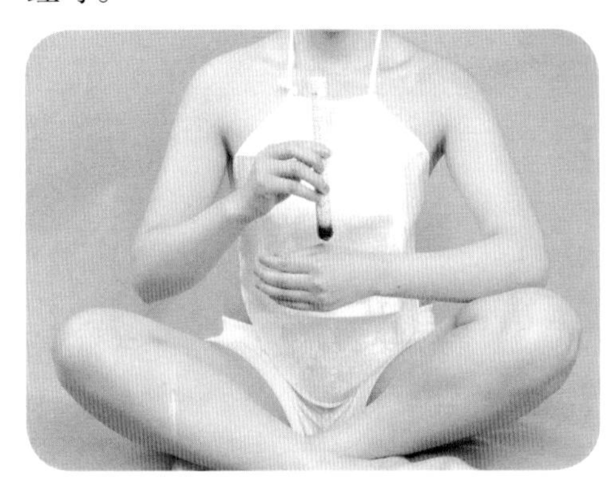

【配伍】

合谷 + 肝俞 + 天宗

三穴配伍，有疏肝理气、活血消肿止痛的作用，能辅助乳腺肿块的消散，改善乳房疼痛。

合谷 + 太冲 + 膻中

三穴配伍，有疏肝宽胸行气、通经活络的功效，多用于辅助治疗急性乳腺炎，改善胸闷、乳房红肿。

少泽穴

促乳分泌防炎症

少泽穴属手太阳小肠经，适当刺激该穴可使垂体后叶催产素分泌增加，能使缺乳产妇血中生乳素含量增加，改善孕妇产后缺乳状况，防治因乳汁分泌不畅而导致的乳腺炎症。

【定位】

位于小指末节尺侧，距指甲角 0.1 寸。

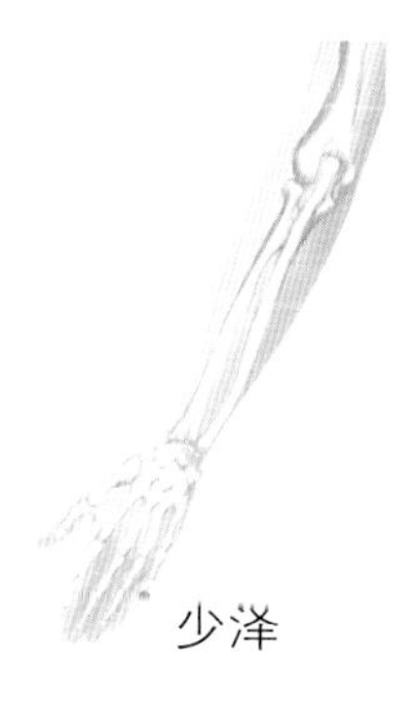

【主治】

乳痈，乳少；昏迷，热病；头痛，目翳，咽喉肿痛。

【功效】

开窍泄热，利咽通乳。

【日常保健】

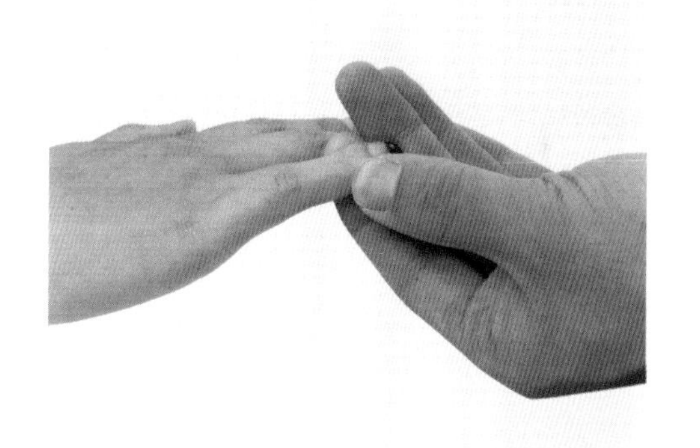

按摩：用指甲尖垂直掐按少泽穴 1 ~ 3 分钟，可治呃逆、头痛、乳房肿胀、产后无乳等症。

艾灸：艾条温和灸灸少泽穴，每日灸 1 次，每次灸 5 ~ 15 分钟。可治产乳不足、乳腺炎等。

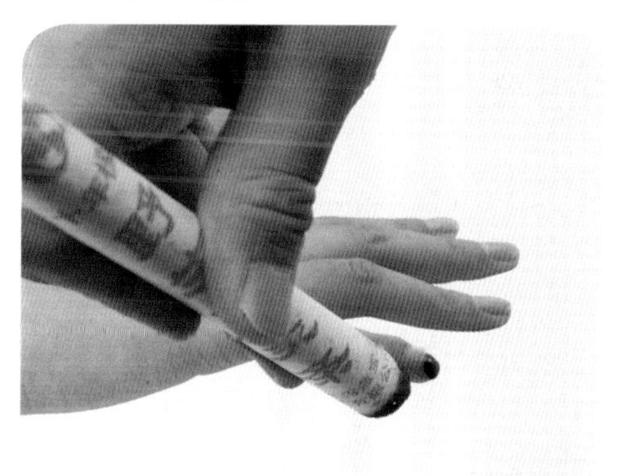

【配伍】

少泽 + 乳根 + 肩井 + 合谷

四穴配伍，有通乳、消炎止痛等功效，防止乳汁瘀滞，并能缓解乳腺炎症。

少泽 + 乳根 + 三阴交 + 膻中

四穴配伍，有行气宽胸、健脾通乳等效果，可治疗乳腺病，缓解胸闷、恶心呕吐等症。

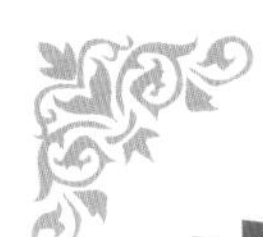

中都穴

疏肝理气兼散结

中都穴属足厥阴肝经，位于肝经和脾经交汇之处，可以治疗肝脾两经之病。刺激中都穴有助于改善乳房胀痛、乳腺增生等乳房病症。该穴也常用以搭配相关穴位来调理月经，因此能用以防治月经不调对乳房的不良影响。

【定位】

位于小腿内侧，当足内踝尖上7寸，胫骨内侧面的中央。

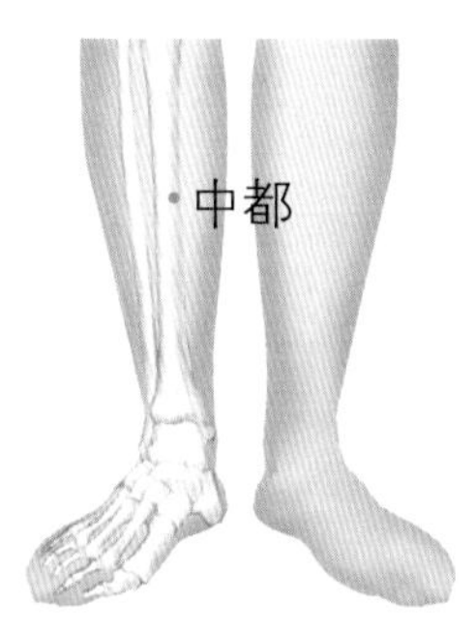

【主治】

胁痛；腹胀，泄泻；疝气，小腹痛；崩漏，恶露不尽。

【功效】

疏肝理气，调经止血。

【日常保健】

按摩：用拇指指腹对腿部的中都穴进行按压刺激，每侧穴位按摩2分钟，用力须适度，以穴位处出现微微酸胀感为度。可治疗乳房胀痛、小腹痛。

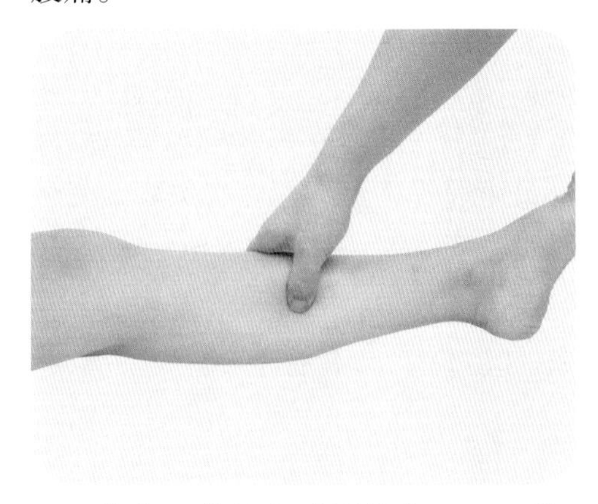

艾灸：艾炷灸或温针灸3～5壮，艾条灸5～10分钟。可治疗月经不调、崩漏等症。

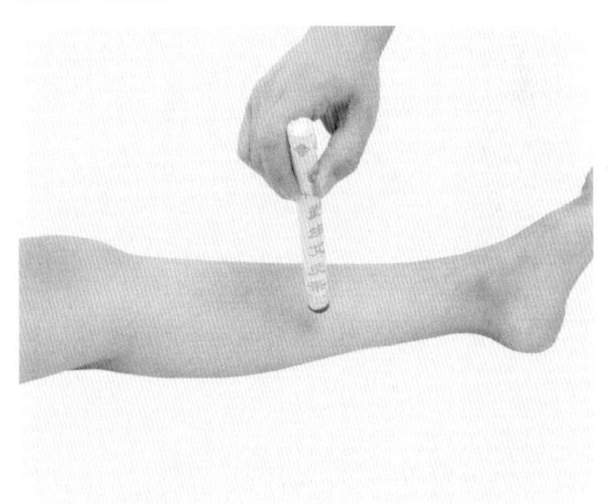

【配伍】

中都＋合谷

二穴配伍，有疏肝理气止痛的作用，辅助缓解乳房胀痛、胸闷、情绪不畅等。

中都＋天枢＋屋翳

三穴配伍，有疏肝行血、行气通乳的作用，辅助改善乳腺结块、乳房胀痛、乳汁分泌不畅等病症。

足三里穴

补益气血兼护乳

足三里穴为足阳明胃经之合穴，而足阳明胃经也和乳房有关联，刺激足三里穴，不仅能调节病程中出现的肠胃不适，还能间接调节乳房处的气血，起到护乳防病的效果。

【定位】

位于小腿前外侧，当犊鼻下 3 寸，距胫骨前缘 1 横指（中指）。

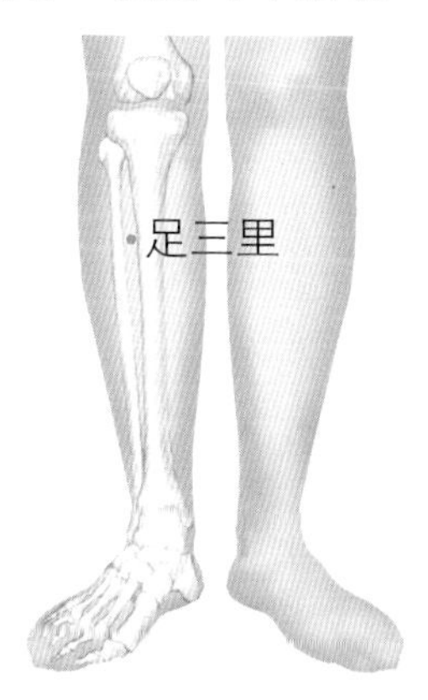

【主治】

胃痛，呕吐，噎膈，腹胀，腹泻，痢疾，便秘；下肢痿痹；癫狂；乳痈，肠痈；虚劳诸证，为强壮保健要穴。

【功效】

调理脾胃，补中益气，通经活络。

【日常保健】

按摩：每日用大拇指或中指按压足三里穴 1 次，每次按压 1 ～ 3 分钟，每分钟按压 15 ～ 20 次，长期坚持，可改善乳痈、月经不调等病症。

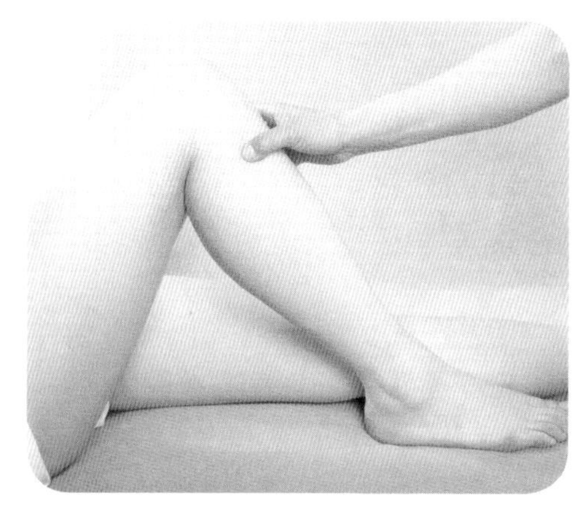

艾灸：每周用艾条温和灸灸足三里穴 1 ～ 2 次，每次灸 15 ～ 20 分钟。坚持 2 ～ 3 个月，有理脾胃、调气血、补虚弱之功效。

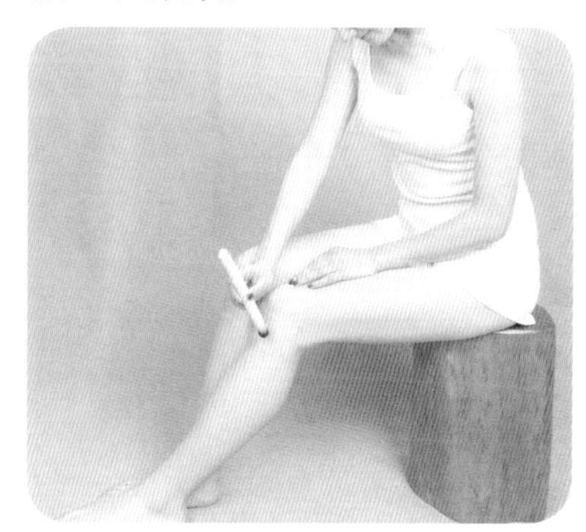

【配伍】

足三里 + 屋翳 + 膻中 + 乳根

四穴配伍，有健脾化结块、宽胸通乳等功效，能用以治疗乳腺增生等。

足三里 + 膺窗 + 乳根 + 肩井

四穴配伍，有行气化瘀、散结消炎的功效，能用以治疗乳腺炎等。

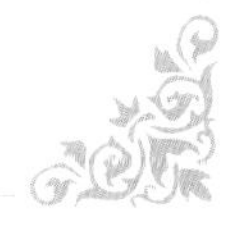

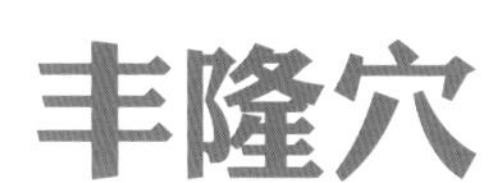

丰隆穴

健脾化痰防凝结

丰隆穴属足阳明胃经，为胃经之络穴，有疏通脾、胃表里二经的气血阻滞，促进水液代谢的作用。刺激丰隆穴能改善脾脏功能，调理人体的津液输布，使水有所化，痰无所聚，因此也能防治胸部痰湿凝结而导致的乳腺病，并能改善胸闷、食欲不佳、恶心呕吐等不适。

【定位】

位于小腿外侧，外踝尖上 8 寸，胫骨前肌外缘，条口外侧 1 横指处。

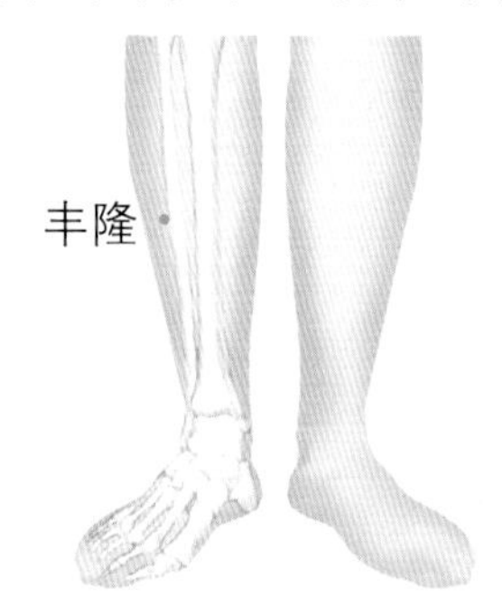

【主治】

头痛，眩晕；癫狂；咳嗽，痰多；下肢痿痹；腹胀，便秘。

【功效】

健脾化痰，和胃降逆，开窍醒神。

【日常保健】

按摩：用手指指腹点按丰隆穴 3 ~ 5 分钟，力度适中，手法连贯，至局部有酸胀感即可。长期按摩，可治疗痰多、胸闷、眩晕、月经不调等症。

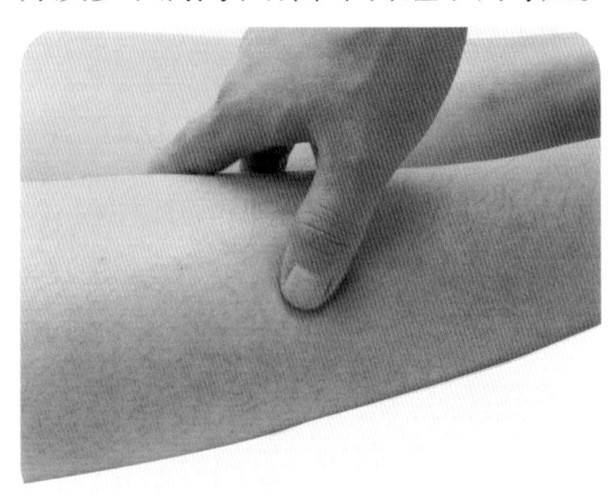

艾灸：宜采用温和灸。每日灸 1 次，每次灸 15 分钟，灸至皮肤产生红晕为止。具有化痰湿、清神志的功效。

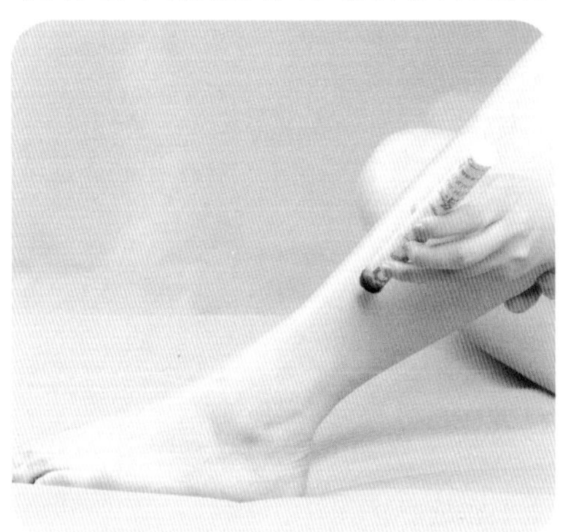

【配伍】

丰隆 + 脾俞 + 膺窗

三穴配伍，能健脾化痰湿，调节胸腔部位的气血水液，防治痰湿凝聚而成的乳腺病。

丰隆 + 然谷 + 足三里

三穴配伍，能健脾化湿、利尿消炎，辅助治疗因湿热引起的乳腺炎症。

三阴交穴

健脾化湿防聚结

三阴交穴属足太阴脾经，刺激该穴可促进脾的化湿功能，防止痰湿聚结引起的乳腺病，还可疏肝理气防止肝气郁结导致的乳腺肿块。

【定位】

位于小腿内侧，当足内踝尖上 3 寸，胫骨内侧缘后方。

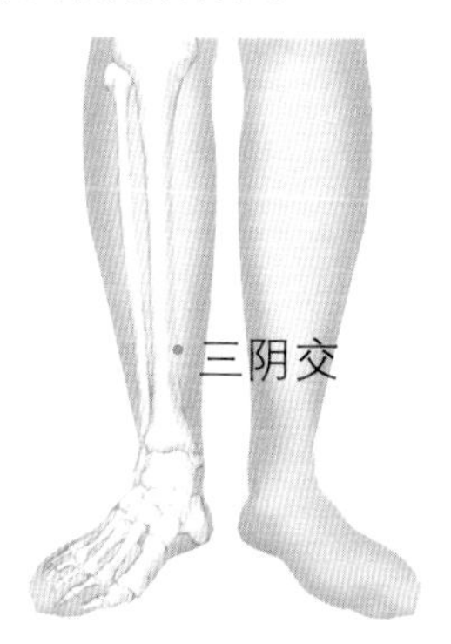

【主治】

肠鸣，腹胀，腹泻；月经不调，带下，阴挺，不孕，滞产；遗精，阳痿，遗尿；心悸，失眠，高血压；下肢痿痹；阴虚诸证。

【功效】

健脾和胃，调补肝肾，行气活血，疏经通络。

【日常保健】

按摩：用拇指指腹按揉或者是以食指指端对三阴交穴进行点按刺激，按摩时间以 1 分钟为好。可治疗肝郁化热型乳腺肿块、腹胀、更年期综合征。

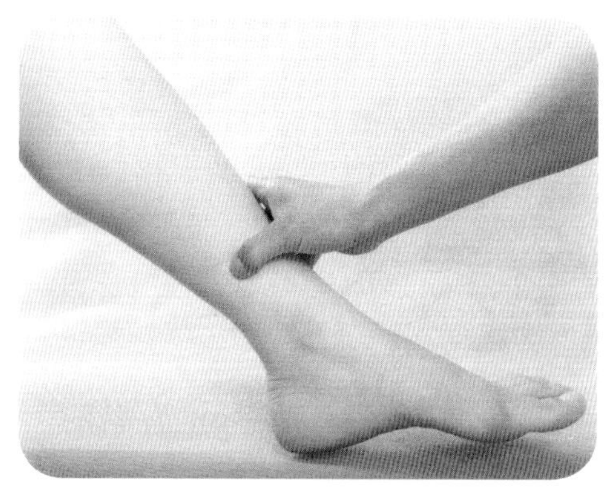

艾灸：宜采用温和灸。每日灸 1 次，每次灸 10 ~ 15 分钟，灸至皮肤产生红晕为止。可改善月经不调、产后浮肿、缺乳等病症。

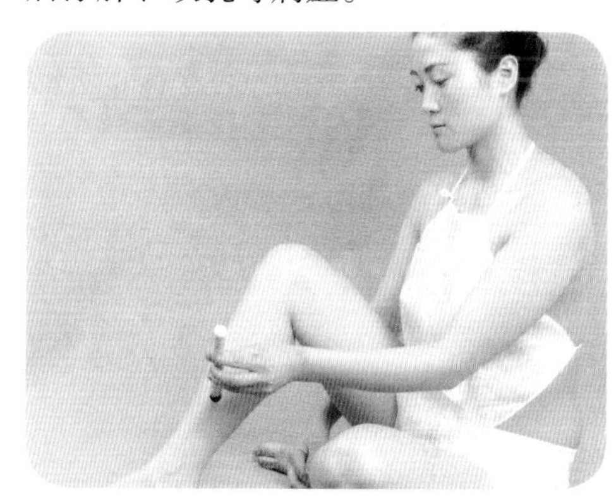

【配伍】

三阴交 + 太冲 + 行间

三穴配伍，有疏肝理气、活血化瘀等作用，能辅助治疗乳腺肿块，改善乳房胀痛、刺痛。

三阴交 + 乳根 + 少泽

三穴配伍，有健脾利肝肾等功效，能促进乳汁分泌和有一定的消炎作用。

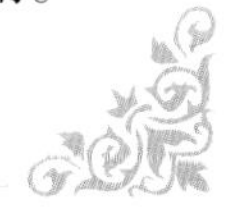

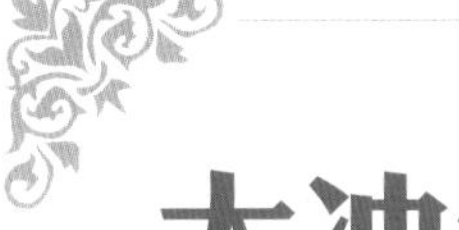

太冲穴

疏肝养血防郁结

太冲穴属足厥阴肝经，刺激太冲穴可疏肝理气，通调三焦气机，改善肝气郁结，并能调节女性的月经，从而调节内分泌系统的代谢。

【定位】

位于足背侧，当第1跖骨间隙的后方凹陷处。

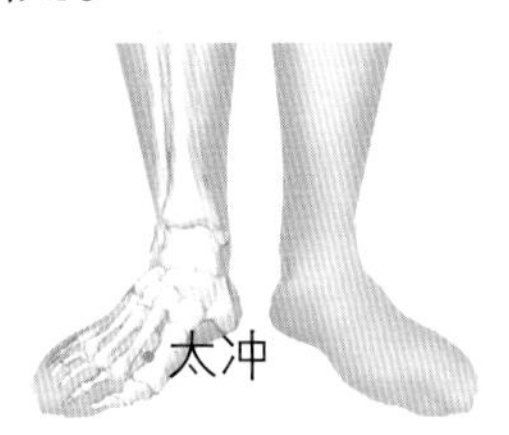

【主治】

中风，癫狂痫，小儿惊风，头痛，眩晕，耳鸣，目赤肿痛，口㖞，咽痛；月经不调，痛经，闭经，崩漏，带下，难产；黄疸，胁痛，腹胀，呕逆；癃闭，遗尿；下肢痿痹，足跗肿痛。

【功效】

回阳救逆，调经止淋。

【日常保健】

按摩：用拇指指腹按揉太冲穴，每日按揉3次，每次100下，可给心脏供血，对情绪压抑，生闷气后产生的反应有疏泄作用，也治疗月经不调、痛经、经闭、崩漏、带下、头晕、头痛等病症。

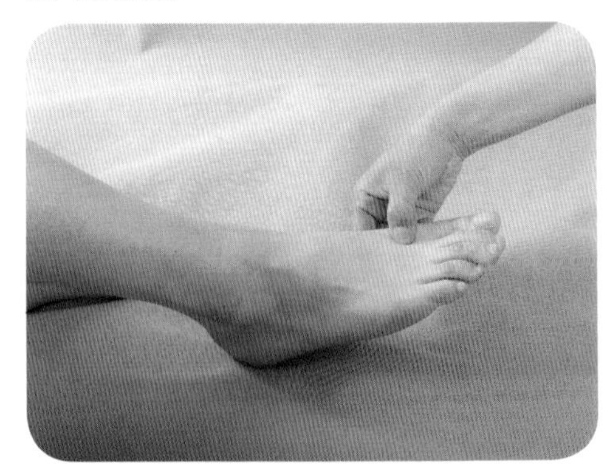

艾灸：每日温和灸灸太冲穴10～20分钟，具有调理气血、平肝息风的作用。也治疗月经不调、头痛、高血压、癫狂、痫证等病症。

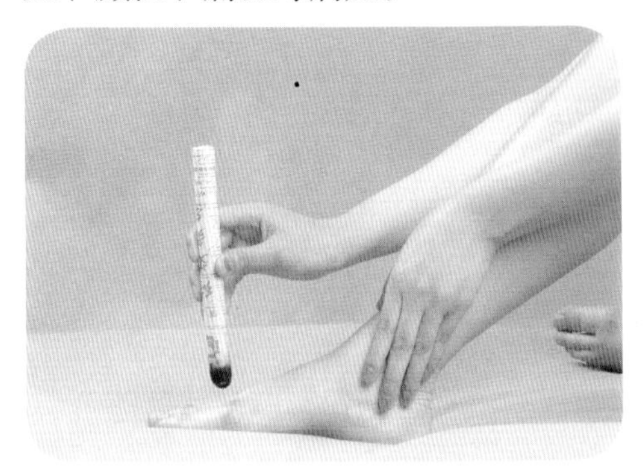

【配伍】

太冲＋关元＋乳根

三穴配伍，有调节肝肾、疏通乳腺等功效，主要用于治疗伴随有头晕目眩、腰膝酸软、盗汗发热等乳腺疾病。

太冲＋肝俞＋气海

三穴配伍，有疏肝调气血等功效，对调理乳房气血有一定的直接功效，并能通过调节月经来增强乳腺病的治疗效果。

行间穴

疏肝理气止疼痛

行间穴属足厥阴肝经，是肝经荥穴，具有平肝降火、解郁安神的功效。刺激行间穴能防治因肝气阻滞、月经不调而引起的乳腺病，并能缓解乳房胀痛、胸胁胀痛等症。

【定位】

位于足背侧，当第 1、第 2 趾间，趾蹼缘的后方赤白肉际处。

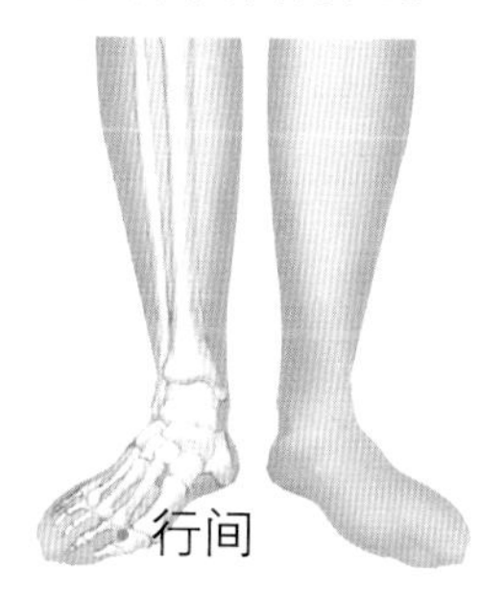

【主治】

中风，癫痫，头痛，目眩，目赤肿痛，青盲，口㖞；月经不调，痛经，闭经，崩漏，带下；阴中痛，疝气；遗尿，癃闭，五淋；胸胁满痛。

【功效】

清肝泄热，凉血安神，息风活络。

【日常保健】

按摩：用拇指指尖掐按行间穴 3 ~ 5 分钟，力度适中，手法连贯。每日坚持，能够疏泄肝胆，治疗月经不调、痛经、耳鸣、眩晕、乳房胀痛等病症。

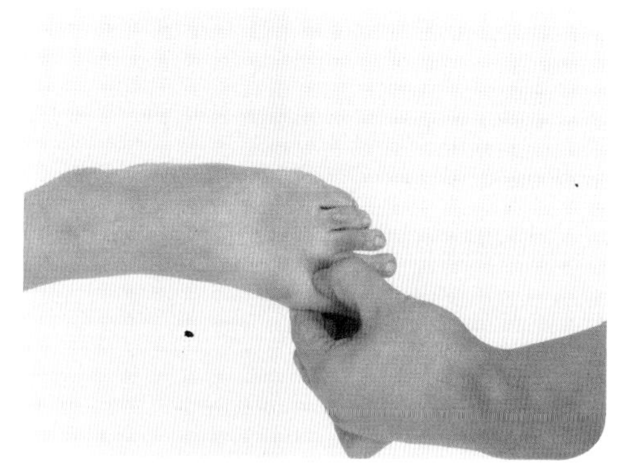

艾灸：点燃艾炷来刺激行间穴，每日把点燃的艾炷挂在行间穴上方，停留 10 分钟左右，每日灸 1 次。可治疗月经不调、痛经、闭经、崩漏、带下、胸胁胀痛等病症。

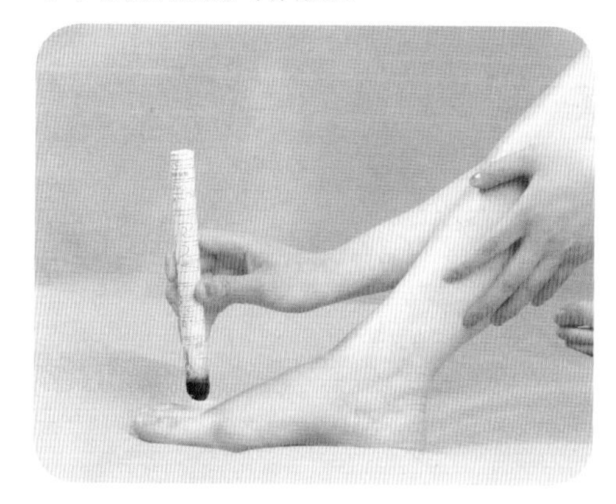

【配伍】

行间 + 太冲 + 合谷

三穴配伍，有疏肝解郁止痛等功效，能改善乳房胀痛、乳腺肿结等。

行间 + 灵道 + 通里

三穴配伍，有疏肝解郁、宁心安神等功效，能缓解乳房胀痛，也有助于稳定情绪。

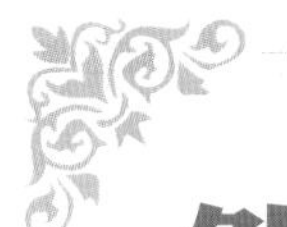

然谷穴

消炎除湿消胀痛

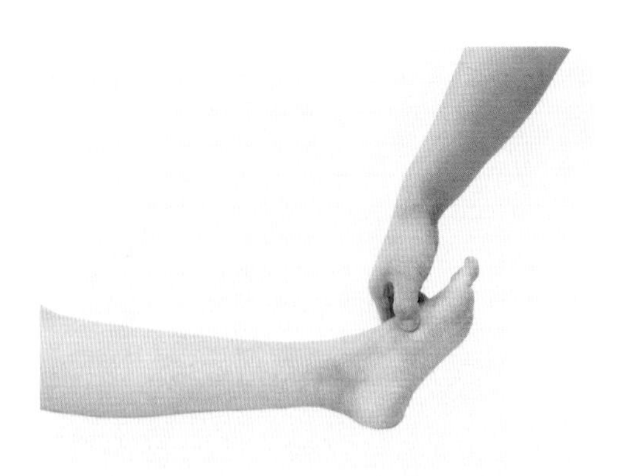

乳腺炎症和乳腺湿疹等是因湿热引起的乳腺病，可通过利尿除湿来消炎和缓解痒痛症状。刺激然谷穴就有消炎利尿等功效，有助于乳腺炎症和乳腺湿疹的治疗。

【定位】

位于足内侧缘，足舟骨粗隆下方，赤白肉际。

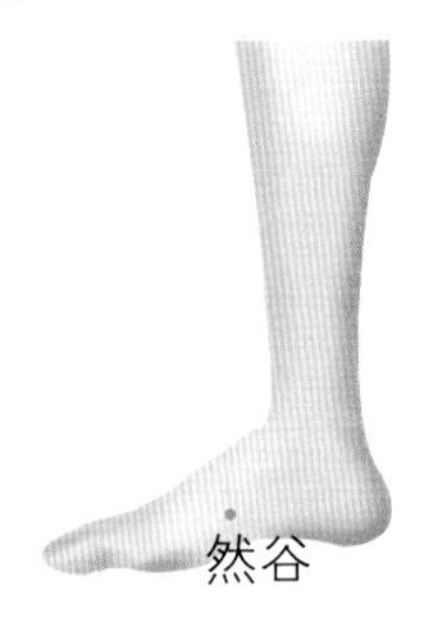

【主治】

月经不调，阴挺，阴痒，白浊；遗精，阳痿，小便不利；咯血，咽喉肿痛；消渴；下肢痿痹，足跗肿痛；小儿脐风，口噤；腹泻。

【功效】

泻热，消胀，宁神。

【日常保健】

按摩：用拇指用力按揉然谷穴 50 ~ 100 次，每日坚持，能够治疗小便不利、月经不调、乳房胀痛等。

艾灸：宜采用温和灸。每日灸 1 次，每次灸 3 ~ 7 分钟，灸至皮肤产生红晕为止。可改善月经不调、乳房胀痛等症。

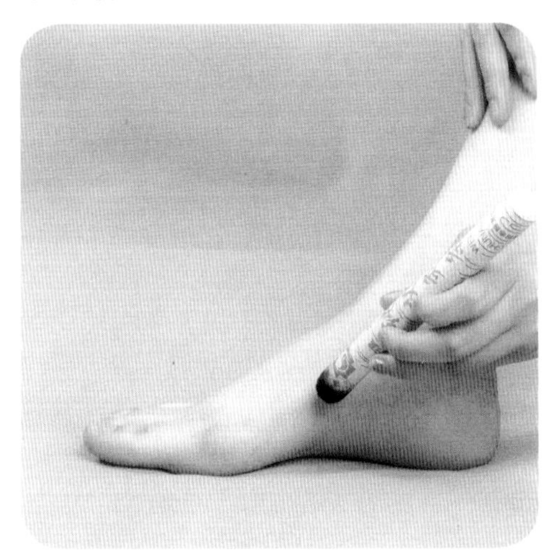

【配伍】

然谷 + 气海 + 三阴交

三穴配伍，有健脾祛湿、活血止痒等作用，有利于治疗乳房湿疹。

然谷 + 三焦俞 + 丰隆

三穴配伍，有健脾化湿、益肾利尿、消炎止痒等作用，可辅助改善乳房红肿瘙痒等不适。

第五章

中医辨证论治——让你远离乳腺病

第一节　乳头皲裂

乳头皲裂相当于中医的乳头风，是因肝火或湿热蕴结于乳头、乳蒂及乳晕部位所致。以乳头破碎，或乳晕裂开，疼痛，揩之出血或流黄色黏液，哺乳痛甚为主要表现的乳房病类疾病。

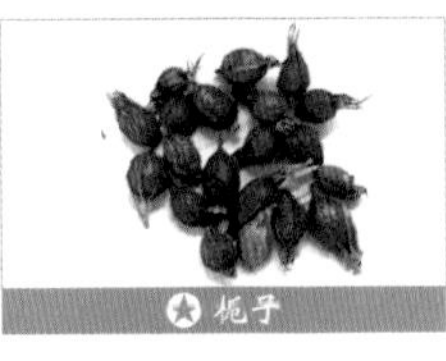

栀子

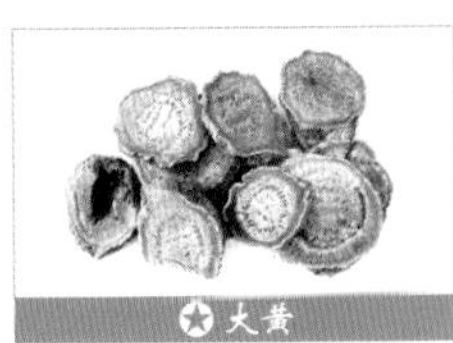

大黄

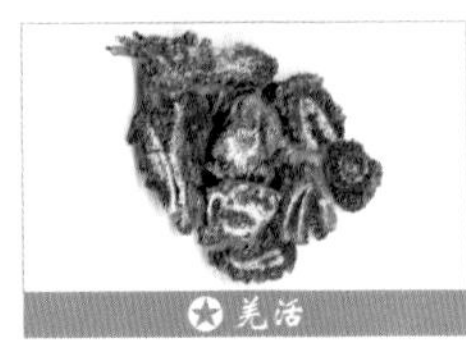

羌活

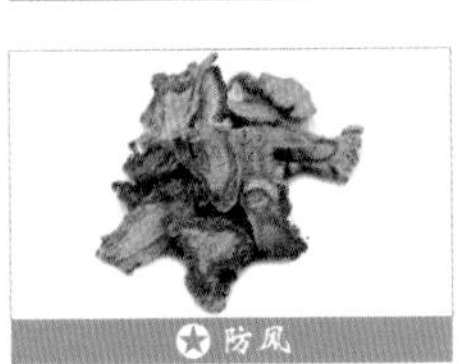

防风

辨证论治

肝火炽盛型

主要证候：乳头和乳晕部潮红，有较深的裂口，燥裂疼痛，头晕目眩，口苦咽干，急躁易怒，胸胁满闷，舌边尖红，苔薄黄，脉弦数。

治疗法则：清肝泻火。

方药举例：泻青丸（《小儿药证直诀》）。

【组成】当归、龙胆草、川芎、栀子、大黄、羌活、防风各30克。

【功效】清肝泻火。

【用法】上药共研极细末，炼蜜为丸，如梧桐子大。每服6克，日服2次，竹叶煎汤加砂糖温开水化下。

【方解】方中龙胆草、大黄、栀子泻肝胆实火；合以当归、川芎养肝血以防火热伤及肝血；羌活、防风疏散火邪。合而用之，共奏清肝泻火之功。

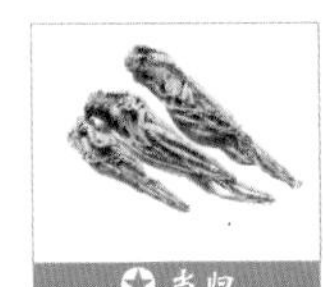

当归

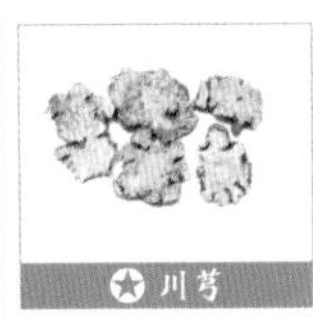

龙胆草

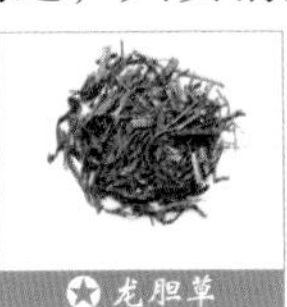

川芎

风湿热郁型

主要证候：乳头及乳晕部有裂口、糜烂，脂水浸渍，结黄痂，痒痛交作，哺乳时疼痛加剧，口渴喜饮，便秘溲赤，舌边尖红，苔黄腻，脉滑数。

治疗法则：清热利湿、疏风解毒。

方药举例：除湿汤（《秘传眼科纂要》）。

【组成】连翘、滑石、车前子（包煎）、茯苓、黄芩、黄连各10克，枳壳、木通、甘草、陈皮、防风、荆芥各5克。

【功效】祛湿，清热，疏风。

【用法】水煎服。

【方解】方中黄连、黄芩、连翘清热燥湿，兼以解毒；滑石、木通、车前子清利湿热，使湿热从小便出；茯苓健脾祛湿；荆芥、防风散风，清头目，止痒；枳壳、陈皮、甘草健脾理气逐湿。全方共奏散风清热利湿之功。

按摩疗法

按揉肝俞穴

【定位】位于背部，当第 9 胸椎棘突下，旁开 1.5 寸。

【按摩】用拇指指腹按揉肝俞穴 100 ～ 200 次，以局部有酸胀感、发热为宜。

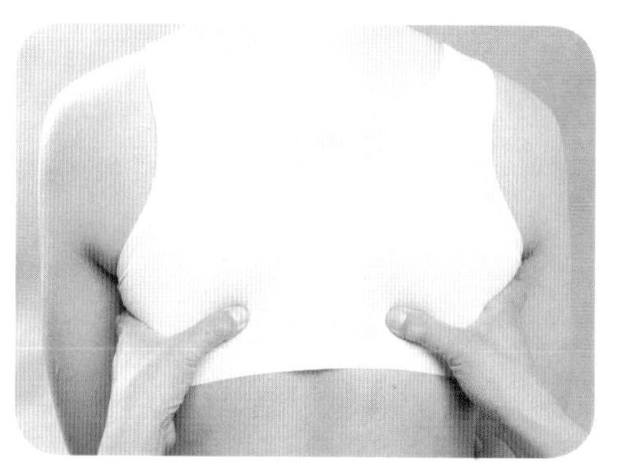

按揉肩井穴

【定位】位于肩胛区，第 7 颈椎棘突与肩峰最外侧点连线的中点。

【按摩】用拇指指腹按揉肩井穴 3 ～ 5 分钟，以局部有酸胀感为宜。

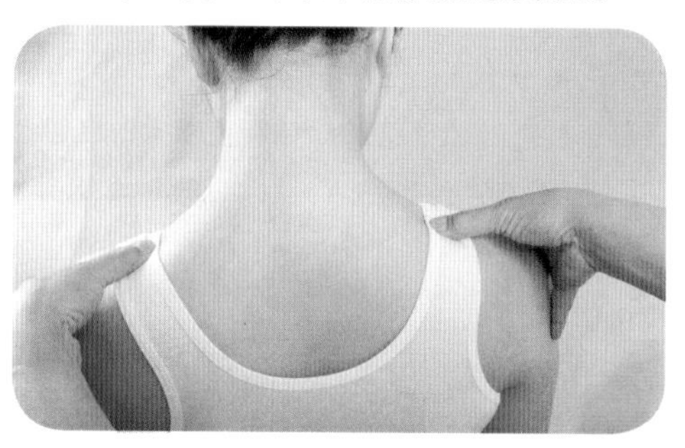

按揉水道穴

【定位】位于下腹部，脐中下 1.5 寸，前正中线上。

【按摩】用拇指指腹或大鱼际按揉水道穴 3 ～ 5 分钟，以局部有酸胀感为宜。

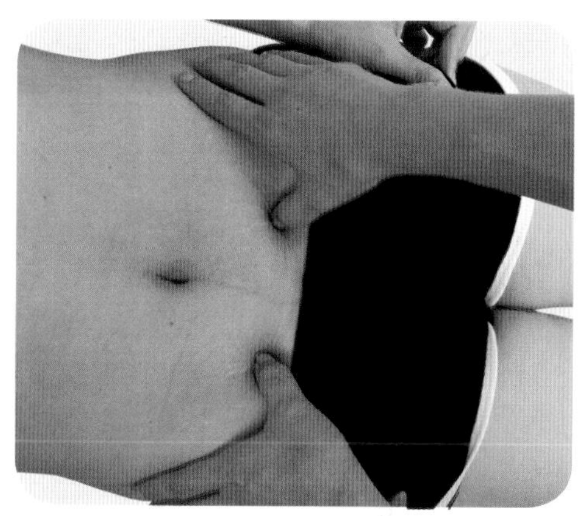

按揉然谷穴

【定位】位于足内侧缘，足舟骨粗隆下方，赤白肉际。

【按摩】用拇指用力按揉然谷穴 100 ～ 200 次，以局部有酸胀感为宜。

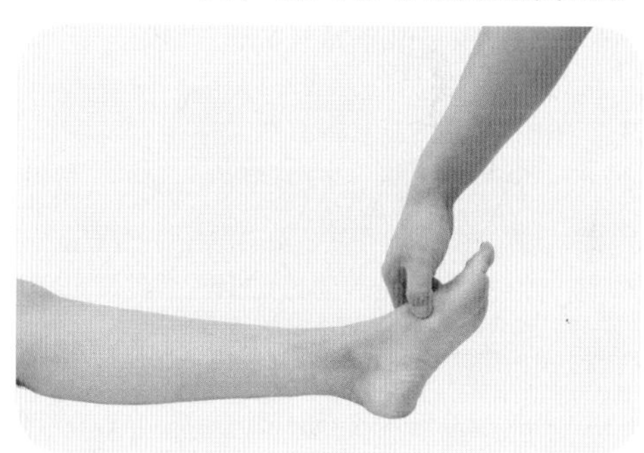

专家解析

按摩以上穴位，有疏肝降火、清热利尿消炎等功效，辅助治疗因肝郁化火、化湿而引起的乳头皲裂。

拔罐疗法

拔罐肝俞穴

【定位】位于背部，当第 9 胸椎棘突下，旁开 1.5 寸。

【拔罐】用火罐或气罐拔取肝俞穴，留罐 5 ~ 10 分钟，以局部皮肤泛红、充血为度。

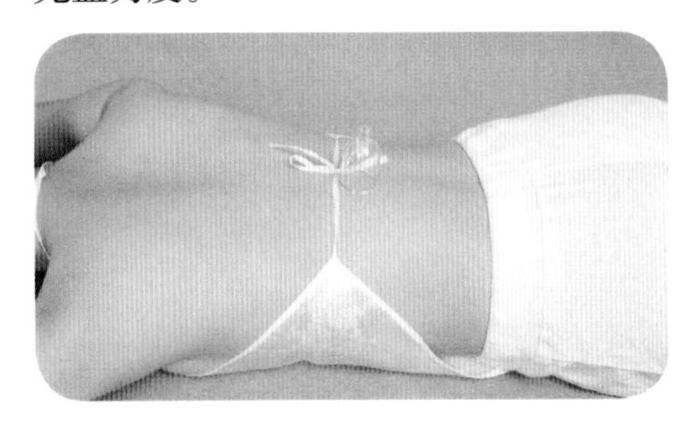

拔罐乳根穴

【定位】位于胸部，当乳头直下，乳房根部，当第 5 肋间隙，距前正中线 4 寸。

【拔罐】用火罐或气罐拔取乳根穴，留罐 5 ~ 10 分钟，以局部皮肤泛红、充血为度。

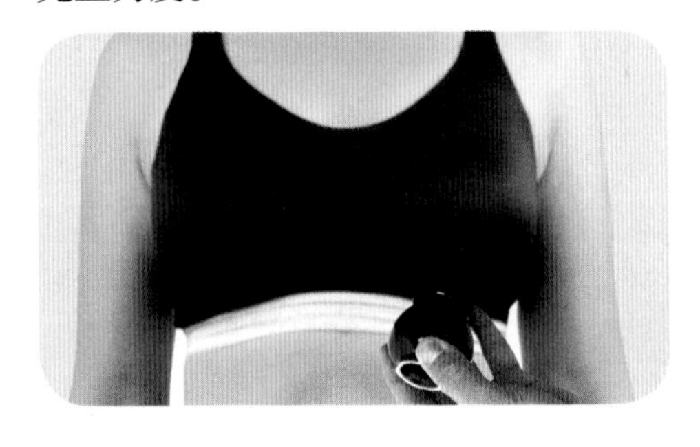

拔罐足三里穴

【定位】位于小腿前外侧，当犊鼻下 3 寸，距胫骨前缘 1 横指（中指）。

【拔罐】用火罐或气罐拔取足三里穴，留罐 5 ~ 10 分钟，以局部皮肤泛红、充血为度。

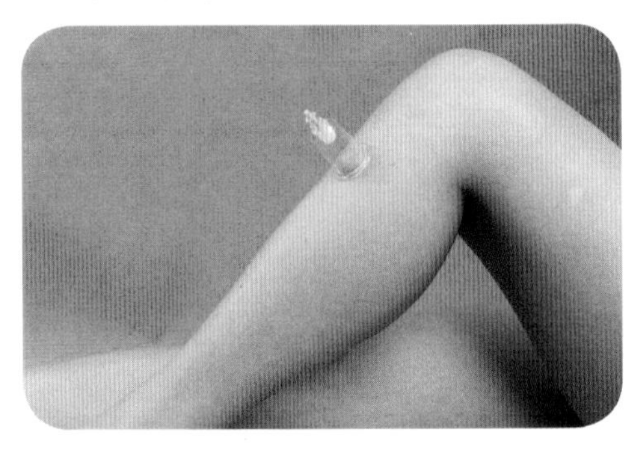

拔罐脾俞穴

【定位】位于背部，当第 11 胸椎棘突下，旁开 1.5 寸。

【拔罐】用火罐或气罐拔取脾俞穴，留罐 5 ~ 10 分钟，以局部皮肤泛红、充血为度。

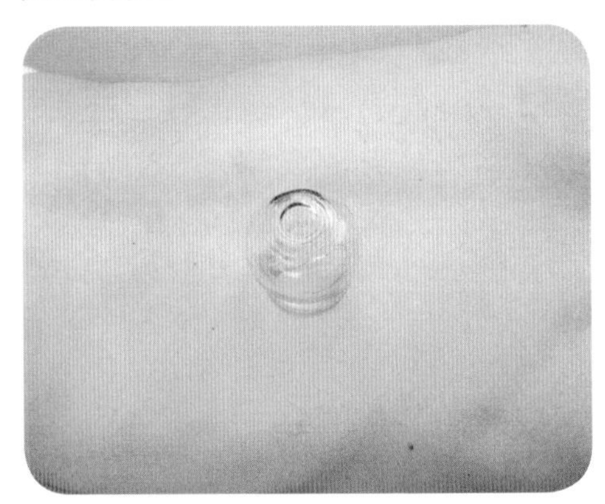

专家解析

拔罐上述穴位有疏肝解郁、健脾祛湿的功效，能辅助治疗因肝郁化火、化湿而引起的乳头皲裂。

刮痧疗法

刮拭合谷穴

【定位】位于第1、第2掌骨间，当第2掌骨桡侧的中点处。

【刮拭】用角刮法从上向下刮拭合谷穴3～5分钟，力度由轻渐重，以皮肤潮红为度。

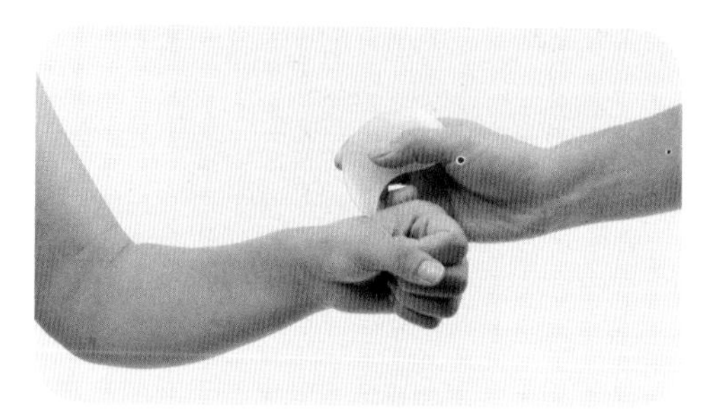

刮拭乳根穴

【定位】位于胸部，当乳头直下，乳房根部，当第5肋间隙，距前正中线4寸。

【刮拭】用面刮法从内向外刮拭乳根穴3～5分钟，力度由轻渐重，以皮肤潮红为度。

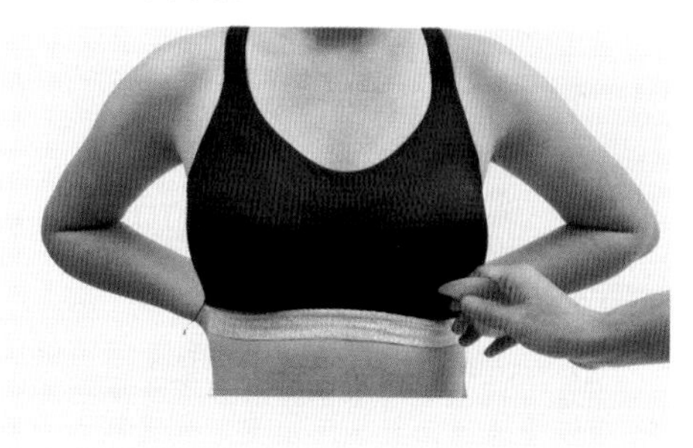

刮拭行间穴

【定位】位于足背侧，当第1、第2趾间，趾蹼缘的后方赤白肉际处。

【刮拭】用点刮法刮拭行间穴3分钟，力度由轻渐重，以皮肤潮红为度。

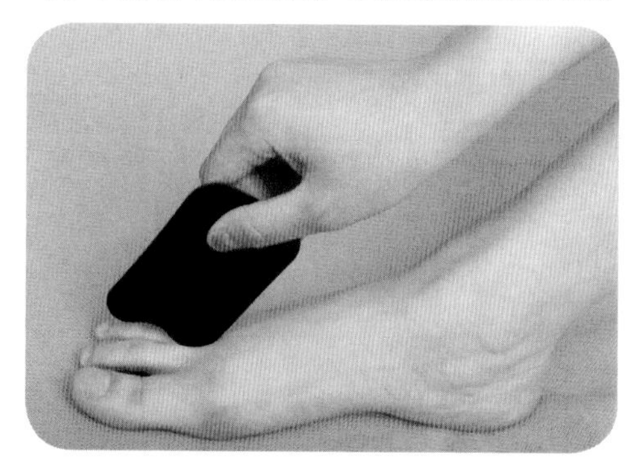

刮拭肝俞穴

【定位】位于背部，当第9胸椎棘突下，旁开1.5寸。

【刮拭】用面刮法从上向下刮拭肝俞穴3～5分钟，力度由轻渐重，以皮肤潮红为度。

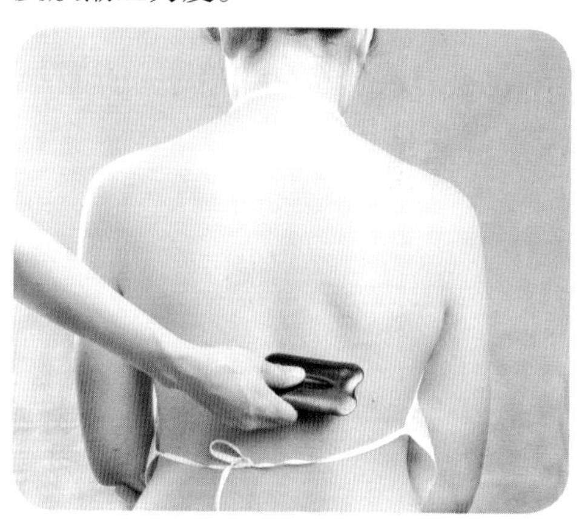

专家解析

刮拭上述穴位有疏通乳络、清肝利尿祛湿等功效，可改善乳房红肿和乳头皲裂等症状。

第二节　乳房湿疹

乳房湿疹多见于年轻妇女，特别是哺乳期妇女，这可能与婴儿吮吸奶头等物理刺激有关。多因肝经湿热，或脾胃虚弱，血虚风燥所致。以乳头、乳晕部出现群集的小丘疹、疱疹、基底潮红，可有渗出、糜烂为主要表现的湿疮类疾病。

辨证论治

肝火旺盛型

主要证候：乳头潮红，干燥皲裂，痒痛不适，头晕，口干口苦，急躁易怒，胸胁胀满，舌边尖红，苔薄黄，脉弦数。

治疗法则：清肝泻火。

方药举例：萆薢渗湿汤（《疡科心得集》）。

【组成】萆薢、薏苡仁、赤茯苓、滑石各15克，牡丹皮9～15克，黄柏、泽泻各9克，通草6克。

【功效】清热渗湿，凉血活血。

【用法】水煎服。每日1剂，日服2次。

【方解】方用萆薢、薏苡仁、滑石、通草、赤茯苓、泽泻清热渗湿利水为主；配以黄柏解毒而除下焦湿热；牡丹皮凉血活血。综观全方，集解湿毒、利水湿、祛血滞于一方，共奏清热渗湿、凉血活血之功。

风湿热郁型

主要证候：乳头瘙痒，糜烂渗液较多，或为丘疹、水疱，身热口干，便溏溲赤，舌边尖红，苔黄腻，脉滑数。

治疗法则：清热利湿、疏风止痒。

方药举例：消风散（《太平惠民和剂局方》）。

【组成】荆芥、防风、羌活、川芎、僵蚕、藿香、茯苓、党参各9克，陈皮、厚朴各6克，蝉蜕、炙甘草各4.5克。

【功效】解表消风，益气和中。

【用法】水煎服。每日1剂，日服2次。

【方解】方中荆芥、防风、羌活、僵蚕、蝉蜕均为祛风解表药，能疏散风邪；川芎活血，能去血中之风；党参、茯苓、炙甘草补中益气，扶正祛邪；厚朴、藿香、陈皮芳香化浊，调气醒脾。诸药配合，既可疏散风邪由表而出，又可调补中气扶正固本，标本兼顾，其效自显。

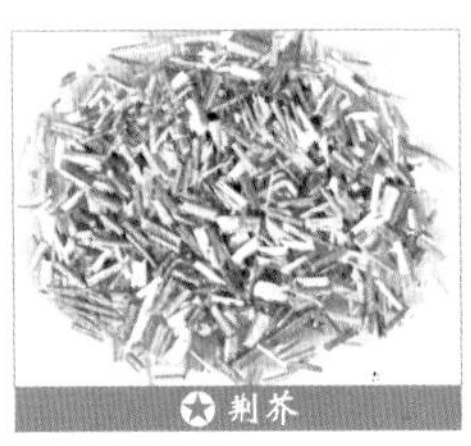

荆芥

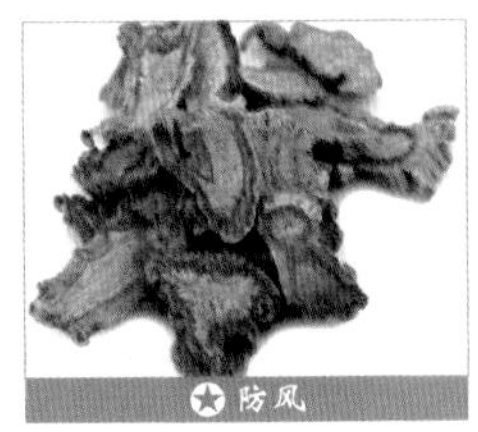

防风

按摩疗法

按揉屋翳穴

【定位】位于胸部，第 2 肋间隙，前正中线旁开 4 寸。

【按摩】用拇指指腹按揉屋翳穴 3 ~ 5 分钟，以局部有酸胀感为宜。

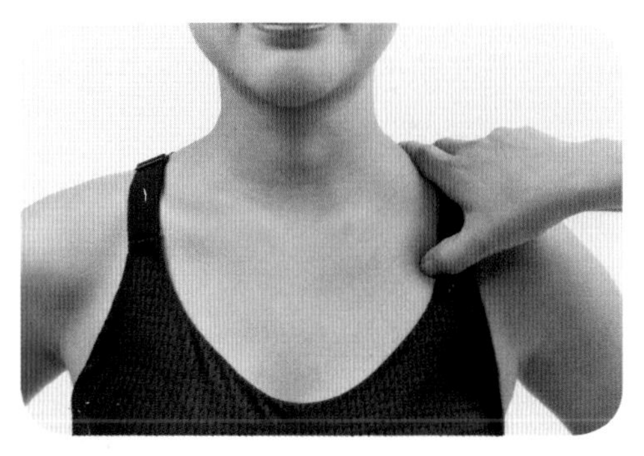

按揉脾俞穴

【定位】位于背部，当第 11 胸椎棘突下，旁开 1.5 寸。

【按摩】用拇指指腹按揉脾俞穴 100 ~ 200 次，以局部有酸胀感为宜。

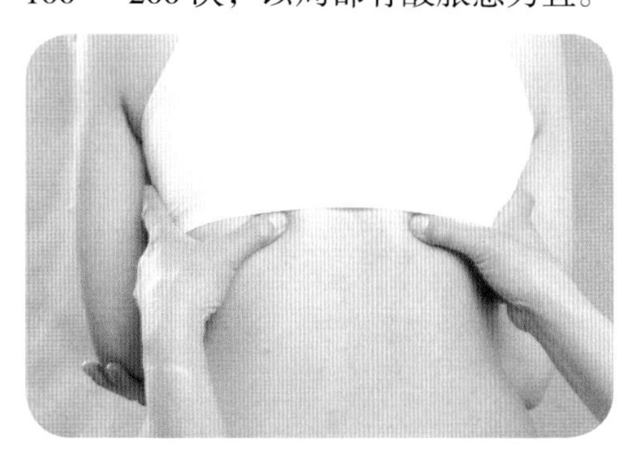

按揉足三里穴

【定位】位于小腿前外侧，当犊鼻下 3 寸，距胫骨前缘 1 横指（中指）。

【按摩】用拇指指腹按揉足三里穴 100 ~ 200 次，以局部有酸胀感为宜。

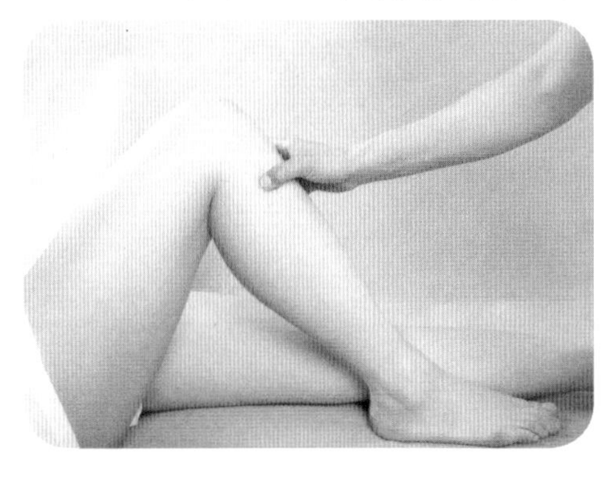

按揉然谷穴

【定位】位于足内侧缘，足舟骨粗隆下方，赤白肉际处。

【按摩】用拇指用力按揉然谷穴 100 ~ 200 次，以局部有酸胀感为宜。

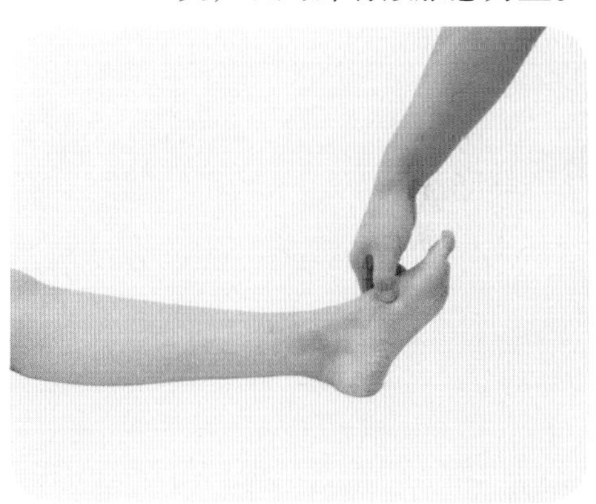

专家解析

按摩以上穴位有健脾燥湿止痒、利尿消炎、活血消肿等作用，有辅助治疗乳房湿疹的作用。

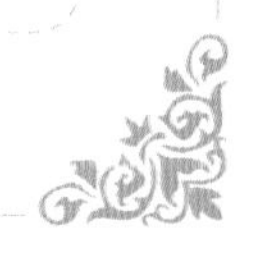

拔罐疗法

拔罐脾俞穴

【定位】位于背部，当第 11 胸椎棘突下，旁开 1.5 寸。

【拔罐】用火罐或气罐拔取脾俞穴，留罐 5 ~ 10 分钟，以局部皮肤泛红、充血为度。

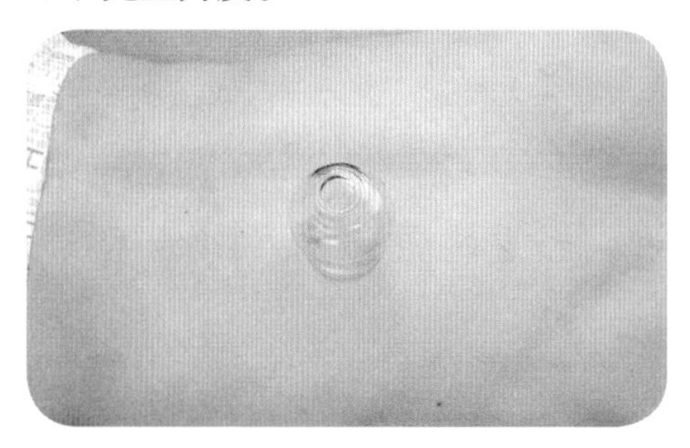

拔罐三阴交穴

【定位】位于小腿内侧，当足内踝尖上 3 寸，胫骨内侧缘后方。

【拔罐】用火罐或气罐拔取三阴交穴，留罐 5 ~ 10 分钟，以局部皮肤泛红、充血为度。

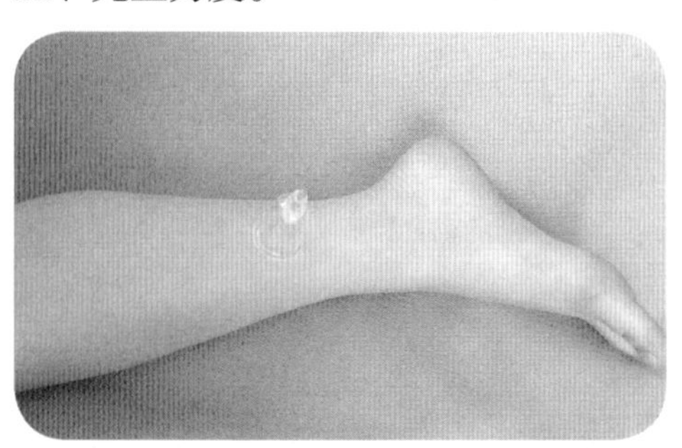

拔罐乳根穴

【定位】位于胸部，当乳头直下，乳房根部，当第 5 肋间隙，距前正中线 4 寸。

【拔罐】用火罐或气罐拔取乳根穴，留罐 5 ~ 10 分钟，以局部皮肤泛红、充血为度。

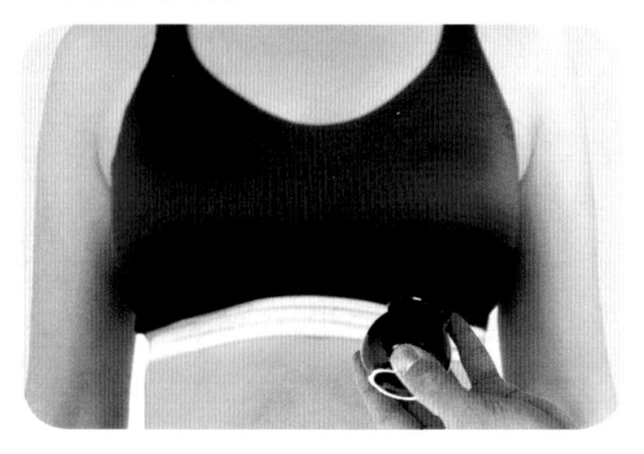

拔罐肝俞穴

【定位】位于背部，当第 9 胸椎棘突下，旁开 1.5 寸。

【拔罐】用火罐或气罐拔取肝俞穴，留罐 5 ~ 10 分钟，以局部皮肤泛红、充血为度。

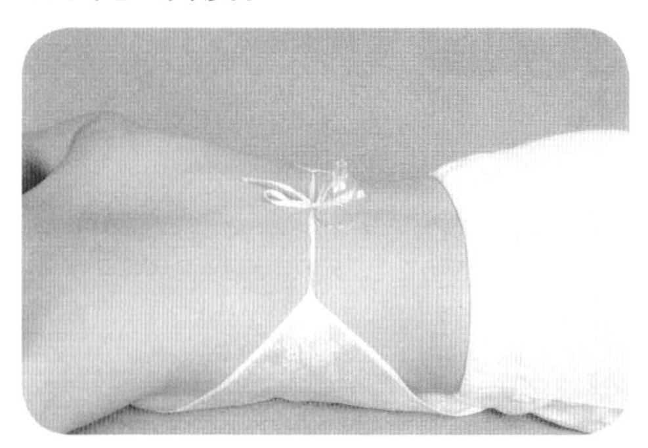

专家解析

拔罐以上穴位，有疏肝健脾、泻火祛湿等功效，有助于缓解乳房瘙痒、红肿热痛等不适。

刮痧疗法

刮拭行间穴

【定位】位于足背侧，当第 1、第 2 趾间，趾蹼缘的后方赤白肉际处。

【刮拭】用点刮法刮拭行间穴 3 分钟，力度由轻渐重，以皮肤潮红为度。

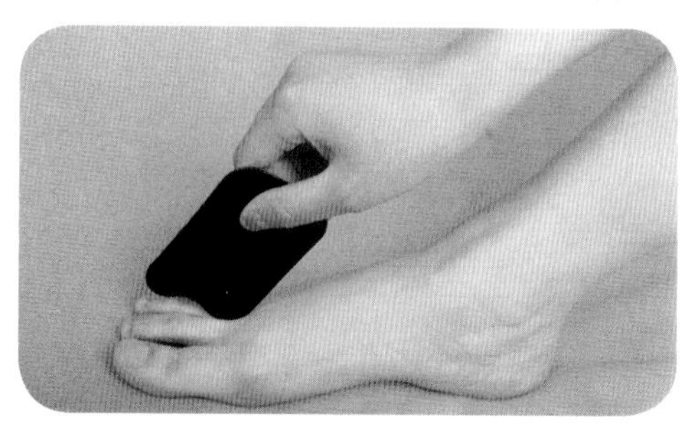

刮拭三阴交穴

【定位】位于小腿内侧，当足内踝尖上 3 寸，胫骨内侧缘后方。

【刮拭】用角刮法从上向下刮拭三阴交穴 3 ~ 5 分钟，力度由轻渐重，以皮肤潮红为度。

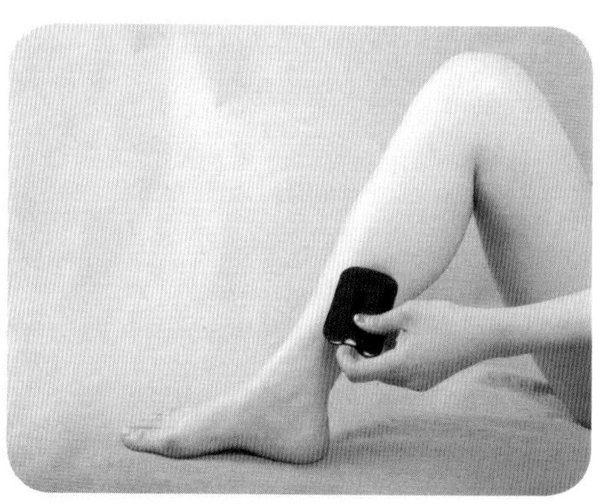

刮拭脾俞穴

【定位】位于背部，当第 11 胸椎棘突下，旁开 1.5 寸。

【刮拭】用面刮法从上向下刮拭脾俞穴 3 ~ 5 分钟，力度由轻渐重，以皮肤潮红为度。

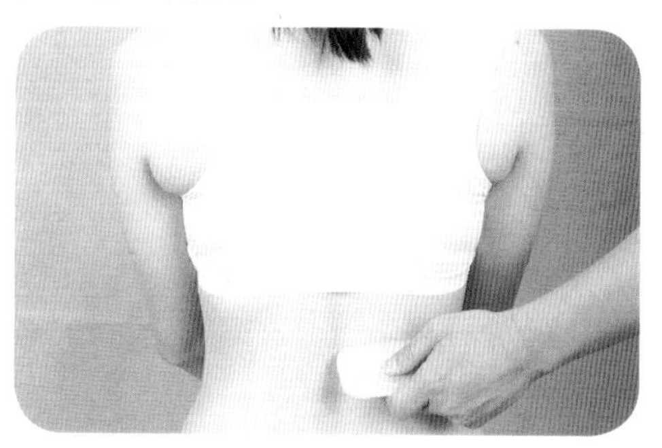

刮拭足三里穴

【定位】位于小腿前外侧，当犊鼻下 3 寸，距胫骨前缘 1 横指（中指）。

【刮拭】用角刮法刮拭足三里穴 3 ~ 5 分钟，力度由轻渐重，以皮肤潮红为度。

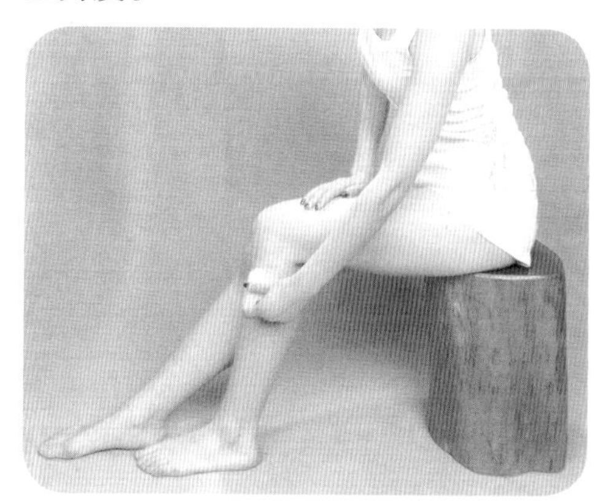

专家解析

刮拭上述穴位，有健脾燥湿、疏肝活血等功效，可辅助改善乳房湿疹瘙痒、红肿热痛等不适。

第三节　乳汁分泌不畅

乳汁分泌不畅，不仅影响哺乳，还是多种乳腺病的病因之一。哺乳期间，产妇乳汁甚少或全无，称为“缺乳”。发病机理一为化源不足，二为瘀滞不行。常见分型有气血亏虚、肝郁气滞型。

辨证论治

气血亏虚型

主要证候：产后乳少，甚或全无，乳汁清稀，乳房柔软，无胀满感，神倦食少，面色无华，舌淡，苔少，脉细弱。

治疗法则：益气养血，填补冲任。

方药举例：通乳丹（《傅青主女科》）去木通，加通草、紫河车、菟丝子。

【组成】党参、生黄芪、当归各 30 克，麦冬 15 克，桔梗 9 克，猪蹄 2 只，通草、紫河车、菟丝子各 6 克。

【功效】益气养血、催乳通乳。

【用法】先熬猪蹄，以汤煎药。

【方解】方中紫河车、菟丝子填补冲任；党参、生黄芪补气；当归养血；麦冬增液；桔梗、通草利气宣络；猪蹄补血生乳。诸药合用，共奏益气养血，填补冲任之功。

肝郁气滞型

主要证候：产后乳汁涩少，浓稠，或乳汁不下，乳房胀硬疼痛，情志抑郁，胸胁胀闷，食欲不振，或身有微热，舌质正常，苔薄黄，脉弦细或弦数。

治疗法则：疏肝解郁，养血通络。

方药举例：下乳天浆散（《外科正宗》）加柴胡、青皮。

【组成】川芎、当归、白芍、熟地黄、茯苓、天花粉、甘草、王不留行、麦冬、漏芦、穿山甲、通草、柴胡、青皮各 3 克，猪前蹄 1 只。

【功效】通乳养血。

【用法】先用猪蹄熬汤，以汤煎药。

【方解】方中柴胡、青皮疏肝解郁；川芎、当归、白芍养血行血；熟地黄滋阴补血；猪前蹄补血生乳；天花粉、麦冬滋养阴液；通草、漏芦、穿山甲、王不留行通络下乳；茯苓、甘草健脾和中。

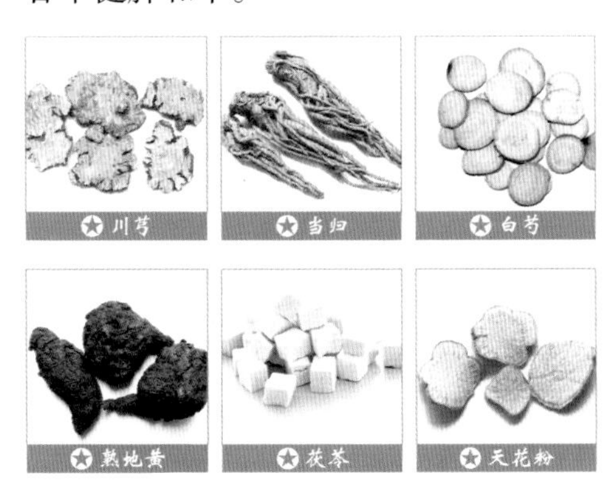
川芎　当归　白芍
熟地黄　茯苓　天花粉

按摩疗法

按揉膻中穴

【定位】位于胸部，前正中线上，两乳头连线的中点。

【按摩】用中指指腹按揉膻中穴3～5分钟，以局部有酸胀感为宜。

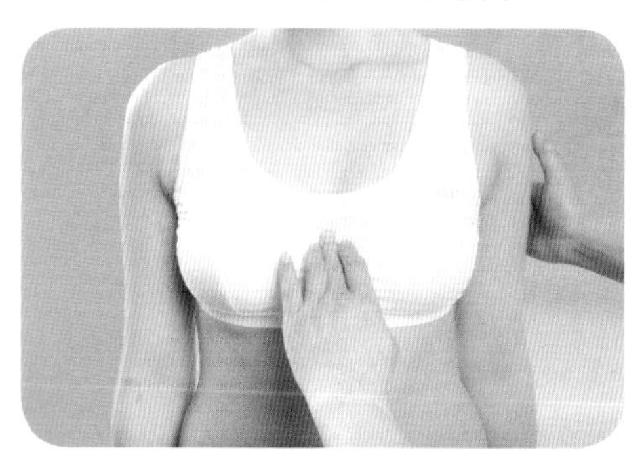

按揉屋翳穴

【定位】位于胸部，第2肋间隙，前正中线旁开4寸。

【按摩】用手掌大鱼际紧贴于屋翳穴，沿肋间左右轻擦，至微热为度，然后用拇指着力由轻至重，待产生酸、麻、胀、痛感为度。

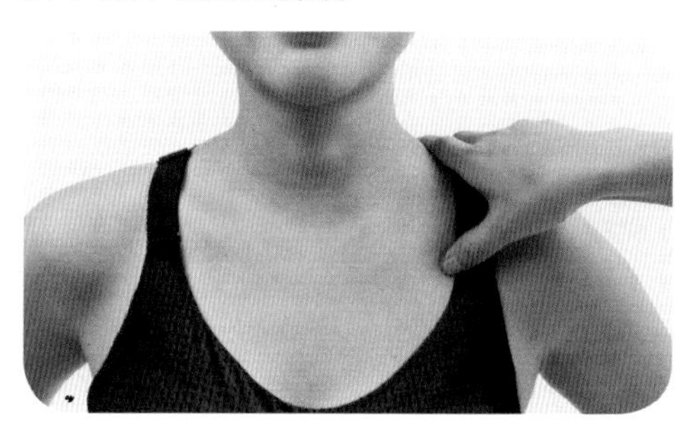

按揉三阴交穴

【定位】位于小腿内侧，当足内踝尖上3寸，胫骨内侧缘后方。

【按摩】用拇指指腹按揉三阴交穴3～5分钟，以局部有酸胀感、发热为宜。

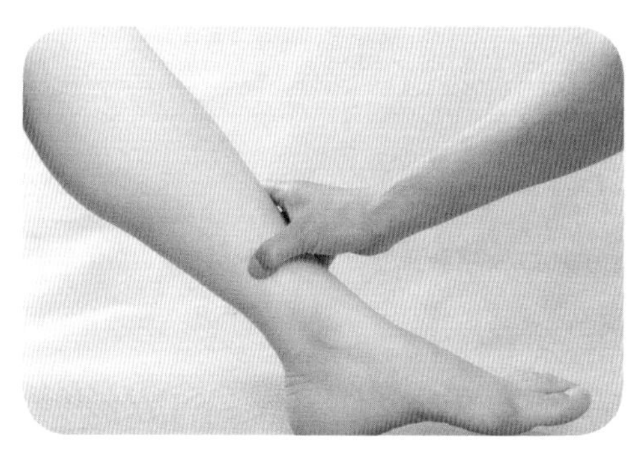

按揉乳根穴

【定位】位于胸部，当乳头直下，乳房根部，当第5肋间隙，距前正中线4寸。

【按摩】用拇指指腹按揉乳根穴50次，以局部有酸胀感、发热为宜。

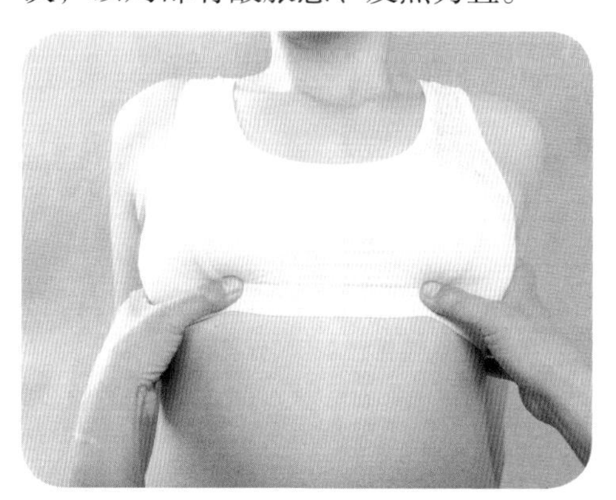

专家解析

按摩以上穴位有行气活血、调补脾肾等功效，能促进乳汁排出，缓解乳房胀痛等不适。

艾灸疗法

灸少泽穴

【定位】位于小指末节尺侧，距指甲角 0.1 寸。

【艾灸】艾条温和灸灸少泽穴，每日灸 1 次，每次灸 10 ~ 15 分钟，灸至皮肤产生红晕为止。

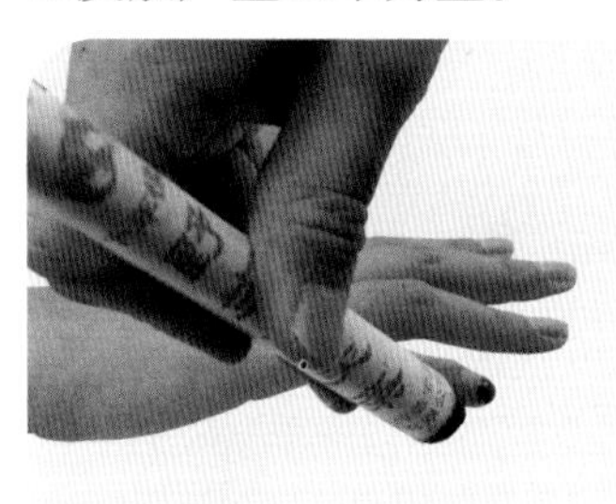

灸乳根穴

【定位】位于胸部，当乳头直下，乳房根部，当第 5 肋间隙，距前正中线 4 寸。

【艾灸】艾条温和灸灸乳根穴，每日灸 1 次，每次灸 10 ~ 15 分钟，灸至皮肤产生红晕为止。

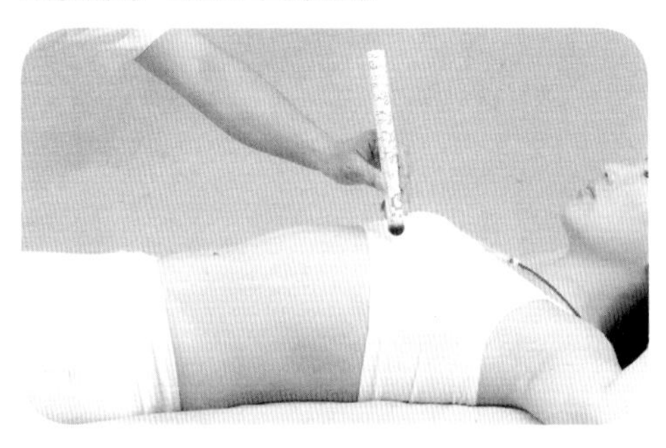

灸足三里穴

【定位】位于小腿前外侧，当犊鼻下 3 寸，距胫骨前缘 1 横指（中指）。

【艾灸】艾条温和灸灸足三里穴，每日灸 1 次，每次灸 10 ~ 15 分钟，灸至皮肤产生红晕为止。

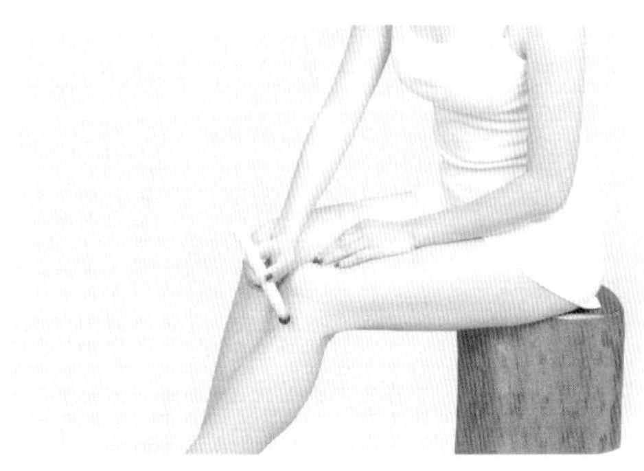

灸肾俞穴

【定位】位于腰部，当第 2 腰椎棘突下，旁开 1.5 寸。

【艾灸】艾条温和灸灸肾俞穴，每日灸 1 次，每次灸 10 ~ 15 分钟，灸至皮肤产生红晕为止。

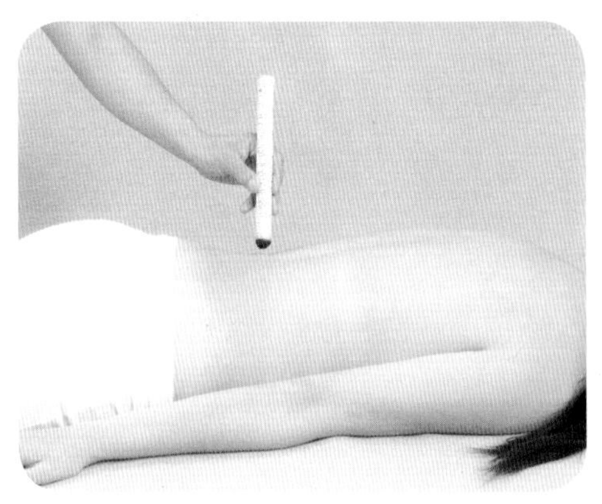

专家解析

气血亏虚型加血海；肝郁气滞型加悬钟。

第四节　急性乳腺炎

急性乳腺炎是常见的乳房化脓性疾病，多见于哺乳期妇女，且以初产妇女最为多见，一般发生于产后 3 ~ 4 周。发病原因是产后抵抗力下降，此外还有乳头发育不良，妨碍哺乳，或乳汁过多，或婴儿吸乳少，乳汁不能完全排空，影响排乳造成乳汁淤积，淤积的乳汁有利于入侵细菌的生长繁殖，乳头破损是细菌入侵的主要途径，主要致病菌为金黄色葡萄球菌。临床上可见高热，乳房局部红、肿、热、痛，炎症继续发展，上述症状加重，乳房疼痛呈搏动性，严重的可有高热，体温达 40℃以上，寒战，乳房胀痛明显，局部皮肤红肿，有硬结，压痛，数天内硬块软化，形成脓肿。表浅的脓肿可自行向外溃破，或穿破乳管而至乳头流出脓液。深部脓肿可缓慢向外溃破，也可向深部浸润，形成乳房后脓肿，脓肿可由 1 个扩展到多个，严重感染者可并发败血症。

中医学称急性乳腺炎为“乳痈”，乳痈分为 3 种，在哺乳期发生的称为外吹乳痈；怀孕期间发生的称为内吹乳痈；与哺乳无关而发生的称为非哺乳期乳痈。中医治疗急性乳腺炎以清热解毒、消肿散结、疏肝理气、活血化瘀等为治疗原则。

辨证论治

气滞热蕴型

主要证候：乳房部肿胀疼痛，肿块或有或无，皮色不变或微红，乳汁排出不畅；伴恶寒发热，头痛骨楚，口渴，便秘；舌淡红或红，苔薄黄，脉浮数或弦数。

治疗法则：疏肝清胃，通乳消肿。

方药举例：瓜蒌牛蒡汤（《医宗金鉴》）。

【组成】瓜蒌仁、牛蒡子（炒、研）、天花粉、黄芩、生栀子、连翘、皂角刺、金银花、生甘草、陈皮各 3 克，青皮、柴胡各 1.5 克。

【功效】水煎服。每日 1 剂，入水煮酒 1 杯，分 2 次食前服。

【用法】清热疏肝，通乳散结。

【方解】方中金银花、连翘、生栀子、黄芩、牛蒡子清热解毒；配以瓜蒌仁、天花粉、皂角刺消肿排脓；柴胡、青皮、陈皮疏肝理气；甘草解毒，并调和诸药。综观全方，清热消痈与疏肝理气药并用，共奏清热疏肝、通乳散结之功。

热毒炽盛型

主要证候：肿块逐渐增大，皮肤焮红、灼热，疼痛如鸡啄，肿块中央渐

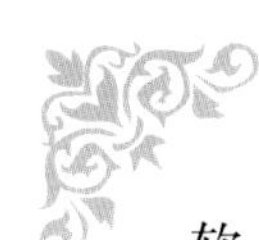

软，有应指感；可伴壮热，口渴饮冷，面红目赤，烦躁不宁，大便秘结，小便短赤；舌红，苔黄干，脉数或滑数。

治疗法则：清热解毒，托毒透脓。

方药举例：清热通乳汤（《治验百病良方》）。

【组成】金银花、蒲公英、木通、通草、桔梗、白芷、生甘草各 30 克，连翘 15 克，王不留行 12 克，漏芦、路路通各 9 克。

【功效】清热解毒，消胀散结。

【用法】水煎服。每日 1 剂，日服 2 次。

【方解】方中金银花、蒲公英、连翘清热解毒；木通、通草利水消胀；白芷散风消肿；王不留行、漏芦、路路通通乳散结；桔梗、生甘草清热利咽，且甘草还有调和诸药之功。诸药合用，共奏清热解毒、消胀散结之功。

按摩疗法

按揉乳根穴

【定位】位于胸部，当乳头直下，乳房根部，当第 5 肋间隙，距前正中线 4 寸。

【按摩】用拇指指腹按揉乳根穴 50 次，以局部有酸胀感、发热为宜。

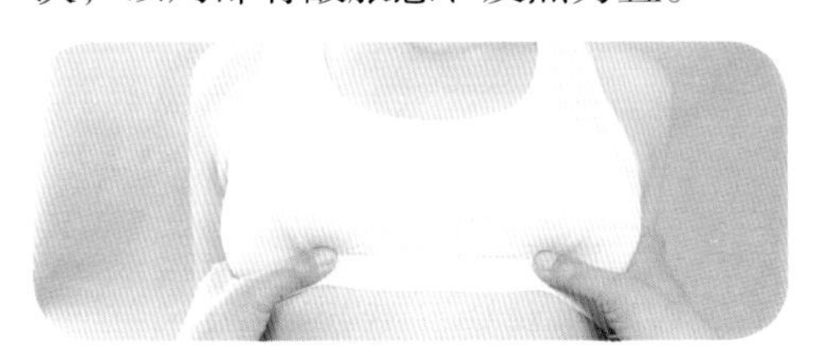

按揉屋翳穴

【定位】位于胸部，第 2 肋间隙，前正中线旁开 4 寸。

【按摩】用手掌大鱼际紧贴于屋翳穴，沿肋间左右轻擦，至微热为度，然后用拇指着力由轻至重，待产生酸、麻、胀、痛感为度。

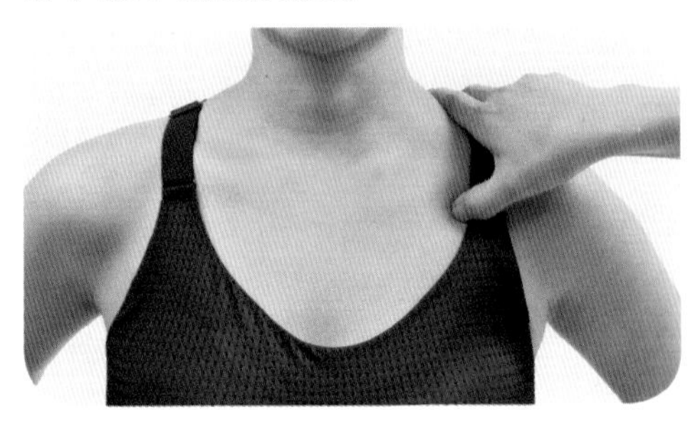

掐按少泽穴

【定位】位于小指末节尺侧，距指甲角 0.1 寸。

【按摩】用指甲尖垂直掐按少泽穴 2 ~ 3 分钟，以局部有刺痛感为宜。

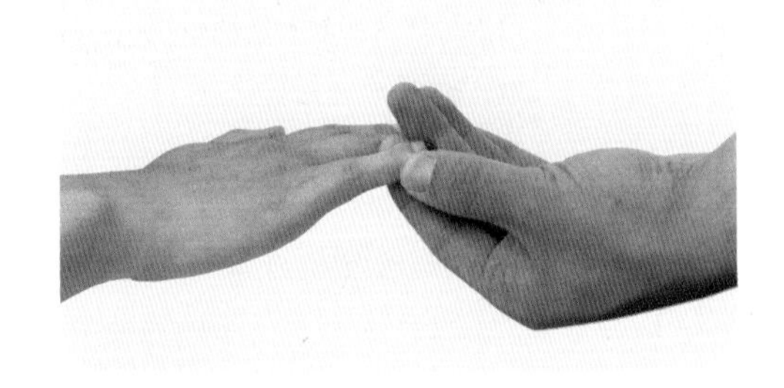

按揉然谷穴

【定位】位于足内侧缘，足舟骨粗隆下方，赤白肉际处。

【按摩】用拇指用力按揉然谷穴 100 ~ 200 次，以局部有酸胀感为宜。

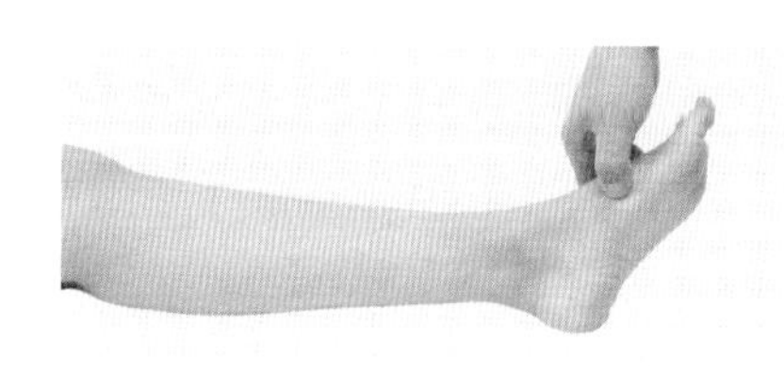

专家解析

按摩以上穴位，有活血通络、清热利水消炎等功效，能改善乳房炎症和乳房疼痛等病症。

拔罐疗法

拔罐肝俞穴

【定位】位于背部，当第 9 胸椎棘突下，旁开 1.5 寸。

【拔罐】用火罐拔取肝俞穴，留罐 5 ~ 10 分钟，以局部皮肤泛红、充血为度。

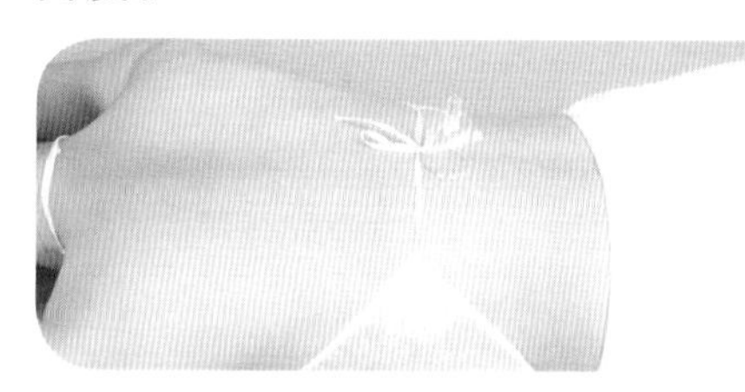

拔罐天宗穴

【定位】位于肩胛区，肩胛冈中点与肩胛骨下角连线上 1/3 与下 2/3 交点凹陷中。

【拔罐】用火罐或气罐拔取天宗穴，留罐 5 ~ 10 分钟，以局部皮肤泛红、充血为度。

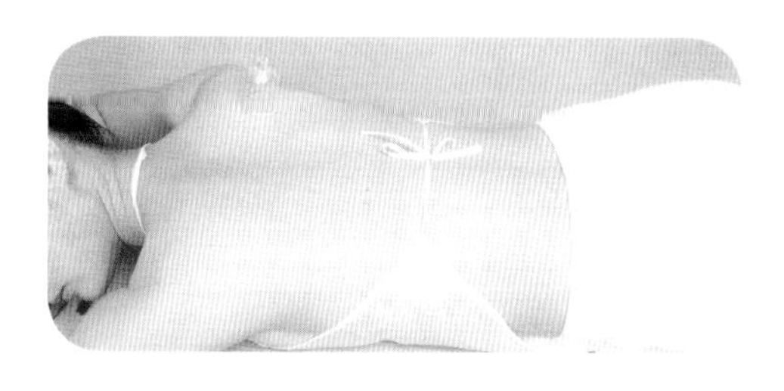

拔罐关元穴

【定位】位于脐下 3 寸，腹正中线上，仰卧取穴。

【拔罐】用火罐或气罐拔取关元穴，留罐 5 ~ 10 分钟，以局部皮肤泛红、充血为度。

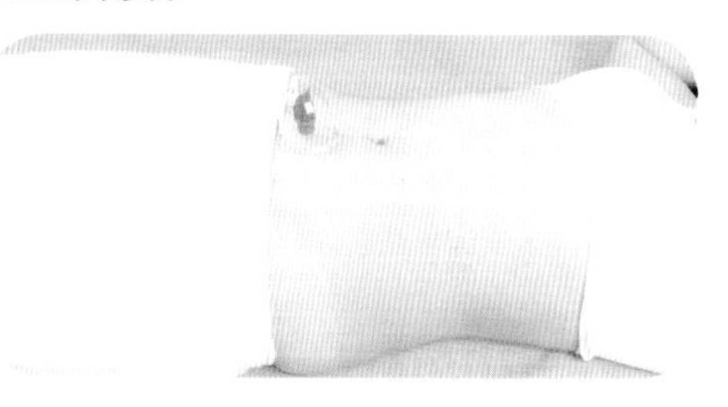

拔罐乳根穴

【定位】位于胸部，当乳头直下，乳房根部，当第 5 肋间隙，距前正中线 4 寸。

【拔罐】用火罐或气罐拔取乳根穴，留罐 5 ~ 10 分钟，以局部皮肤泛红、充血为度。

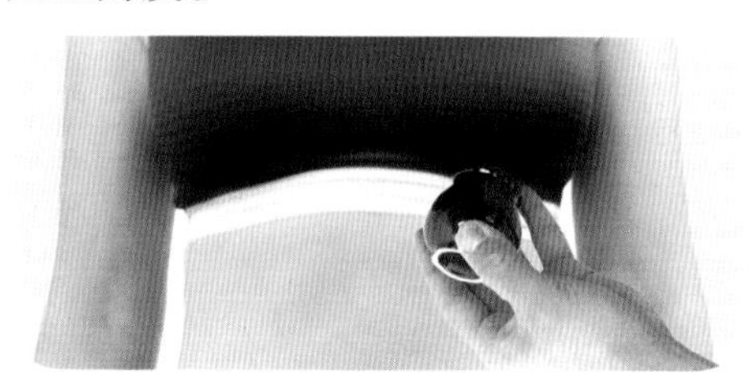

专家解析

拔罐上述穴位，有清热利水消炎、活血散肿结等功效，有助于改善乳腺炎和乳房刺痛等症。

艾灸疗法

灸肩井穴

【定位】位于肩胛区，第 7 颈椎棘突与肩峰最外侧点连线的中点。

【艾灸】艾条温和灸灸肩井穴，每日灸 1 次，每次灸 5 ~ 15 分钟，灸至皮肤产生红晕为止。

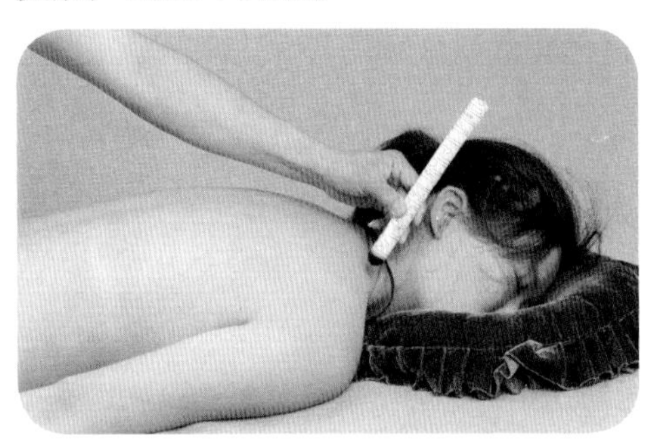

灸膻中穴

【定位】位于胸部，前正中线上，两乳头连线的中点。

【艾灸】艾条温和灸灸膻中穴，每日灸 1 次，每次灸 5 ~ 15 分钟，灸至皮肤产生红晕为止。

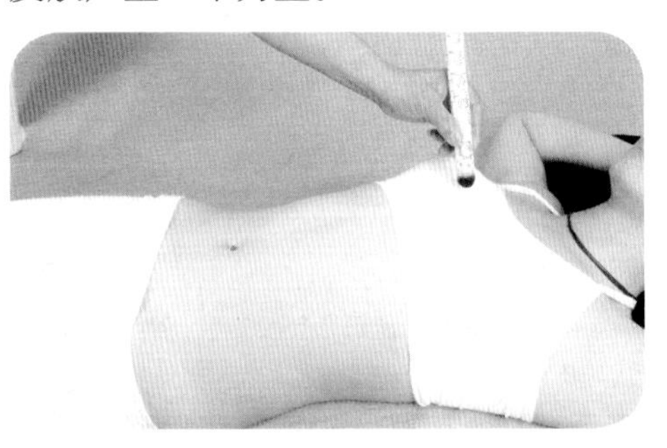

灸乳根穴

【定位】位于胸部，当乳头直下，乳房根部，当第 5 肋间隙，距前正中线 4 寸。

【艾灸】艾条温和灸灸乳根穴，每日灸 1 次，每次灸 5 ~ 15 分钟，灸至皮肤产生红晕为止。

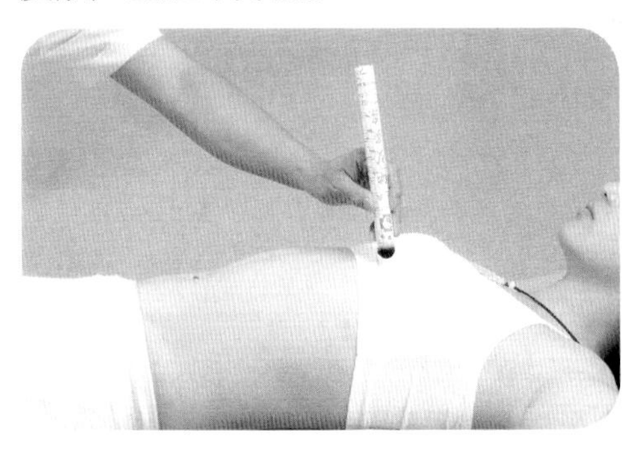

灸三阴交穴

【定位】位于小腿内侧，当足内踝尖上 3 寸，胫骨内侧缘后方。

【艾灸】艾条温和灸灸三阴交穴，每日灸 1 次，每次灸 5 ~ 15 分钟，灸至皮肤产生红晕为止。

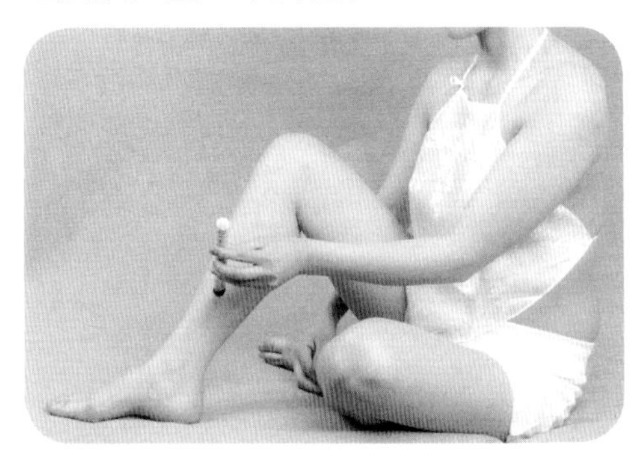

专家解析

艾灸上述穴位，有行气活血、疏经通络、清热散结等功效，有助于改善乳腺炎。

刮痧疗法

刮拭脾俞穴

【定位】位于背部，当第11胸椎棘突下，旁开1.5寸。

【刮拭】用面刮法从上向下刮拭脾俞穴3～5分钟，力度由轻渐重，以皮肤潮红为度。

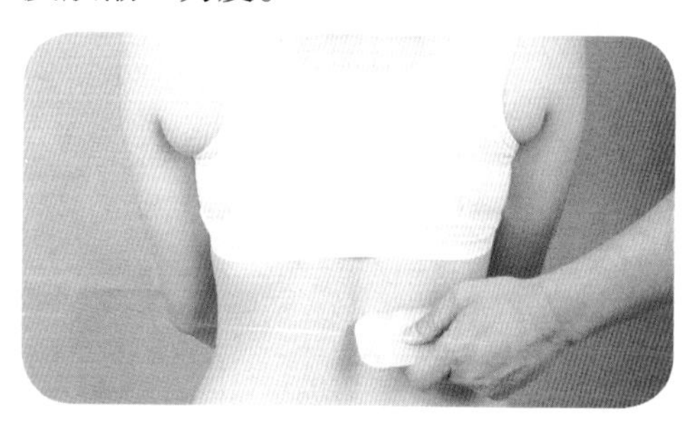

刮拭乳根穴

【定位】位于胸部，当乳头直下，乳房根部，当第5肋间隙，距前正中线4寸。

【刮拭】用角刮法从内向外刮拭乳根穴3～5分钟，力度由轻渐重，以皮肤潮红为度。

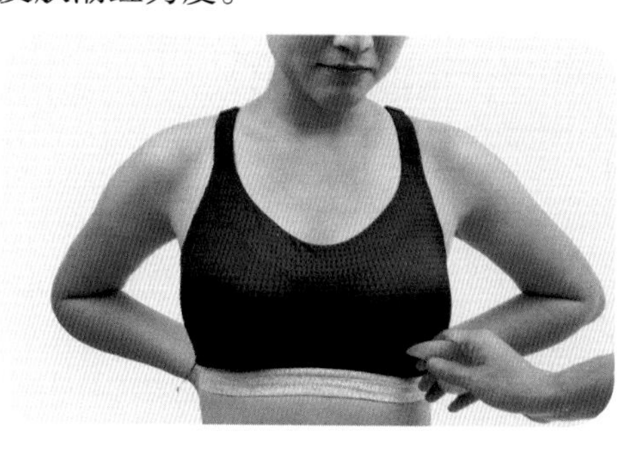

刮拭三阴交穴

【定位】位于小腿内侧，当足内踝尖上3寸，胫骨内侧缘后方。

【刮拭】用面刮法从上向下刮拭三阴交穴3～5分钟，力度由轻渐重，以皮肤潮红为度。

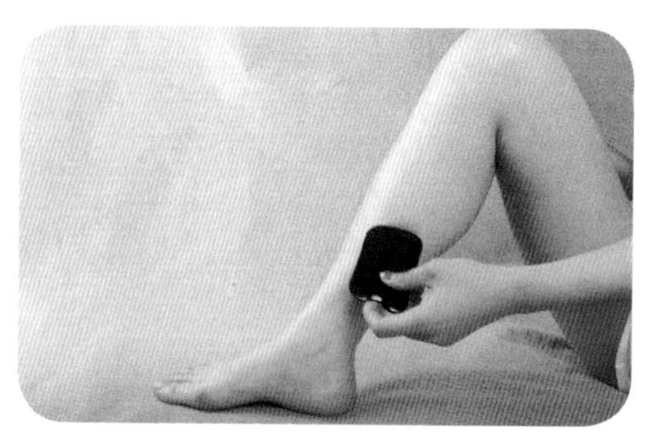

刮拭足三里穴

【定位】位于小腿前外侧，当犊鼻下3寸，距胫骨前缘1横指（中指）。

【刮拭】用面刮法刮拭足三里穴3～5分钟，力度由轻渐重，以皮肤潮红为度。

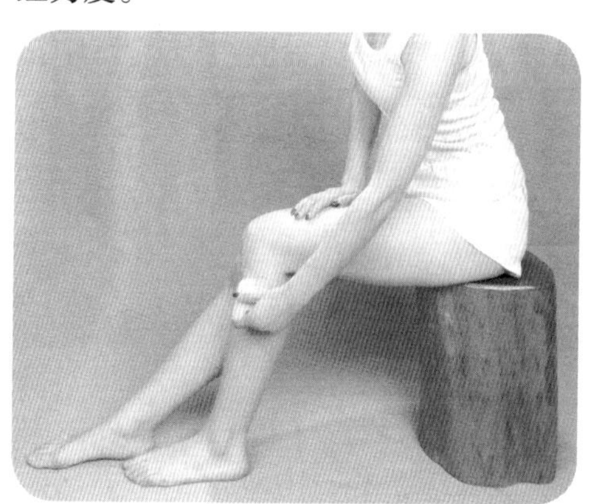

专家解析

刮拭上述穴位有健脾燥湿、行气通络等作用，可辅助缓解乳腺炎症，并有助于改善食欲。

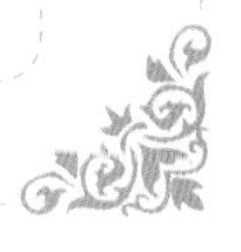

第五节　乳腺增生病

乳腺增生病是指乳间质的良性增生，是妇科常见病之一。多发于25 ~ 40岁。其病因与卵巢功能失调有关。主要表现为单侧或双侧乳房有多个大小不等的肿块，质韧实或囊性感，界限不清，活动度好，常于经前增大，经后缩小，自觉乳房胀痛，尤以经前明显，经后则减轻或消失。

中医认为，乳腺增生病与人情志有关，当人过度郁怒、忧思时，常致气血痰湿郁乳络，最终结聚成核。治疗本病，应以舒肝解郁、活血化瘀、消痰散结为主。

辨证论治

肝郁痰凝型

主要证候：乳房胀痛或刺痛，乳房肿块随喜怒消长；伴胸闷胁胀，易怒，失眠多梦；舌质淡红，苔薄白，脉弦和细涩。

治疗法则：疏肝解郁，化痰散结。

方药举例：逍遥蒌贝散（《中医外科学》）。

【组成】柴胡、当归、白芍、白术、茯苓、甘草、瓜蒌、贝母、南星、半夏、山慈菇各10克，牡蛎15克。

【功效】疏肝理气，化痰散结。

【用法】水煎服。

【方解】方中柴胡疏肝解郁，疏散肝郁之气；当归、白芍养血柔肝，肝得条达，气顺则痰消；白术、茯苓健脾祛湿，使运化有机则杜绝生痰之源；瓜蒌、贝母、半夏、南星散结化痰；牡蛎、山慈菇软坚散结。诸药合用，共奏疏肝理气、化痰散结之功。

冲任失调型

主要证候：乳房肿块或胀痛，经前加重，经后缓减；伴腰酸乏力，神疲倦怠，头晕，月经先后失调，量少色淡，甚或闭经；舌淡，苔白，脉沉细。

治疗法则：调摄冲任。

方药举例：当归玄参汤（《治验百病良方》）。

【组成】当归、鸡血藤各12克，玄参15克，白芍、白术、茯苓、柴胡、王不留行、香附、丹参、麦冬、路路通各10克，甘草6克。

【功效】活血滋阴，疏肝健脾，通结散结。

【用法】水煎服。每日1剂，日服2次，应于每月经前10天开始服5 ~ 7剂，3个月为1个疗程。

【方解】方中当归、鸡血藤、白芍、丹参养血活血；王不留行、路路通活血通络散结；白术、茯苓渗湿健脾；柴胡、香附疏肝理气；玄参、麦冬滋阴降火；甘草解毒，并调和诸药。诸药合用，共奏活血滋阴、疏肝健脾、通结散结之功。

按摩疗法

按揉乳根穴

【定位】位于胸部，当乳头直下，乳房根部，当第 5 肋间隙，距前正中线 4 寸。

【按摩】用拇指指腹按揉乳根穴 50 次，以局部有酸胀感、发热为宜。

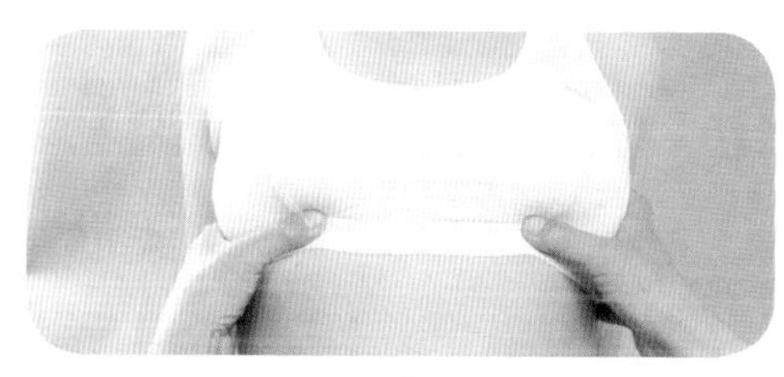

按揉屋翳穴

【定位】位于胸部，第 2 肋间隙，前正中线旁开 4 寸。

【按摩】用手掌大鱼际紧贴于屋翳穴，沿肋间左右轻擦，至微热为度，然后用拇指着力由轻至重，待产生酸、麻、胀、痛感为度。

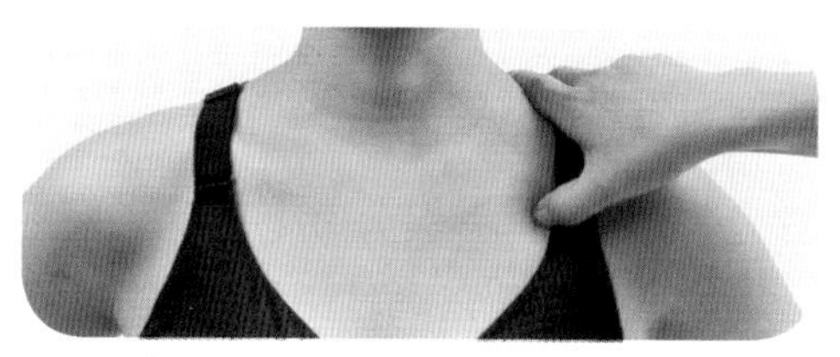

按揉脾俞穴

【定位】位于背部，当第 11 胸椎棘突下，旁开 1.5 寸。

【按摩】用拇指指腹按揉脾俞穴 100 ~ 200 次，以局部有酸胀感为宜。

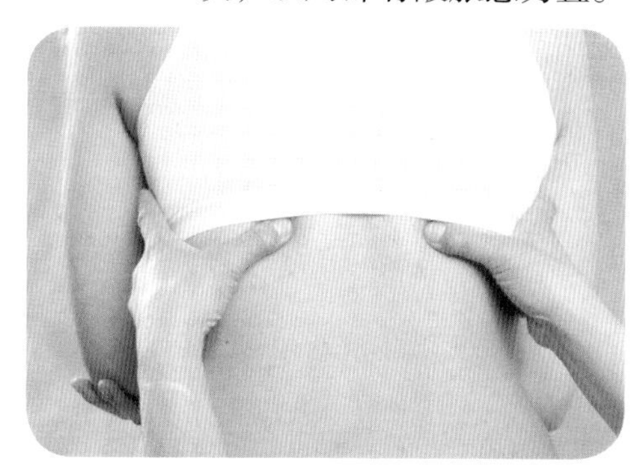

按揉灵道穴

【定位】位于前臂前区，腕掌侧远端横纹上 1.5 寸，尺侧腕屈肌腱的桡侧缘。

【按摩】用拇指指腹按揉灵道穴 3 ~ 5 分钟，以局部有明显酸胀感为度。

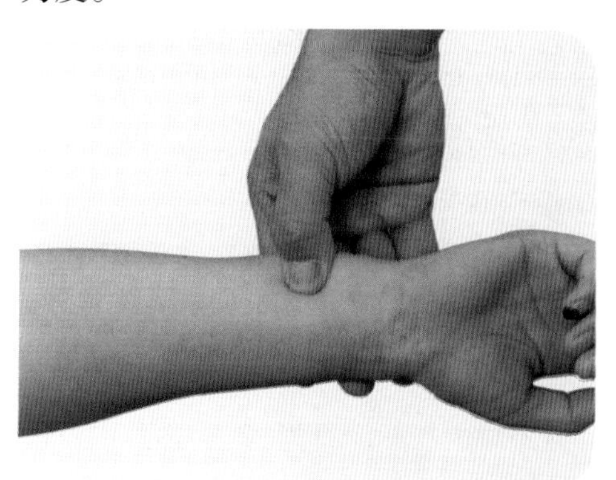

专家解析

按摩以上穴位能化痰结、消肿块，还有健脾安神等作用，从调节食欲和情绪方面治疗乳腺增生。

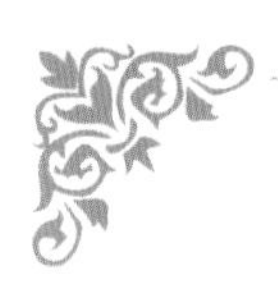

拔罐疗法

拔罐足三里穴

【定位】位于小腿前外侧，当犊鼻下3寸，距胫骨前缘1横指（中指）。

【拔罐】用火罐或气罐拔取足三里穴，留罐5～10分钟，以局部皮肤泛红、充血为度。

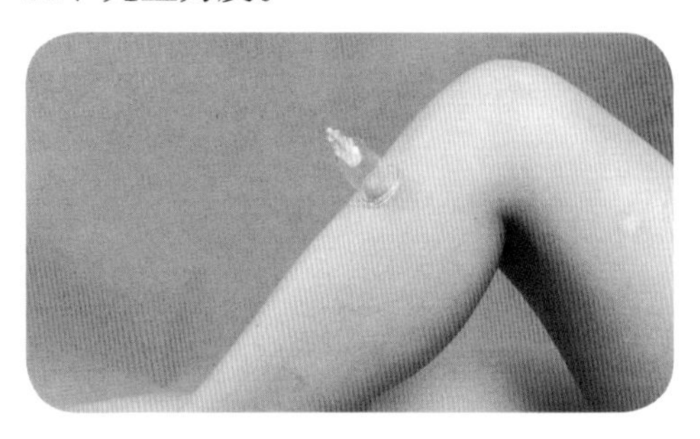

拔罐丰隆穴

【定位】位于小腿外侧，外踝尖上8寸，胫骨前肌外缘，条口外侧1横指处。

【拔罐】用火罐或气罐拔取丰隆穴，留罐5～10分钟，以局部皮肤泛红、充血为度。

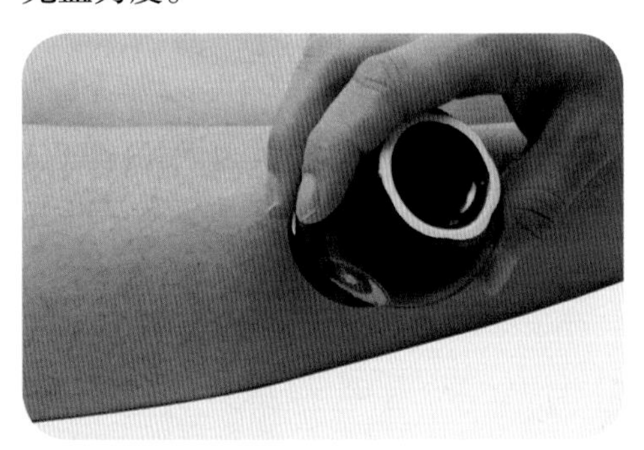

拔罐乳根穴

【定位】位于胸部，当乳头直下，乳房根部，当第5肋间隙，距前正中线4寸。

【拔罐】用火罐或气罐拔取乳根穴，留罐5～10分钟，以局部皮肤泛红、充血为度。

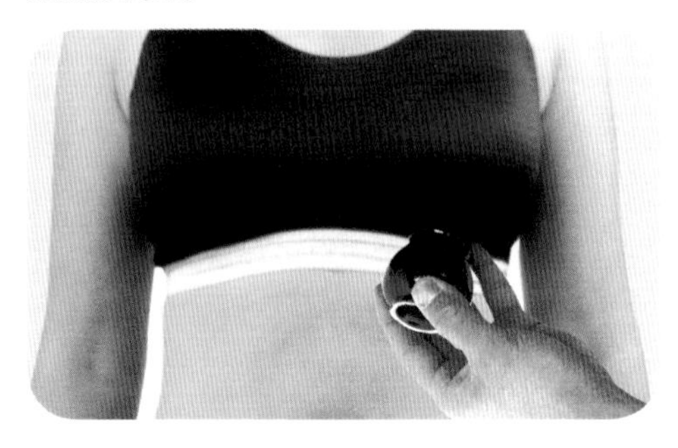

拔罐屋翳穴

【定位】位于胸部，第2肋间隙，前正中线旁开4寸。

【拔罐】用火罐或气罐拔取屋翳穴，留罐5～10分钟，以局部皮肤泛红、充血为度。

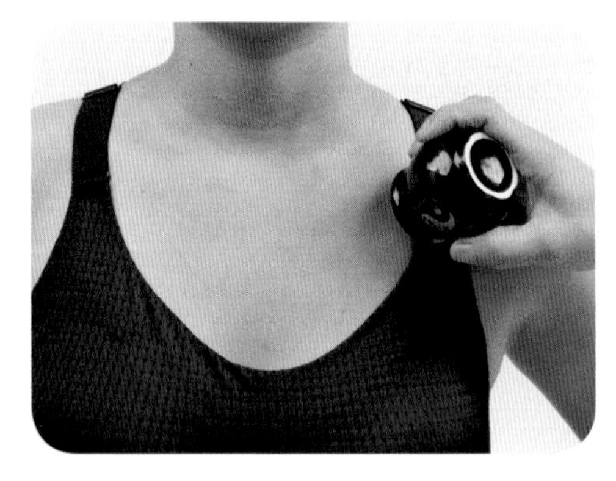

专家解析

拔罐上述穴位，有通乳络、消肿结等功效，并能缓解胸闷、消化不良、恶心呕吐等不适。

艾灸疗法

灸丰隆穴

【定位】位于小腿外侧，外踝尖上8寸，胫骨前肌外缘，条口外侧1横指处。

【艾灸】艾条温和灸灸丰隆穴，每日灸1次，每次灸5 ~ 15分钟，灸至皮肤产生红晕为止。

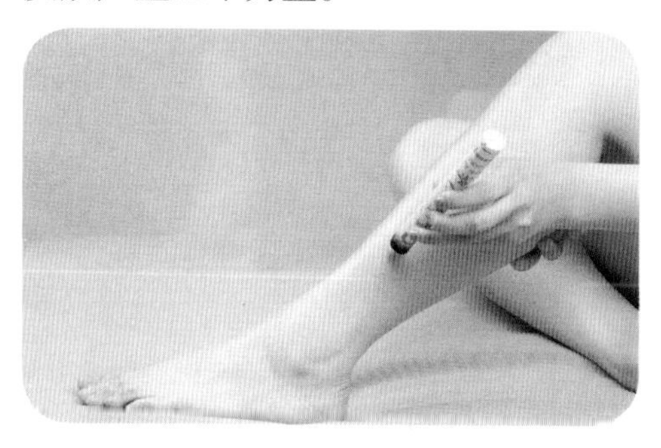

灸膻中穴

【定位】位于胸部，前正中线上，两乳头连线的中点。

【艾灸】艾条温和灸灸膻中穴，每日灸1次，每次灸5 ~ 15分钟，灸至皮肤产生红晕为止。

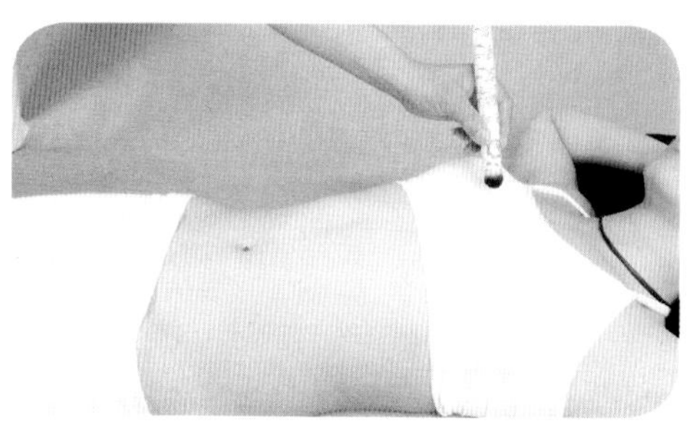

灸足三里穴

【定位】位于小腿前外侧，当犊鼻下3寸，距胫骨前缘1横指（中指）。

【艾灸】艾条温和灸灸足三里穴，每日灸1次，每次灸5 ~ 15分钟，灸至皮肤产生红晕为止。

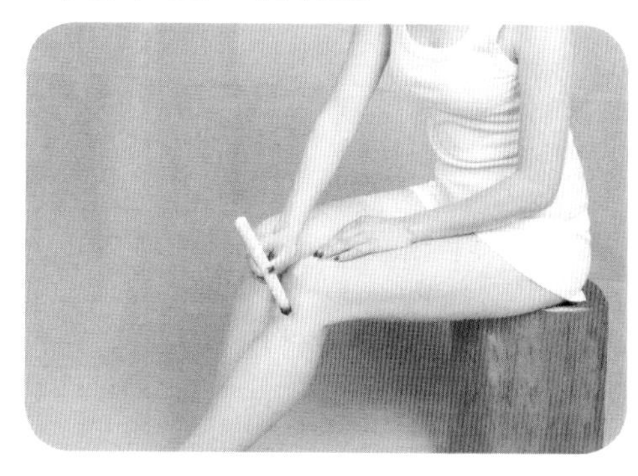

灸肝俞穴

【定位】位于背部，当第9胸椎棘突下，旁开1.5寸。

【艾灸】艾条温和灸灸肝俞穴，每日灸1次，每次灸5 ~ 15分钟，灸至皮肤产生红晕为止。

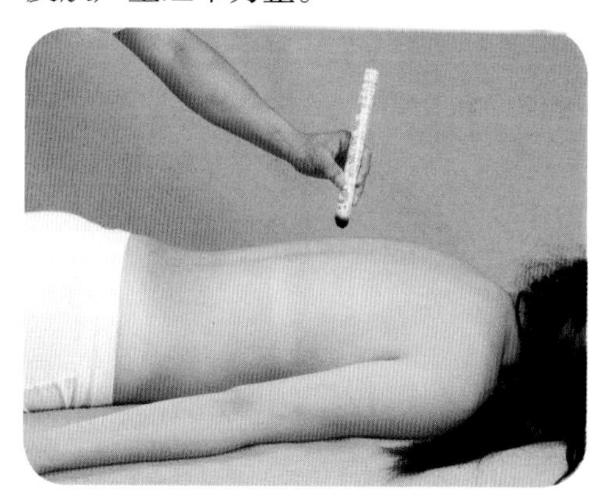

专家解析

艾灸上述穴位有健脾化湿、消炎散结、疏肝理气等功效，有助于乳腺增生的消散，同时改善食欲不佳、恶心呕吐等不适。

第六节　乳腺纤维腺瘤

乳腺纤维腺瘤是以乳中结核，状如鸡卵，表面光滑，边界清楚，推之能移，不痛，与月经周期无关为主要表现的肿瘤性疾病。好发于 20 ~ 25 岁的青年女性。

中医认为，由于恼怒伤肝，忧思伤脾，导致肝脾两伤，气机阻滞，水湿失运，痰浊内生；或因冲任失调，痰瘀互结于乳房而成。中药治疗宜疏肝理气、化痰散结，方用逍遥散加减；服中药治疗无效者，应考虑手术治疗。

辨证论治

主要证候：乳房肿块形似丸卵，质地坚实，皮色不变，表面光滑，推之活动，压之不痛；可伴有乳房不适，烦闷急躁，或月经不调；舌淡红，苔薄白，脉弦。

治疗法则：疏肝理气，化痰散结。

方药举例：逍遥散（《太平惠民和剂局方》）加减。

【组成】柴胡、当归、白芍、白术、茯苓各 9 克，炙甘草 4.5 克。

【功效】疏肝解郁，养血健脾。

【用法】上药共为细末，每服 6 ~ 12 克，用生姜、薄荷少许煎汤冲服，每日 3 次；若作汤剂，用量按原方比例酌减。

【方解】方中柴胡、白芍、当归疏肝解郁，养血和血；白术、茯苓、甘草健运脾胃，实土御木。诸药相配，共奏疏肝解郁、理气和中、益肾助阳之功。

另可加香附、川楝子、枳壳理气调肝；补骨脂、菟丝子、枸杞子补益肝肾。

按摩疗法

按揉乳根穴

【定位】位于胸部，当乳头直下，乳房根部，当第 5 肋间隙，距前正中线 4 寸。

【按摩】用拇指指腹按揉乳根穴 50 次，以局部有酸胀感、发热为宜。

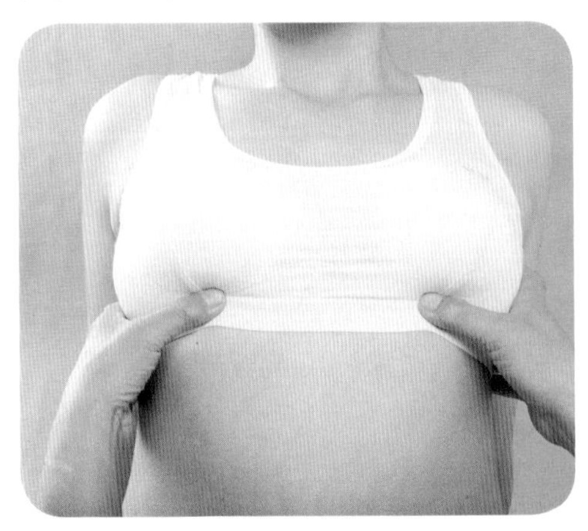

按揉屋翳穴

【定位】位于胸部，第 2 肋间隙，前正中线旁开 4 寸。

【按摩】用手掌大鱼际紧贴于屋翳穴，沿肋间左右轻擦，至微热为度，然后用拇指着力由轻至重，待产生酸、麻、胀、痛感为度。

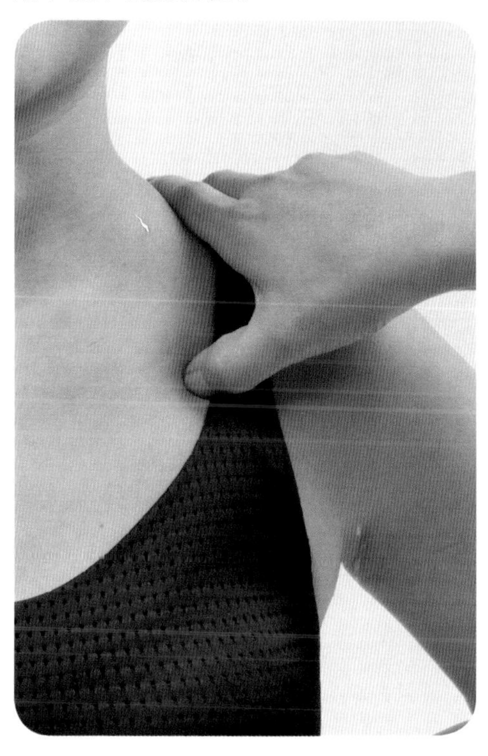

按揉脾俞穴

【定位】位于背部，当第 11 胸椎棘突下，旁开 1.5 寸。

【按摩】用拇指指腹按揉脾俞穴 100 ~ 200 次，以局部有酸胀感为宜。

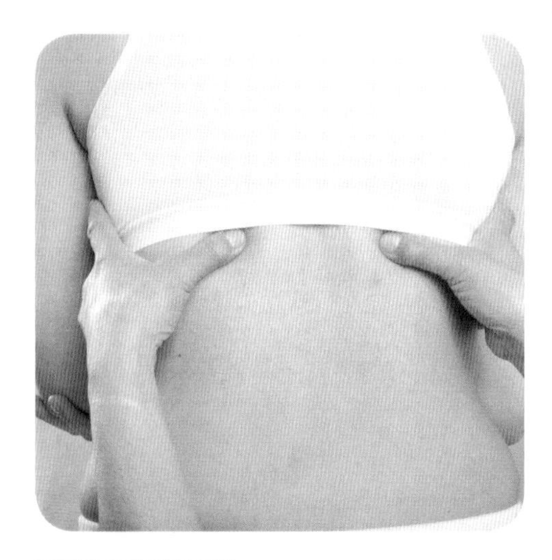

点按丰隆穴

【定位】位于小腿外侧，外踝尖上 8 寸，胫骨前肌外缘，条口外侧 1 横指处。

【按摩】用拇指指腹点按丰隆穴 100 ~ 200 次，以局部有酸胀感、发热为宜。

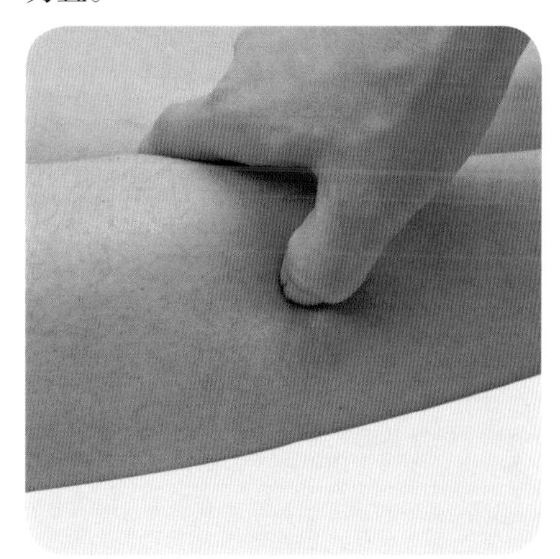

专家解析

按摩上述穴位，有健脾化湿、通乳络、消炎散结等功效，对乳腺纤维腺瘤有一定的治疗作用。

艾灸疗法

灸乳根穴

【定位】位于胸部，当乳头直下，乳房根部，当第 5 肋间隙，距前正中线 4 寸。

【艾灸】艾条温和灸灸乳根穴，每日灸 1 次，每次灸 5 ~ 15 分钟，灸至皮肤产生红晕为止。

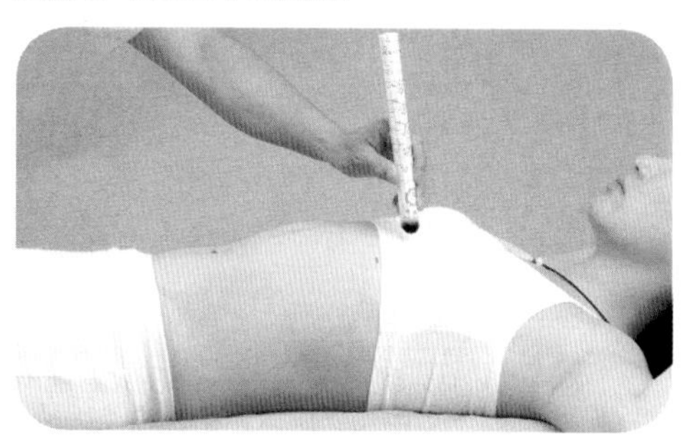

灸肝俞穴

【定位】位于背部，当第 9 胸椎棘突下，旁开 1.5 寸。

【艾灸】艾条温和灸灸肝俞穴，每日灸 1 次，每次灸 5 ~ 15 分钟，灸至皮肤产生红晕为止。

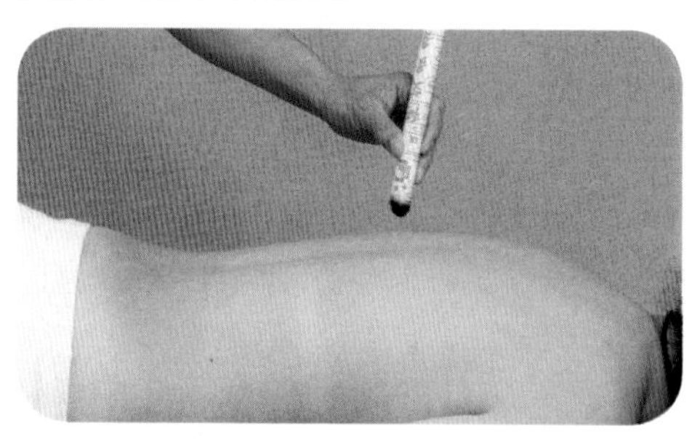

灸合谷穴

【定位】位于第 1、第 2 掌骨间，当第 2 掌骨桡侧的中点处。

【艾灸】艾条温和灸灸合谷穴，每日灸 1 次，每次灸 5 ~ 15 分钟，灸至皮肤产生红晕为止。

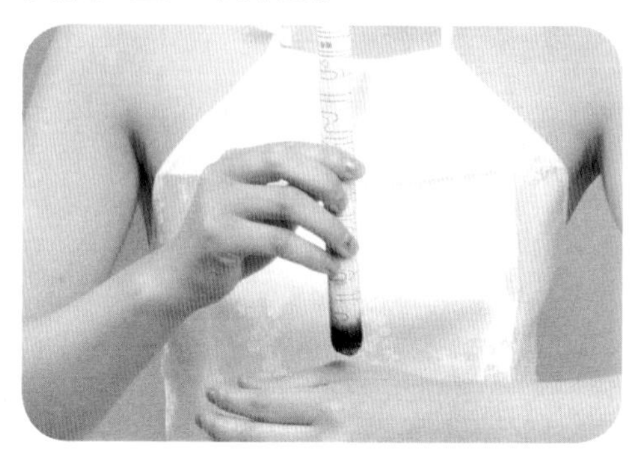

灸气海穴

【定位】位于下腹部，前正中线上，当脐下 1.5 寸。

【艾灸】艾条温和灸灸气海穴，每日灸 1 次，每次灸 5 ~ 15 分钟，灸至皮肤产生红晕为止。

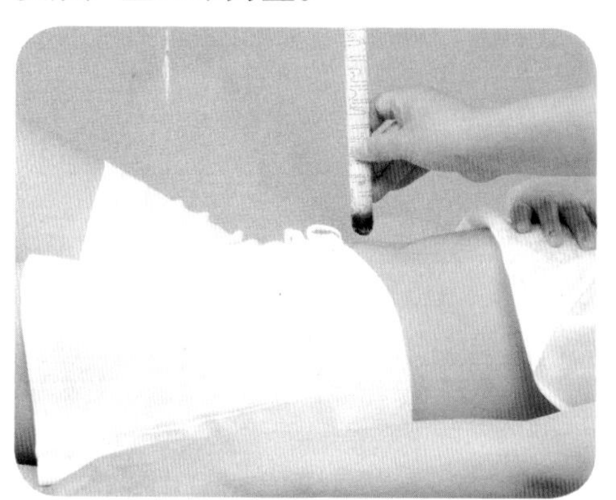

专家解析

艾灸上述穴位，有疏肝行气、活血散瘀止痛的作用，有助于乳房肿块的消散，并能缓解乳房疼痛。

刮痧疗法

刮拭丰隆穴

【定位】位于小腿外侧，外踝尖上8寸，胫骨前肌外缘，条口外侧1横指处。

【刮拭】用面刮法从上向下刮拭丰隆穴3～5分钟，力度由轻渐重，以皮肤潮红为度。

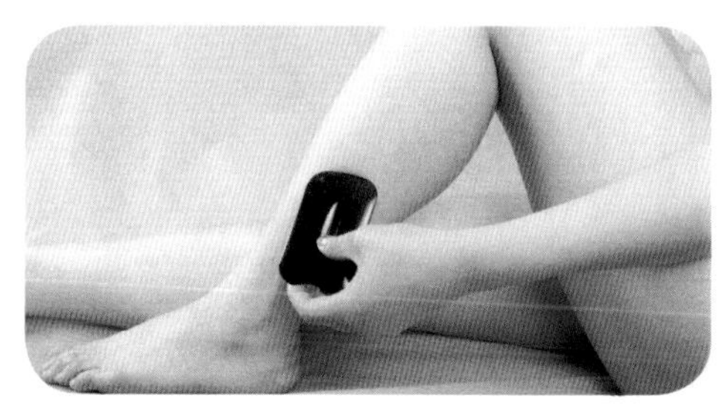

刮拭膻中穴

【定位】位于胸部，前正中线上，两乳头连线的中点。

【刮拭】用角刮法刮拭膻中穴3～5分钟，力度由轻渐重，以皮肤潮红为度。

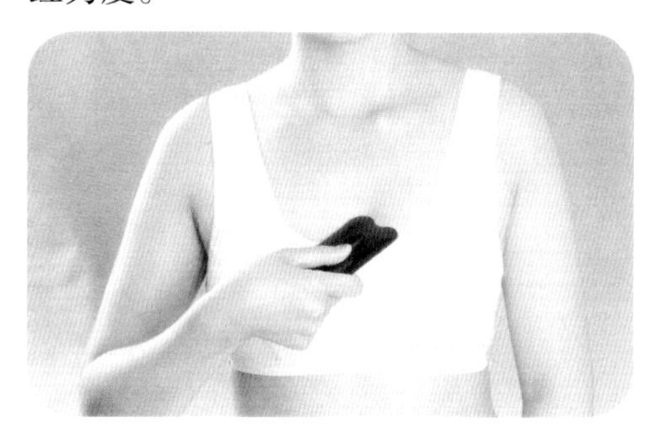

刮拭足三里穴

【定位】位于小腿前外侧，当犊鼻下3寸，距胫骨前缘1横指（中指）。

【刮拭】用角刮法刮拭足三里穴3～5分钟，力度由轻渐重，以皮肤潮红为度。

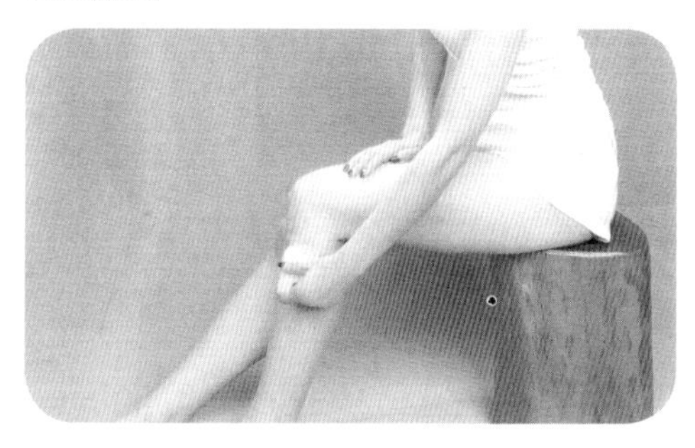

刮拭三阴交穴

【定位】位于小腿内侧，当足内踝尖上3寸，胫骨内侧缘后方。

【刮拭】用角刮法从上向下刮拭三阴交穴3～5分钟，力度由轻渐重，以皮肤潮红为度。

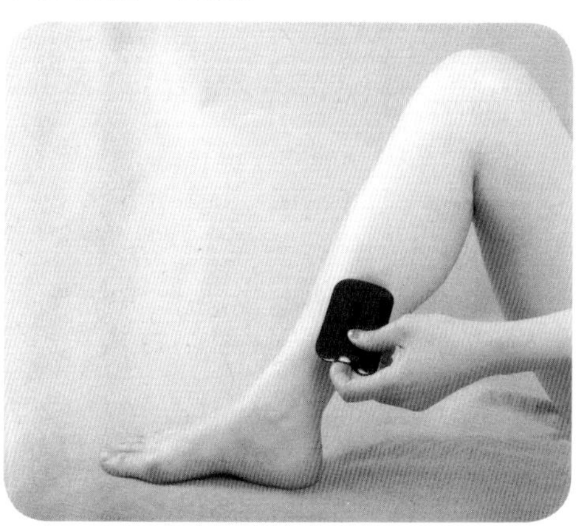

专家解析

刮拭上述穴位，有健脾化湿、散结消肿等功效，有助于乳腺纤维腺瘤的消散，并能辅助改善胸闷、恶心等不适。

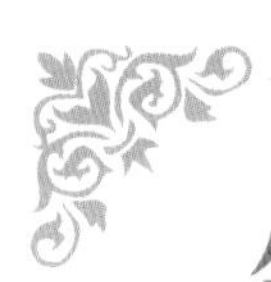

第七节　乳房蜂窝组织炎

乳房蜂窝组织炎相当于中医的乳发，是以乳房红肿痛热，溃后大片皮肉腐烂坏死，甚至热毒内攻为主要表现的急性化脓性疾病。《外科启玄·乳痈》云：“乳肿最大者名曰乳发。”《医宗金鉴》云：“此证发于乳房，焮赤肿痛，其势更大如痈，皮肉尽腐，由胃腑湿火凝结而成。”好发于哺乳期妇女。

中医认为，产后劳伤精血，百脉空虚，腠理不固，湿热火毒之邪乘虚外侵乳房皮肉；或情志内伤，气郁化火，或平素过食膏粱厚味，产后饮食不节，脾胃湿热内生，肝胃二经湿热结滞乳房肌肤之间，热胜肉腐而成。乳痈火毒炽盛者也可并发本病。热毒蕴结证，治宜清热解毒；火毒炽盛证，治宜泻火解毒；正虚邪恋证，治宜调补气血、和营托毒。

辨证论治

热毒蕴结型

主要证候：发病迅速，乳房皮肤焮红、漫肿，疼痛难忍，毛孔深陷；伴身寒发热，便秘溲赤；舌红，苔黄，脉数。

治疗法则：清热解毒。

方药举例：黄连解毒汤（《肘后备急方》）。

【组成】黄连、栀子各9克，黄芩、黄柏各6克。

【功效】泻火解毒。

【用法】水煎，分2次服。

【方解】三焦积热，邪火妄行，故用黄芩泻肺火于上焦，黄连泻脾火于中焦，黄柏泻肾火于下焦，栀子通泻三焦之火，从膀胱而出。

高热者，加生石膏、知母以清热解毒；便秘者，加生大黄、芒硝以泻下通腑。

火毒炽盛型

主要证候：乳房皮肤湿烂，继而发黑溃腐，疼痛加剧；壮热不退，口渴，便秘；舌红，苔黄燥，脉数。

治疗法则：泻火解毒。

方药举例：龙胆泻肝汤（《医方集解》）。

【组成】龙胆草、木通、车前子、生地黄、柴胡、生甘草各6克，黄芩、栀子、泽泻各9克，当归3克。

【功效】清肝胆实火，泻下焦湿热。

【用法】水煎服。

【方解】方中龙胆草、栀子、黄芩清肝泻火；柴胡、生甘草疏肝清热调中；木通、泽泻、车前子清利湿热；生地黄、当归滋阴养血。全方清肝泻火利湿，清中有养，泻中有补。

若火毒内攻，症见高热神昏者，

加用安宫牛黄丸或紫雪丹以清心开窍。

正虚邪恋型

主要证候：身热渐退，腐肉渐脱，肿痛消退，新肉不鲜，生长缓慢；神疲乏力，面色少华；舌淡，苔薄，脉濡细。

治疗法则：调理气血，兼清余邪。

方药举例：四妙汤（《外科精要》）。

【组成】生黄芪、当归各 9 克，金银花 12 克，甘草 3 克。

【功效】补气养血，散瘀解毒。

【用法】水煎服。

【方解】方中生黄芪补气固表、托毒排脓、利尿、生肌；金银花清热解毒；当归活血散瘀，流通血脉，以濡养四末；甘草清解百毒，配金银花加强清热解毒之力；合当归、黄芪养阴生津，调和诸药。

拔罐疗法

拔罐天突穴

【定位】位于颈前区，胸骨上窝中央，前正中线上。

【拔罐】用火罐或气罐拔取天突穴，留罐 5 ～ 10 分钟，以局部皮肤泛红、充血为度。

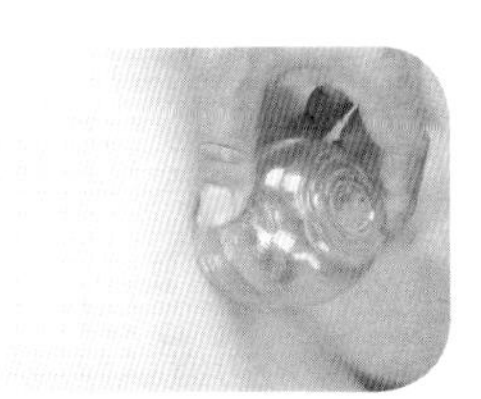

拔罐膻中穴

【定位】位于胸部，前正中线上，两乳头连线的中点。

【拔罐】用火罐或气罐拔取膻中穴，留罐 5 ～ 10 分钟，以局部皮肤泛红、充血为度。

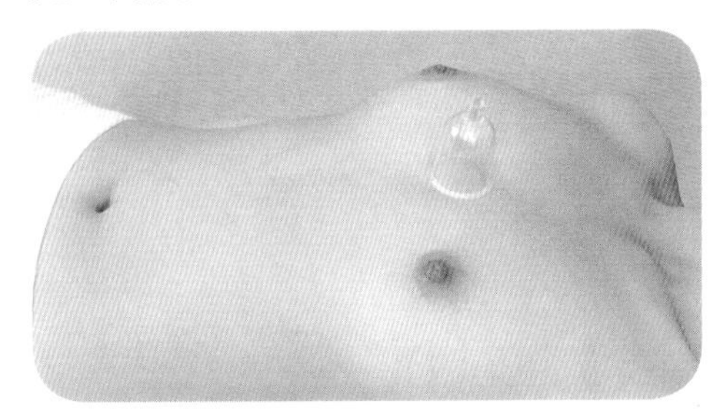

拔罐足三里穴

【定位】位于小腿前外侧，当犊鼻下 3 寸，距胫骨前缘 1 横指（中指）。

【拔罐】用火罐或气罐拔取足三里穴，留罐 5 ～ 10 分钟，以局部皮肤泛红、充血为度。

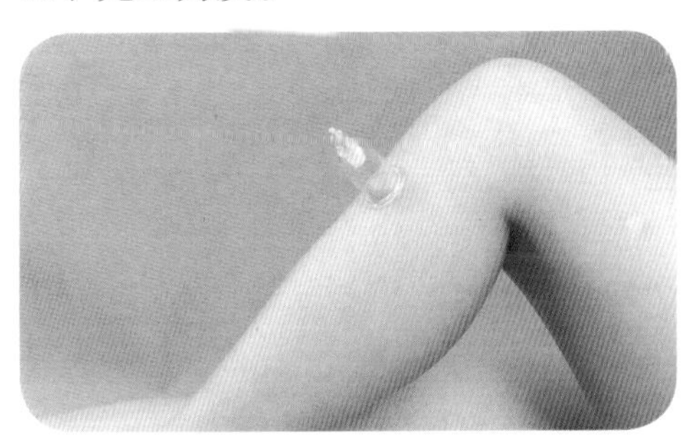

拔罐大椎穴

【定位】位于后正中线上，第 7 颈椎棘突下凹陷中。

【拔罐】用火罐或气罐拔取大椎穴，留罐 5 ～ 10 分钟，以局部皮肤泛红、充血为度。

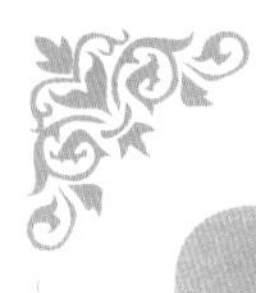

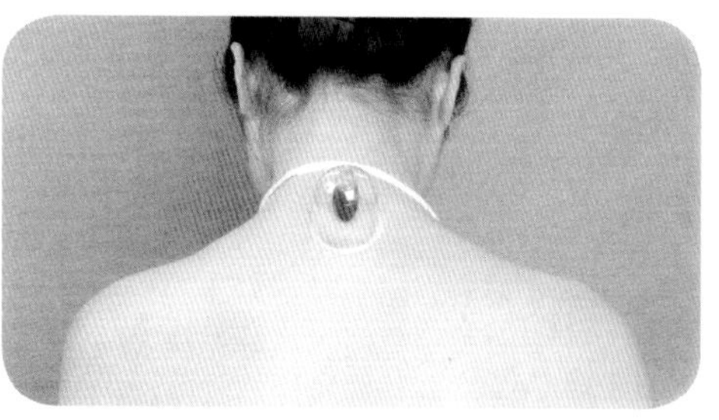

专家解析

拔罐上述穴位，有泻火解毒、消肿散结等功效。

艾灸疗法

灸膻中穴

【定位】位于胸部，前正中线上，两乳头连线的中点。

【艾灸】艾条温和灸灸膻中穴，每日灸1次，每次灸5～15分钟，灸至皮肤产生红晕为止。

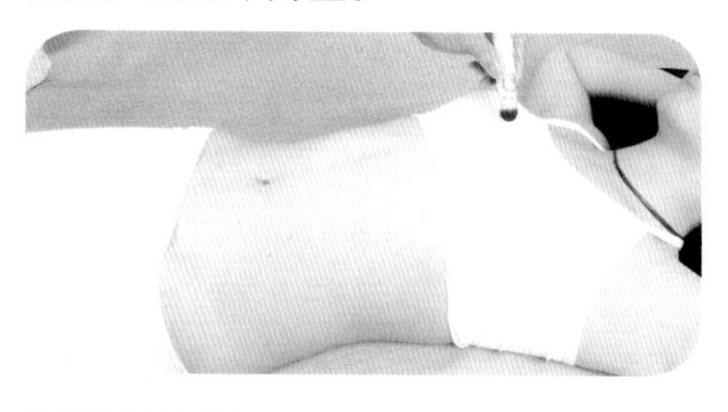

灸肩井穴

【定位】位于肩胛区，第7颈椎棘突与肩峰最外侧点连线的中点。

【艾灸】艾条温和灸灸肩井穴，每日灸1次，每次灸5～15分钟，灸至皮肤产生红晕为止。

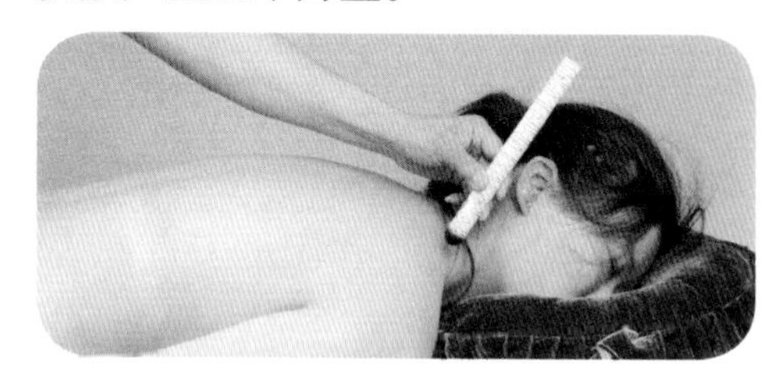

灸风门穴

【定位】位于背部，当第2胸椎棘突下，后正中线旁开1.5寸。

【艾灸】艾条温和灸灸风门穴，每日灸1次，每次灸5～15分钟，灸至皮肤产生红晕为止。

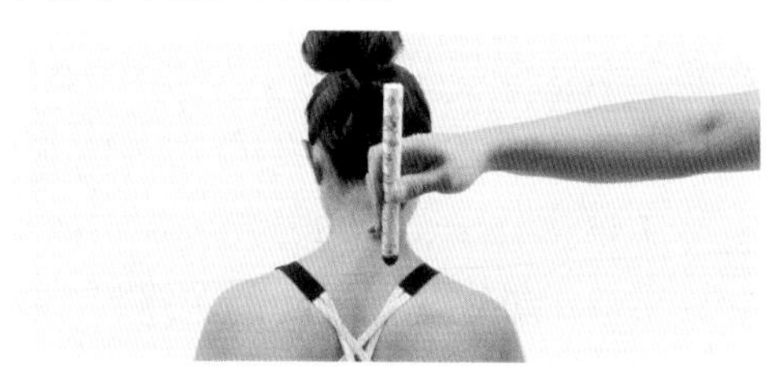

灸委中穴

【定位】位于膝后区，腘横纹中点。

【艾灸】艾条温和灸灸委中穴，每日灸1次，每次灸5～15分钟，灸至皮肤产生红晕为止。

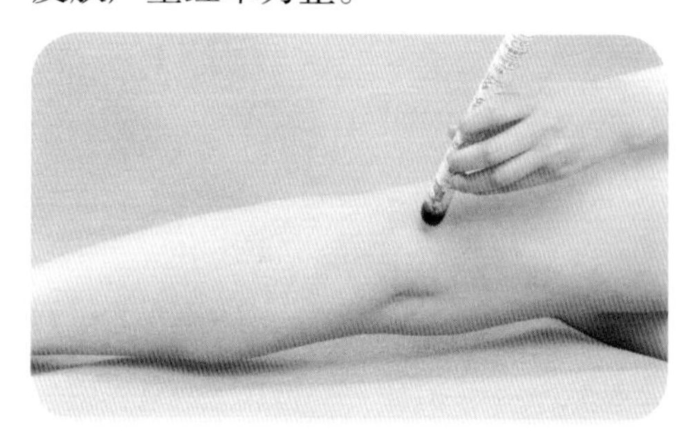

专家解析

艾灸上述穴位，有通经活络、泻火解毒、行气活血等作用，有助于消肿、止痛。

第八节　乳腺癌

乳腺癌是以乳房部肿块，质地坚硬，高低不平，病久肿块溃烂，脓血污秽恶臭，疼痛日增为主要表现的肿瘤性疾病。《妇人大全良方》云："若初起，内结小核，或如鳖、棋子，不赤不痛。积之岁月渐大，巉岩崩破如熟石榴，或内溃深洞，此属肝脾郁怒，气血亏损，名曰乳岩。"乳腺癌为女性最常见的恶性肿瘤之一。

中医认为，本病由于忧思郁怒，情志不畅，忧思伤脾，运化失常，痰浊内生，郁怒伤肝，肝失条达，郁久而气血瘀滞，肝脾两伤，经络阻塞，痰瘀互结于乳而发；或冲任失调，月经不调，气血运行不畅，脏腑及乳腺的生理功能紊乱，气滞、痰凝、瘀血互结而发。肝郁气滞证，治宜疏肝解郁、化痰散结；冲任失调证，治宜调摄冲任、理气散结；毒热蕴结证，治宜解毒扶正；气血虚弱证，治宜调补气血。

辨证论治

肝气郁结型

主要证候：七情所伤，所愿不遂，肝郁气滞致两胁胀痛，易怒易躁，乳房结块如石，舌苔薄黄或薄白，舌红有瘀点，脉弦有力。

治疗法则：温阳扶正，疏肝解郁，佐以活血化瘀。

方药举例：开郁散（《洞天奥旨》）。

【组成】白芍 15 克，当归、郁金各 6 克，白芥子、白术、茯苓、香附、天葵子各 9 克，柴胡 3 克，炙甘草 2.4 克，全蝎 3 个。

【功效】疏肝解郁，化痰散结。

【用法】水煎服。

【方解】本方所主之病，皆由肝气不舒，脾失健运，痰湿内生所致。方中以柴胡、郁金、香附疏肝解郁；白芍、当归柔肝养血；白术、茯苓健脾利湿；白芥子祛寒痰，消皮里膜外之结块；全蝎、天葵子解毒消肿；炙甘草调和诸药。

肝郁甚者，加陈皮、木香；痰甚者，加泽泻、石菖蒲；若胸胁胀痛者，加川楝子、青皮；食少无味者，加藿香、佩兰；肿块疼痛者，加乳香、没药、延胡索。

冲任失调型

主要证候：乳肿结块，坚硬如石，推之不移，伴有腰膝酸软，月经不调，五心烦热，舌淡无苔或有龟裂，脉细。

治疗法则：温阳扶正，疏肝解郁，调理冲任。

方药举例：二仙汤（《妇产科学》）。

【组成】仙茅、淫羊藿、巴戟天、知母、黄柏、当归各10克。

【功效】温补肾阳，滋阴益精，濡养冲任。

【用法】水煎服。

【方解】方中仙茅、淫羊藿、巴戟天温肾阳，补肾精；黄柏、知母泻肾火，滋肾阴；当归温润养血，调理冲任。

毒热蕴结型

主要证候：癌肿破溃，血水淋漓，臭秽不堪，色紫剧痛；伴饮食不佳，身体渐瘦；苔薄黄，脉弦数。

治疗法则：解毒扶正。

方药举例：化岩汤（《医林纂要》）。

【组成】黄芪30克，当归、金银花各15克，白术9克，人参3克，茯苓、防风各1.5克，白芥子2.4克，红花0.9克。

【功效】补血疏肝，和胃去痰，解毒。

【用法】水煎服。

【方解】防风、白芥子、红花皆行肝，人参、白术、茯苓皆主脾胃。乳房属胃，乳头属肝，宜补血疏肝，佐以和胃去痰解毒之品，庶血气复而证可愈。

气血虚弱型

主要证候：乳癌晚期，破溃外翻如菜花，不断渗流血水，疼痛难忍；伴面色苍白，动则气短，身体瘦弱，饮食不思；舌淡红，脉沉细无力。

治疗法则：调补气血。

方药举例：归脾汤（《正体类要》）。

【组成】党参6克，白术、当归、白茯苓、黄芪、炒远志、龙眼肉、酸枣仁（炒）各3克，木香1.5克，炙甘草1克。

【功效】益气补血，健脾养心。

【用法】加生姜、大枣，水煎服。

【方解】方中用党参、黄芪、白术、白茯苓、炙甘草健脾益气，酸枣仁、炒远志、龙眼肉养心安神，当归补血，诸药合用，共奏益气补血、养心健脾安神之功。

按摩疗法

按揉气海穴

【定位】位于下腹部，前正中线上，当脐下1.5寸。

【按摩】用拇指指腹按揉气海穴3～5分钟，以局部有酸胀感、发热为宜。

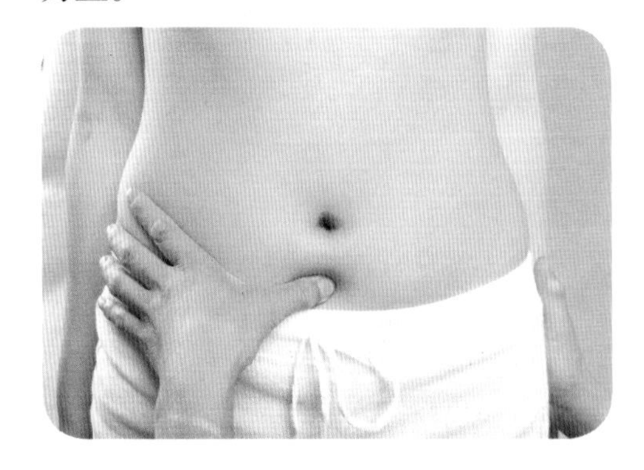

按揉乳根穴

【定位】位于胸部，当乳头直下，乳房根部，当第 5 肋间隙，距前正中线 4 寸。

【按摩】用拇指指腹按揉乳根穴 50 次，以局部有酸胀感、发热为宜。

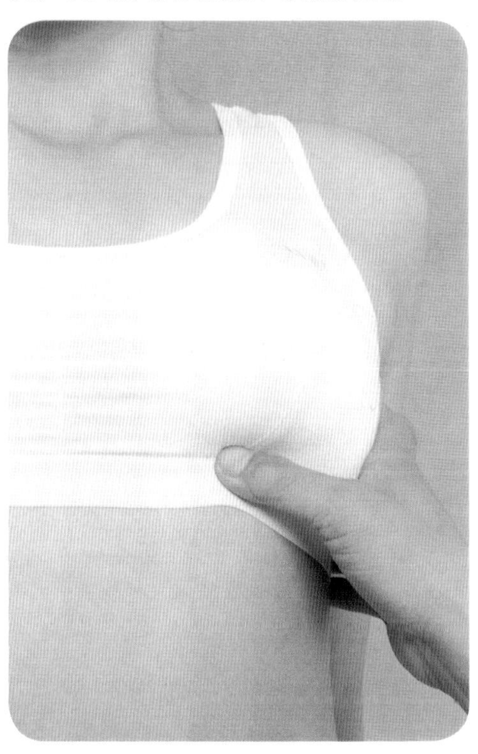

按揉中都穴

【定位】位于小腿内侧，当足内踝尖上 7 寸，胫骨内侧面的中央。

【按摩】用拇指指腹按揉中都穴 100 ~ 200 次，以局部有酸胀感、发热为宜。

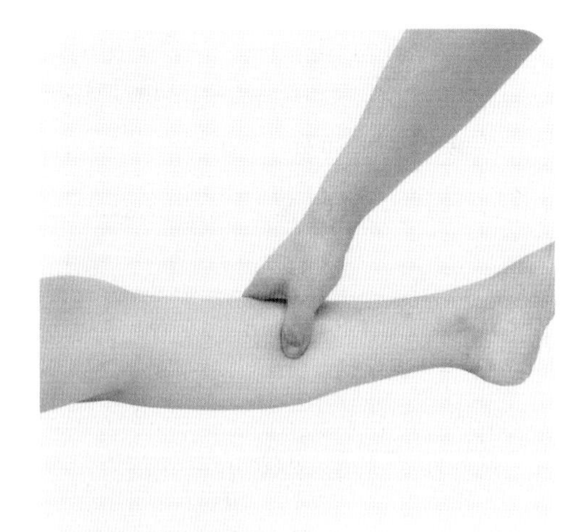

按揉肝俞穴

【定位】位于背部，当第 9 胸椎棘突下，旁开 1.5 寸。

【按摩】用拇指指腹按揉肝俞穴 100 ~ 200 次，以局部有酸胀感、发热为宜。

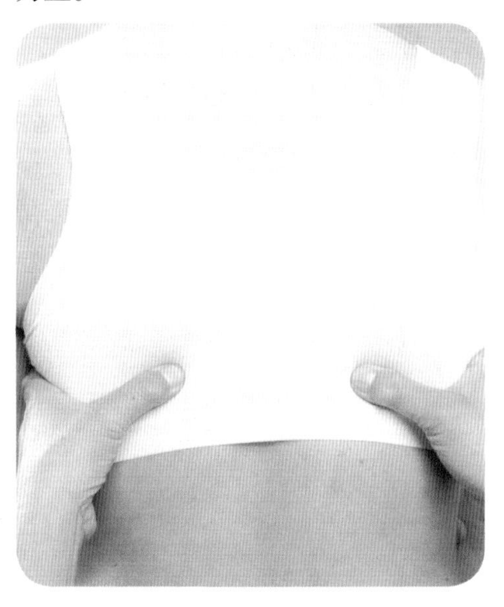

专家解析

按摩上述穴位，有疏肝散结、行气消肿的功效，并有助于改善胸闷、乏力等不适。

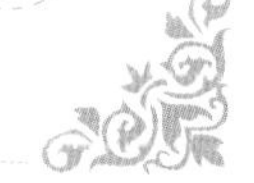

艾灸疗法

灸肝俞穴

【定位】位于背部，当第 9 胸椎棘突下，旁开 1.5 寸。

【艾灸】艾条温和灸灸肝俞穴，每日灸 1 次，每次灸 5 ~ 15 分钟，灸至皮肤产生红晕为止。

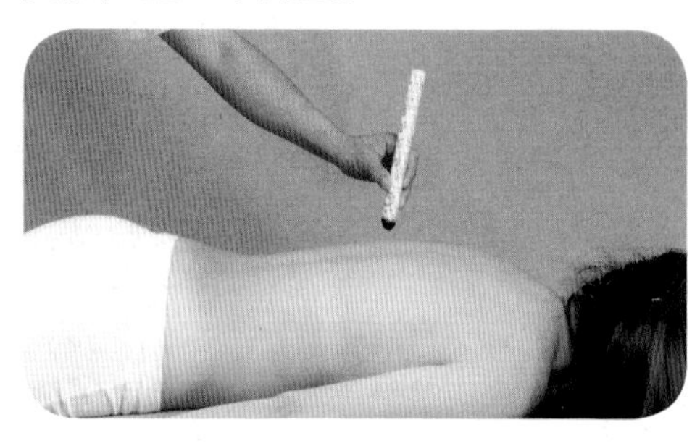

灸乳根穴

【定位】位于胸部，当乳头直下，乳房根部，当第 5 肋间隙，距前正中线 4 寸。

【艾灸】艾条温和灸灸乳根穴，每日灸 1 次，每次灸 5 ~ 15 分钟，灸至皮肤产生红晕为止。

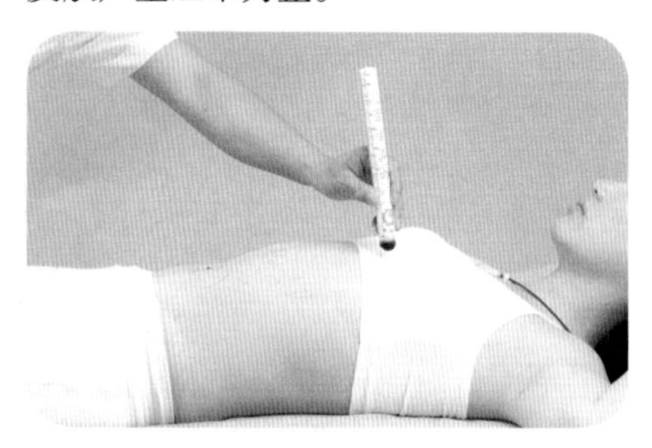

灸合谷穴

【定位】位于第 1、第 2 掌骨间，当第 2 掌骨桡侧的中点处。

【艾灸】艾条温和灸灸合谷穴，每日灸 1 次，每次灸 5 ~ 15 分钟，灸至皮肤产生红晕为止。

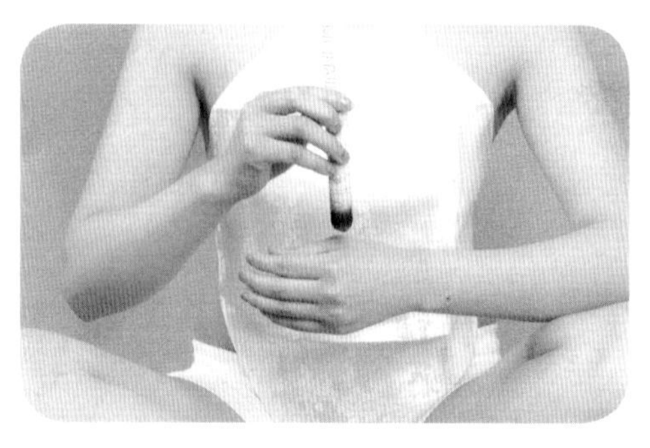

灸膻中穴

【定位】位于胸部，前正中线上，两乳头连线的中点。

【艾灸】艾条温和灸灸膻中穴，每日灸 1 次，每次灸 5 ~ 15 分钟，灸至皮肤产生红晕为止。

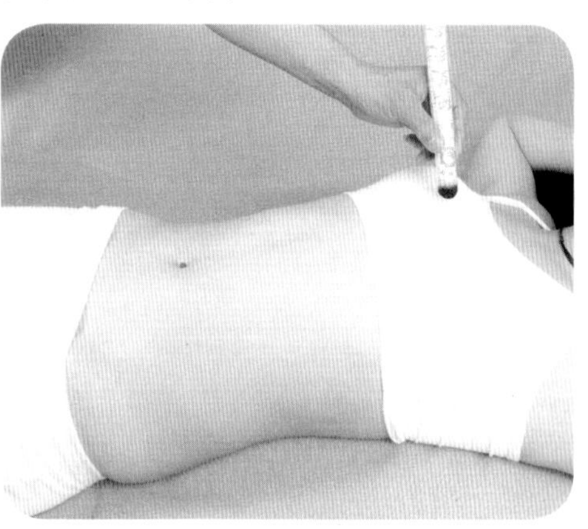

专家解析

艾灸上述穴位，有疏通乳房部位经络、行气活血等作用，有助于消肿结、止疼痛。